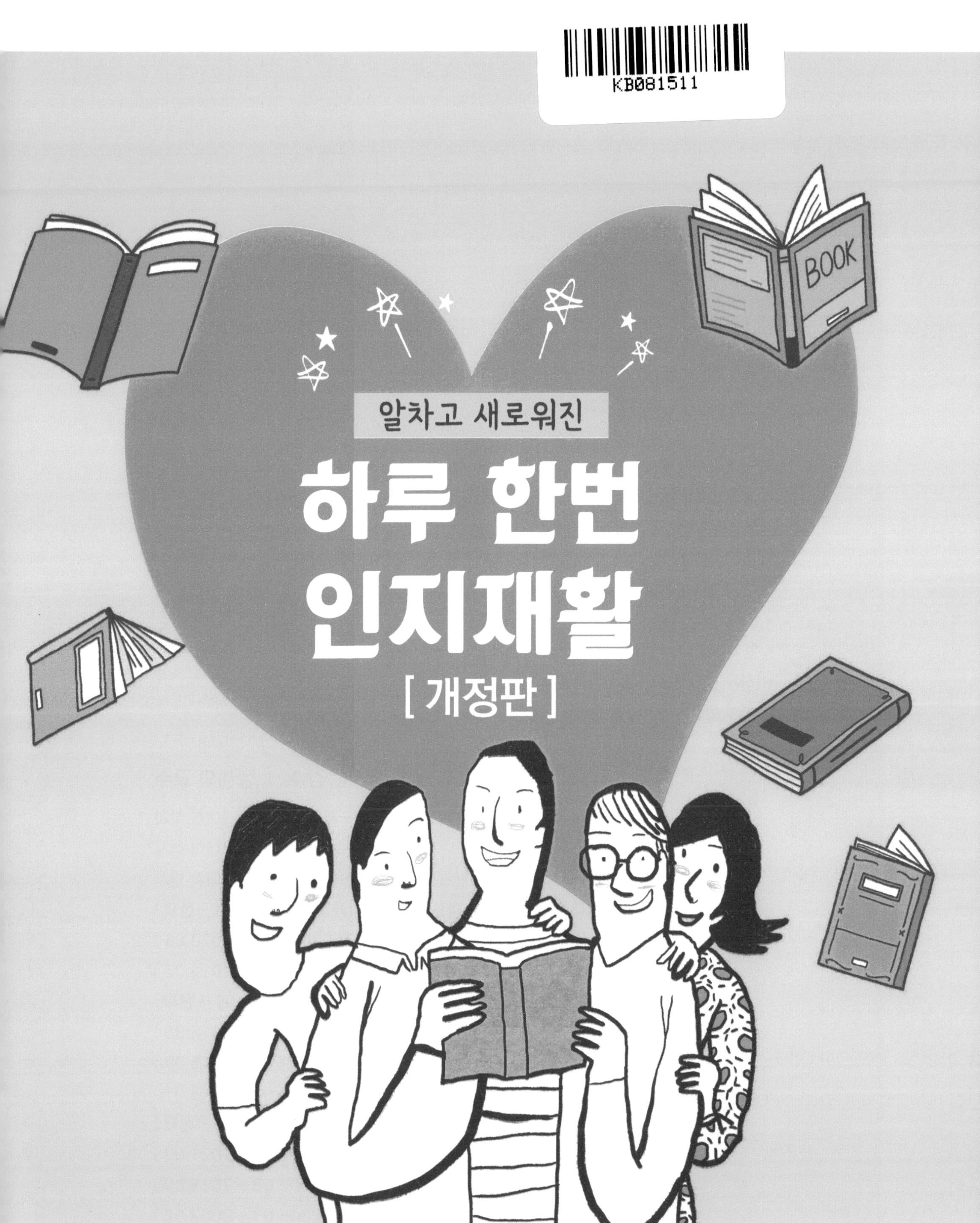

알차고 새로워진

하루 한번 인지재활

[개정판]

저자 서울특별시 보라매병원 재활의학과 작업치료사 김민정
감수 서울특별시 보라매병원 재활의학과 교수 정세희

창조와 지식

알차고 새로워진

하루 한번 인지재활

저자 | 작업치료사 김민정

- 연세대학교 작업치료학과 학사
- 연세대학교 보건대학원 역학건강증진 석사
- 연세대학교 작업치료학과 박사과정
- 전 분당서울대학교병원 재활의학과
- 전 국립재활원 뇌졸중재활과, 뇌손상재활과, 소아재활과
- 현 서울특별시 보라매병원 재활의학과 소아재활치료실 총괄
- 현 대한작업치료사협회 서울특별시회 중앙회 대의원
- 현 서울특별시교육청 행동중재특별지원단 전문가
- 현 양천구청 진로직업체험지원센터 학생진로강사
- 현 서울특별시 남부지역장애인보건의료센터 강사
- 현 서울특별시 강남구 수서보건지소 재활 강사
- [하루 한번 인지재활] 저자
- [하루 한번 소아인지재활] 저자

감수 | 정세희 교수

- 서울대학교 의과대학 학사
- 서울대학교 의과대학 석사
- 서울대학교 의과대학 박사
- 서울대학교 의과대학 재활의학교실 기금교수 (2023.03 ~ 현재)
- 서울남부 지역장애인보건의료센터장 (2019.09 ~ 2020.06)
- Oregon Health and Science University, USA 연수 (2018.02 ~ 2019.02)
- 서울특별시보라매병원 재활의학과 과장 (2016.09 ~ 현재)
- 서울특별시보라매병원 교육연구실 임상연구윤리센터장 (2015.06 ~ 2018.06)
- 서울특별시보라매병원 의학연구윤리심의위원회 총무간사 (2011.04 ~ 2015.09)
- 서울특별시보라매병원 진료부 의료정보센터 U-Health담당 (2010.04 ~ 2013.01)
- 서울대학교병원 교수 (2021.03 ~ 현재)
- 서울대학교병원 부교수 (2013.10 ~ 2021.02)
- 서울대학교병원 조교수 (2007.03 ~ 2013.09)
- 서울대학교병원 재활의학과 임상강사 (2006.03 ~ 2007.02)
- 재활의학과 전문의 (2006.03 ~ 현재)

하루 한번 인지재활 특징 및 활용법

일반 노인의 인지 건강,
치매 어르신과 인지기능장애 환자의
인지 기능 유지 및 향상을 위해
제작했습니다.

여러가지의 난이도로
구성하여 선택적으로
과제를 활용하실 수
있습니다.

주의집중력, 시지각, 계산,
문제해결, 기억, 지남력 등
다양한 인지기능의 영역을
아울러 구성하였습니다.

누구나 쉽게 이해하고
사용할 수 있도록
큰 글씨와 간결한 디자인으로
제작했습니다.

별도의 준비물 필요없이
언제 어디서든
필기구만 가지고
접근 가능하도록 하였습니다.

가정에서 조금씩 꾸준히
반복하면 인지재활을 위한
건강한 습관을
기를 수 있습니다.

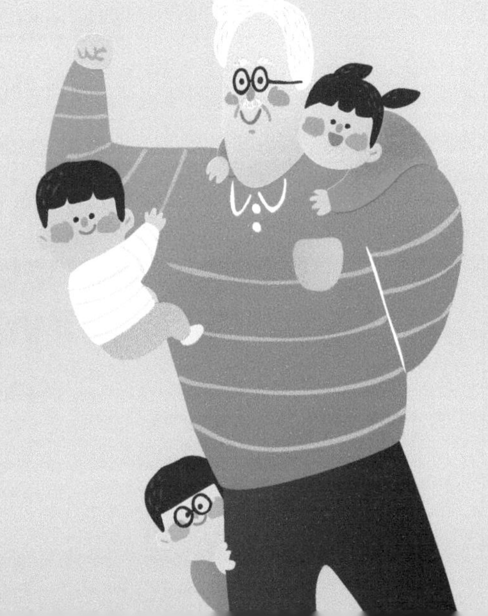

알차고 새로워진
하루 한번 인지재활

목차

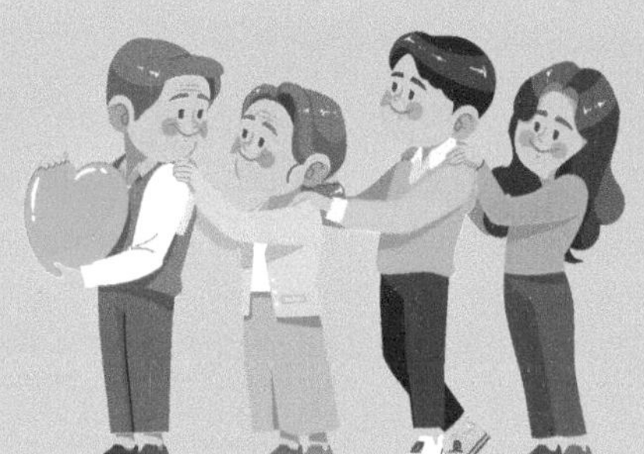

3. 인지 과제 : 아주 쉬운 단계	과제 한 날짜
모양 찾기	
순서대로 숫자쓰기	
숫자 연결하기 1 , 2	
바둑판에 바둑알 그리기	
바둑판에 선 그리기	
숫자에 맞게 기호 그려 넣기	
낱말 찾기 1 , 2	
방향 파악하기	
동전 계산하기	
해당하는 단어 찾기	
시간, 장소, 사람에 대해 알아보기	
달력 보기	
상관없는 단어 찾기	
생각하는 계산 문제	

알차고 새로워진
하루 한번 인지재활

목차

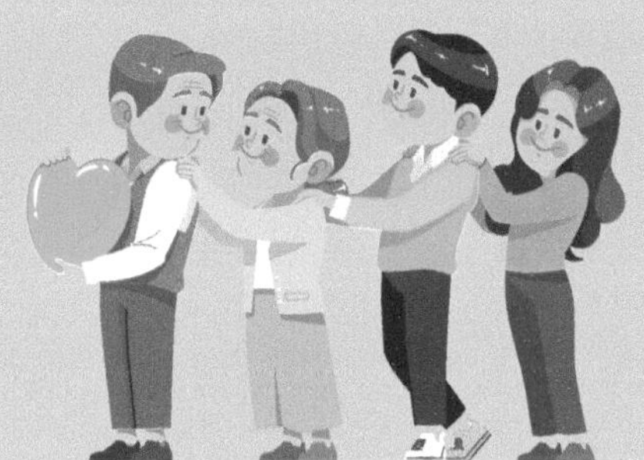

4. 인지 과제 : 쉬운 단계	과제 한 날짜
애국가 1절 따라쓰기	
순서에 맞는 단어 쓰기	
물건 세는 단위	
끝말 잇기	
단어 만들기 - 받침 없는 글자 제시	
쌍자음이 들어가는 단어 쓰기	
반대말 찾기	
의성어/의태어 찾아서 쓰기	
어울리는 단어 찾기	
상관없는 단어 찾기	
초성 게임	
단어 바르게 만들기	
공통점과 차이점 설명하기	
속담 완성하기	
음료 주문하기	
백화점에서 쇼핑하기	
대통령 이름 기억하기	
대통령 순서 맞추기	
세계 국가와 수도 연결하기	
인물 이름 맞추기	
지하철 노선도	
생각하는 계산 문제	
가로세로 낱말퍼즐	
뉴스 기사 부분 파악하기 1 , 2 , 3	
스도쿠 1 , 2 , 3	

알차고 새로워진
하루 한번 인지재활

목차

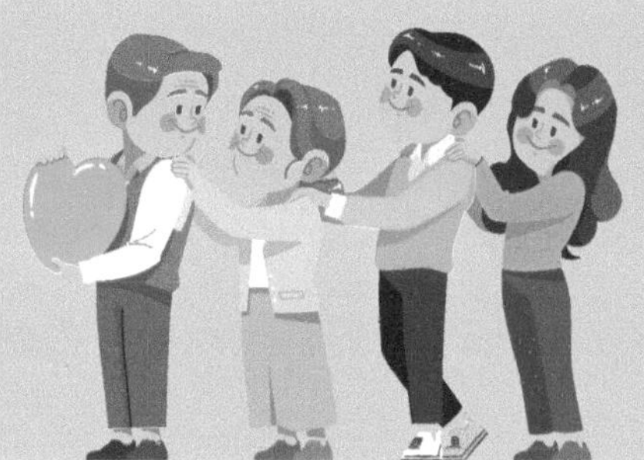

5. 인지 과제 : 중간 단계	과제 한 날짜
애국가 1절 빈칸 채우기	
순서에 맞는 단어 쓰기	
물건 세는 단위	
끝말 잇기	
단어 만들기 - 받침 있는 글자 제시	
쌍자음이 들어가는 단어 쓰기	
반대말 찾기	
의성어/의태어 찾아서 쓰기	
어울리는 단어 찾기	
상관없는 단어 찾기	
초성 게임	
단어 바르게 만들기	
공통점과 차이점 설명하기	
속담 완성하기	
음식 주문하기 1, 2	
백화점에서 쇼핑하기	
역대 대통령 순서 맞추기	
세계 국가와 수도 연결하기	
인물 이름 맞추기	
지하철 노선도 1, 2	
생각하는 계산 문제	
가로세로 낱말 퍼즐	
뉴스 기사 파악하기 1, 2	
스도쿠 1, 2, 3	
맞춤법에 맞게 고치기	

알차고 새로워진
하루 한번 인지재활

목차

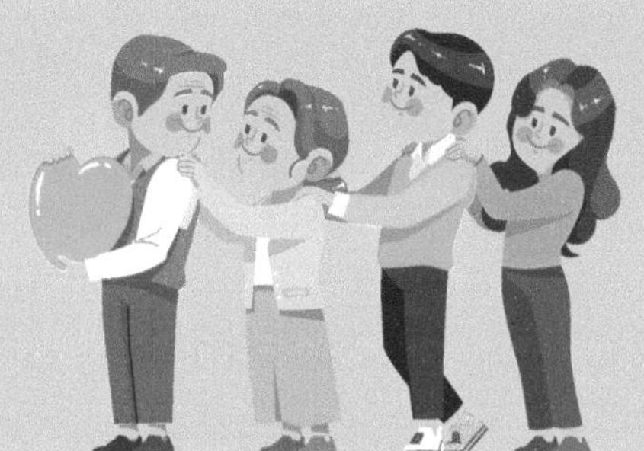

6. 인지 과제 : 어려운 단계	과제 한 날짜
계절에 어울리는 단어 찾기 - 봄, 여름, 가을, 겨울	
애국가 1절 빈칸 채우기	
순서에 맞는 단어 쓰기	
물건 세는 단위	
끝말 잇기	
단어 만들기 - 받침 있는 글자 제시	
겹받침이 들어가는 단어 쓰기	
반대말 쓰기	
의성어/의태어 찾아서 쓰기	
어울리는 단어 찾기	
상관없는 단어 찾기	
초성 게임	
단어 바르게 만들기	
특징에 따른 단어 생각하기	
속담 완성하기	
음식 주문하기	
백화점에서 쇼핑하기	
역대 대통령 순서 맞추기	
세계 국가와 수도 기억하기	
인물 이름 맞추기	
지하철 노선도	
생각하는 계산 문제	
가로세로 낱말 퍼즐	
뉴스 기사 파악하기 1 , 2	
스도쿠 1 , 2	
맞춤법에 맞게 고치기	

인지기능 훈련과제

단어 재인

그림에 맞는 단어 외우기 : 색깔

빨간색	노란색	초록색	파란색
보라색	분홍색	주황색	회색
검정색	하늘색	연두색	흰색

그림에 맞는 단어 빈칸 채우기 1 : 색깔

□간색	□란색	초□색	□란색
보□색	분□색	□황색	□색
□정색	하□색	□두색	□색

그림에 맞는 단어 빈칸 채우기 2 : 색깔

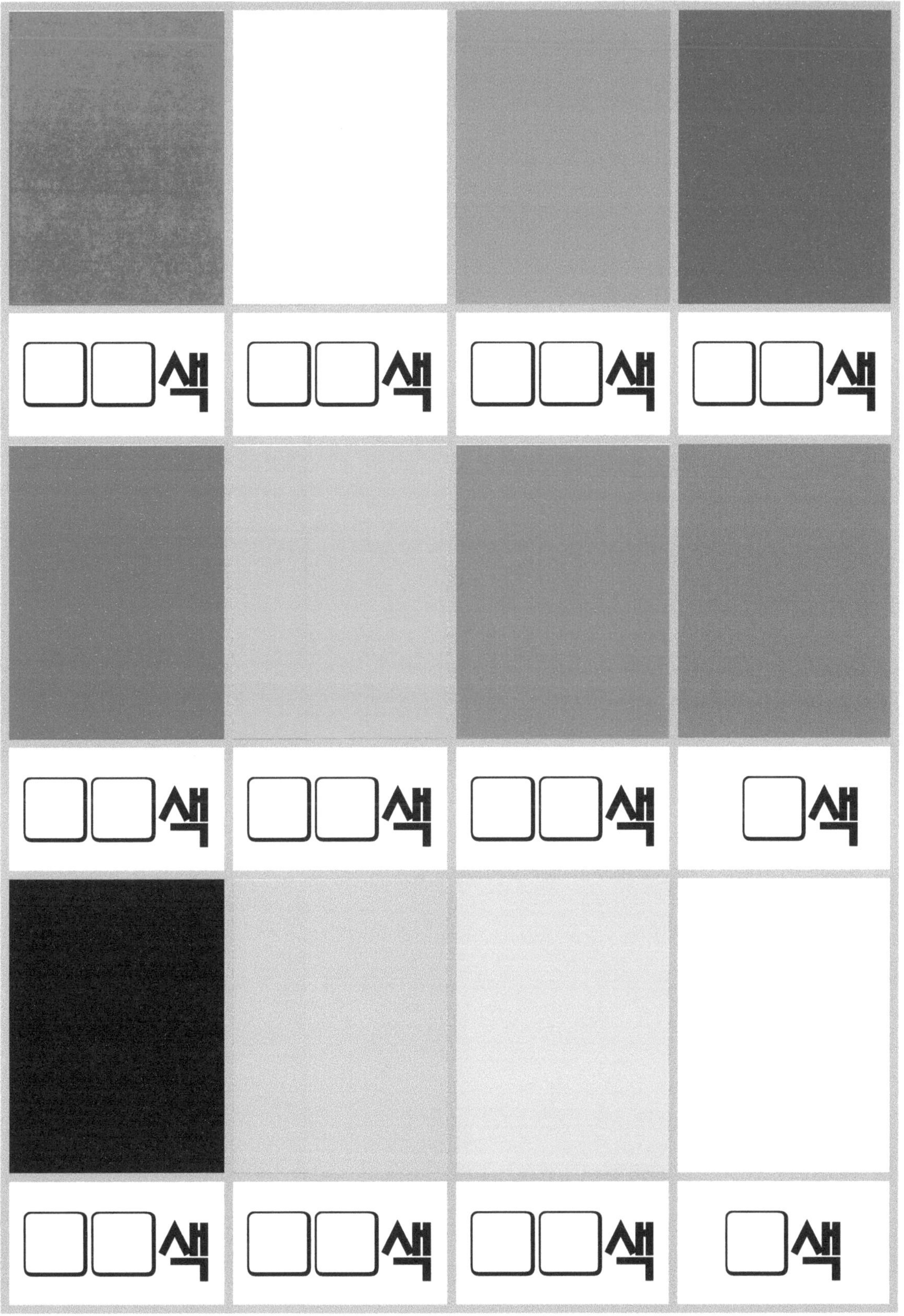

그림에 맞는 단어 쓰기 1 : 색깔

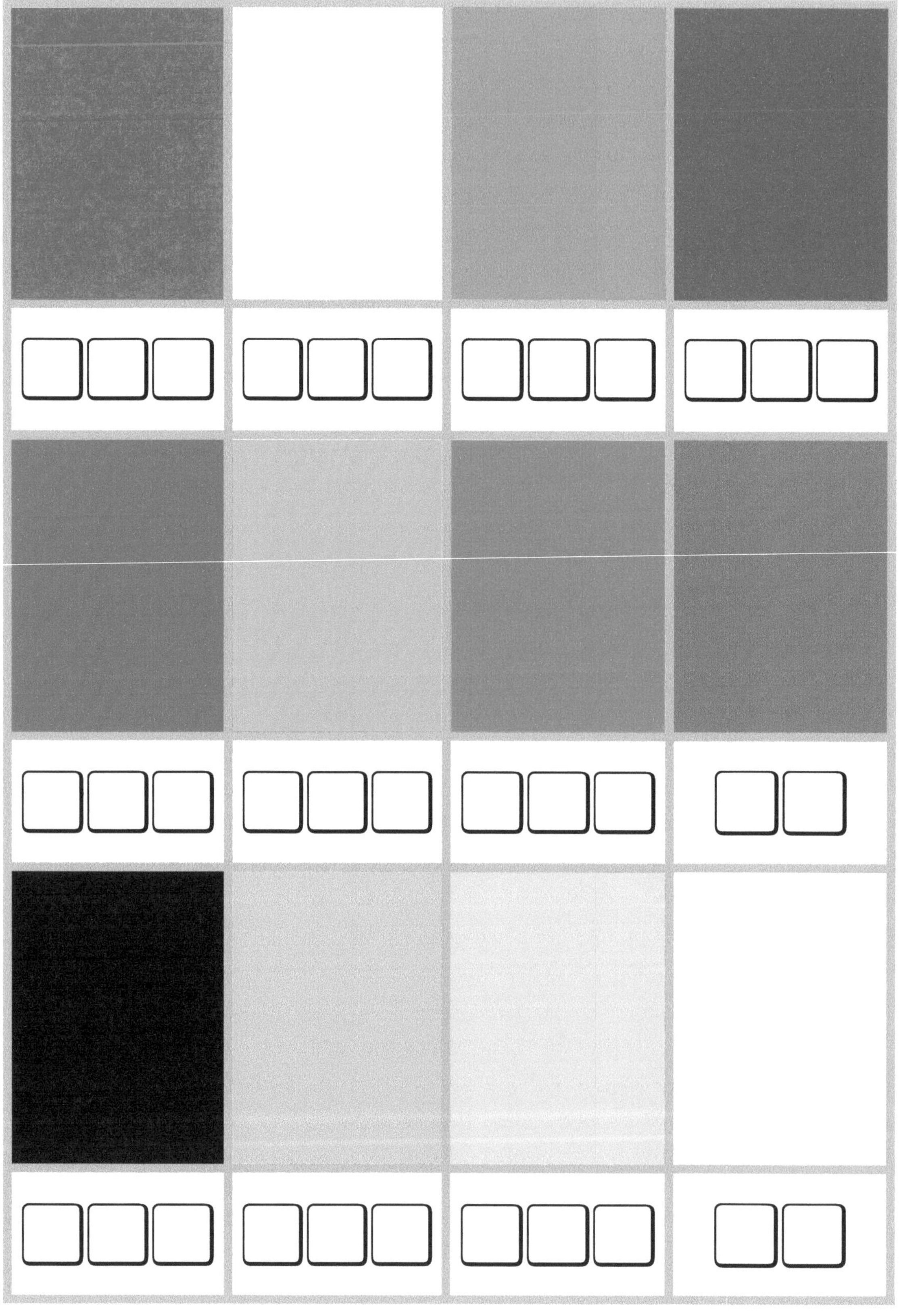

그림에 맞는 단어 쓰기 2 : 색깔

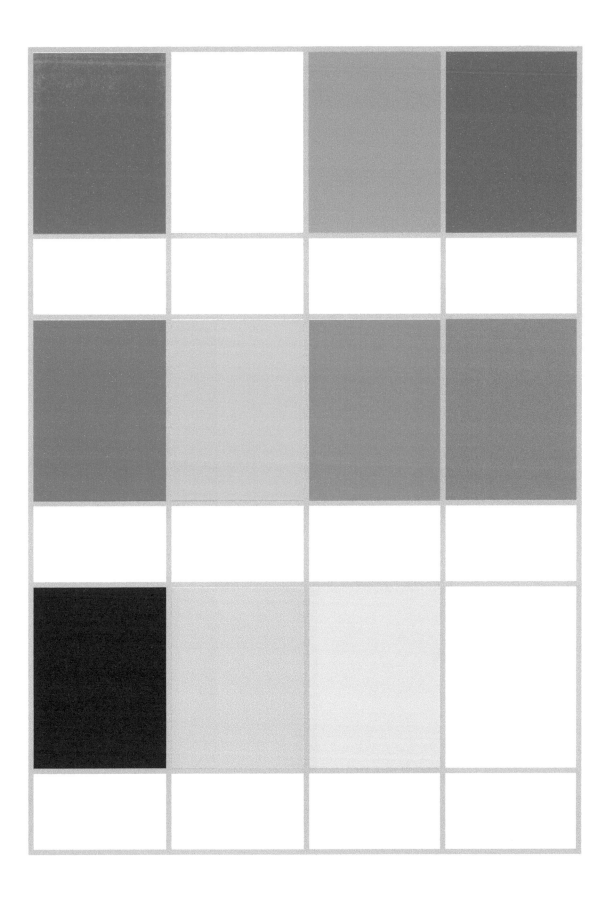

그림에 맞는 단어 외우기 : 도형

		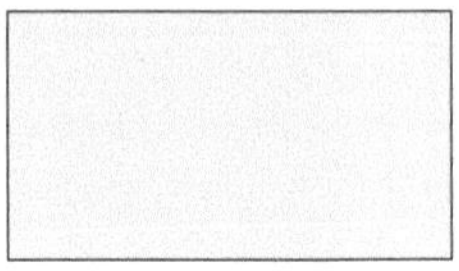	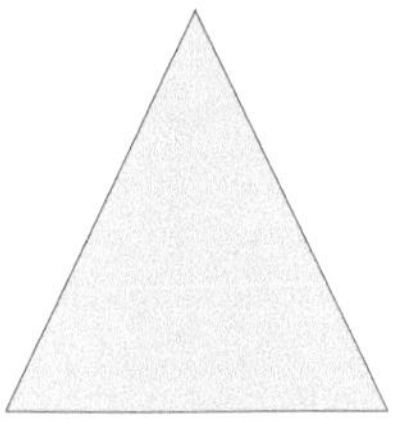
원형	정사각형	직사각형	삼각형
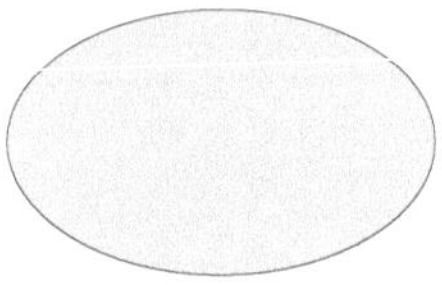			
타원	오각형	마름모	육각형
팔각형	하트	사다리꼴	십자형

그림에 맞는 단어 빈칸 채우기 1 : 도형

□형	정□각형	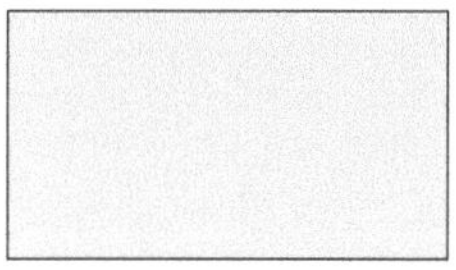 □사각형	□각형
타□	□각형	마□모	□각형
팔□형	하□	사다리□	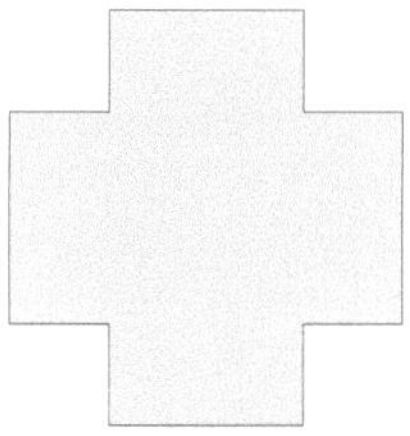 □자형

그림에 맞는 단어 빈칸 채우기 2 : 도형

□형	□사□형	□사□형	□□형
□원	□각□	□름□	□□형
□□형	하□	□다□꼴	□□형

그림에 맞는 단어 쓰기 1 : 도형

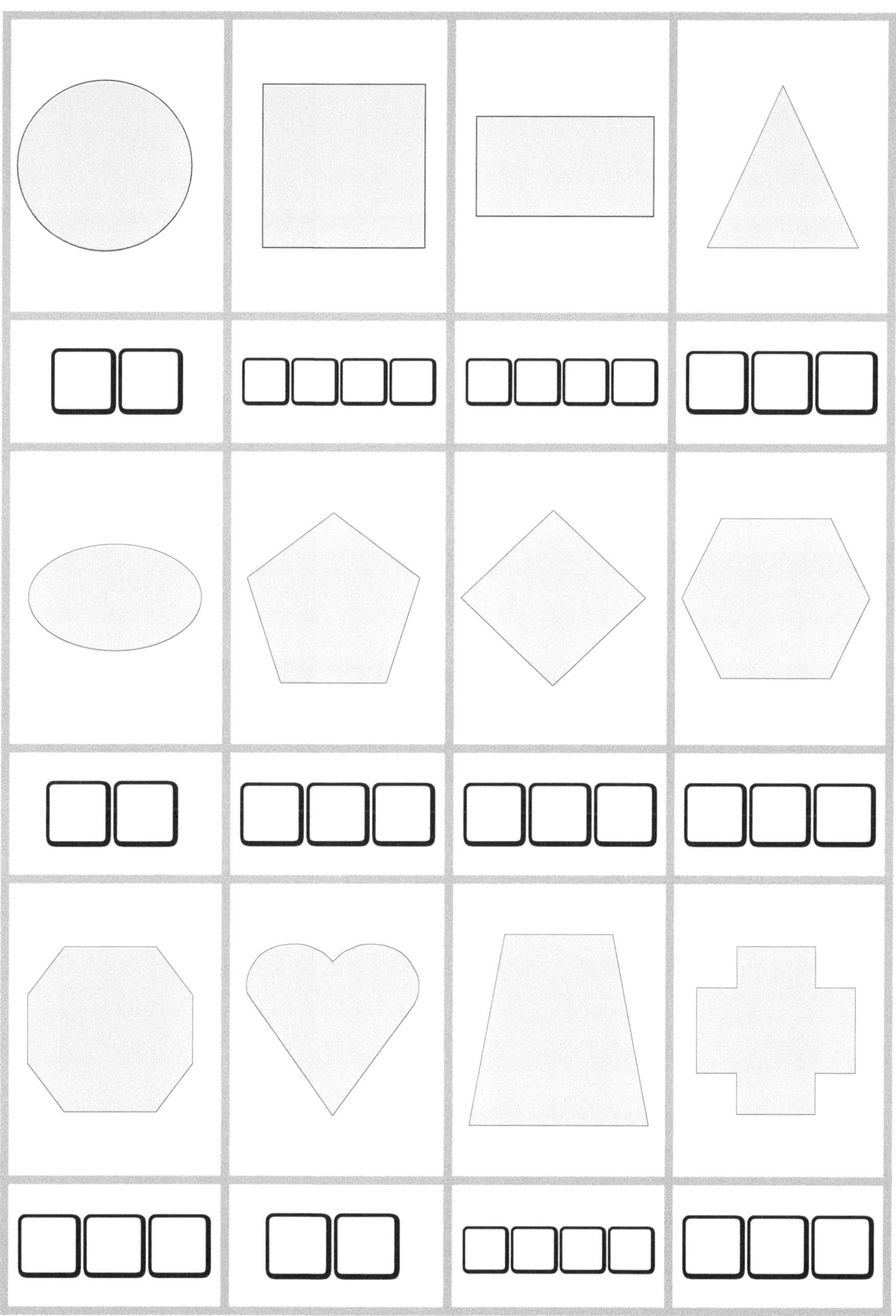

그림에 맞는 단어 쓰기 2 : 도형

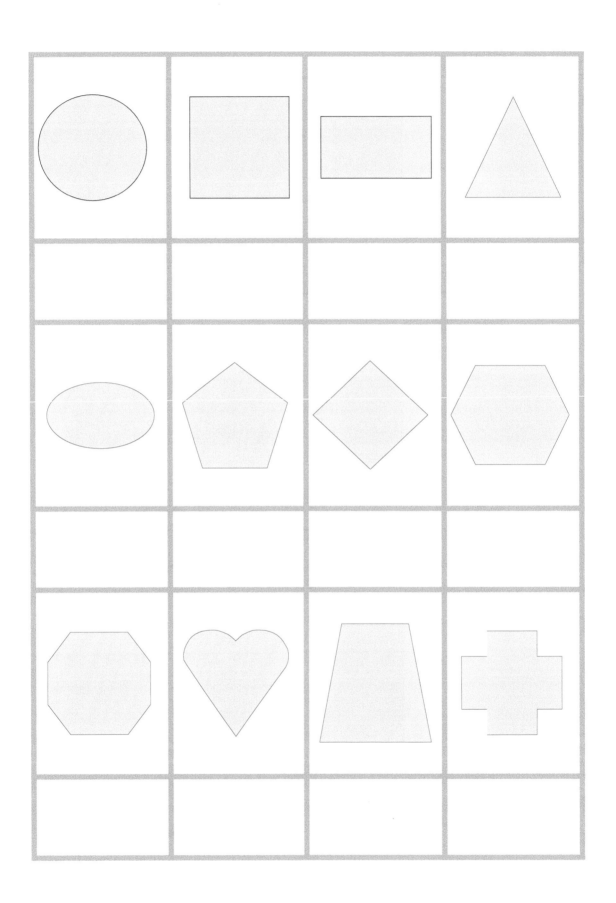

그림에 맞는 단어 외우기 : 과일

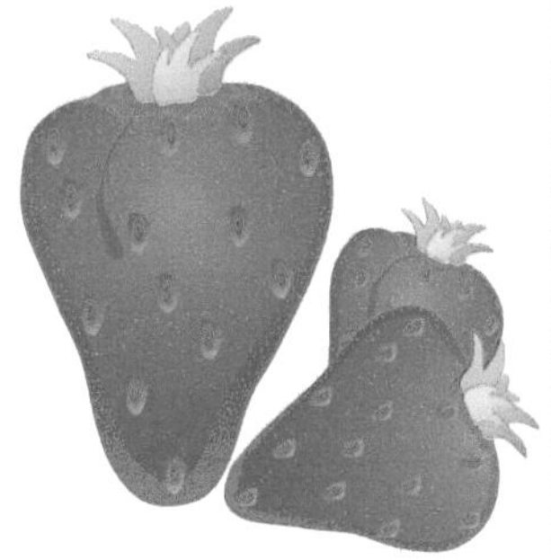 딸기	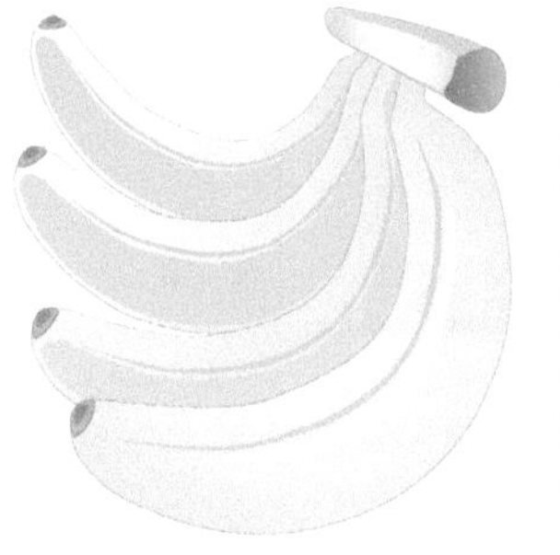 바나나	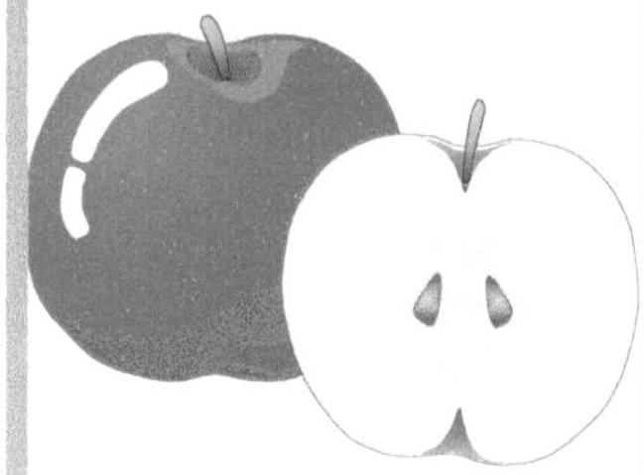 사과	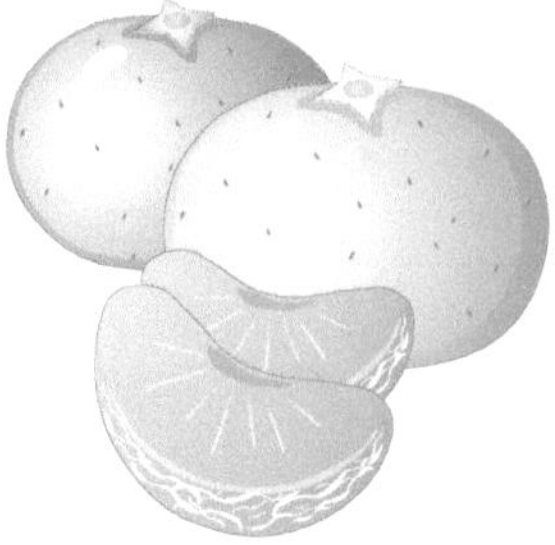 오렌지
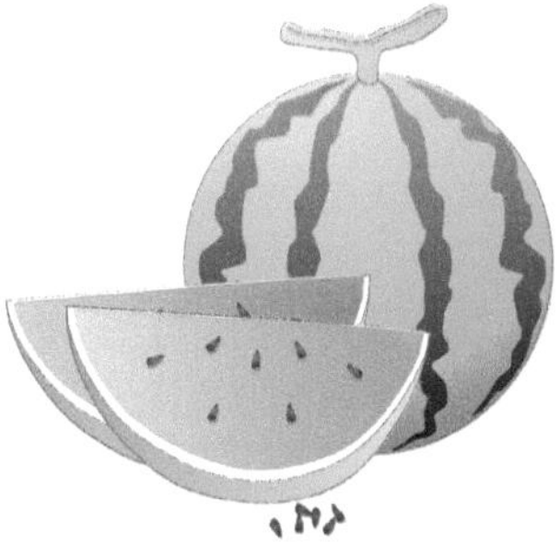 수박	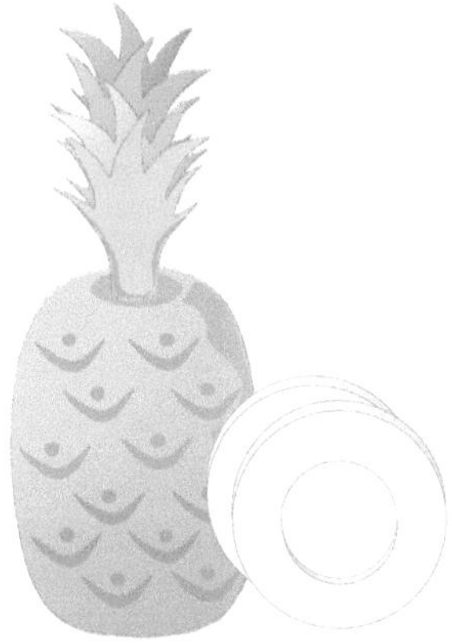 파인애플	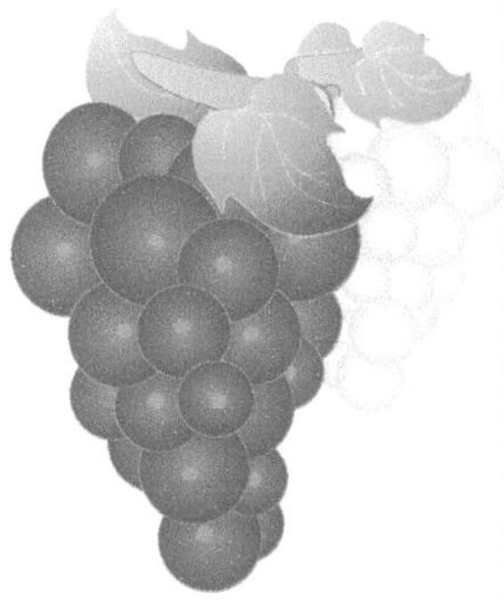 포도	레몬
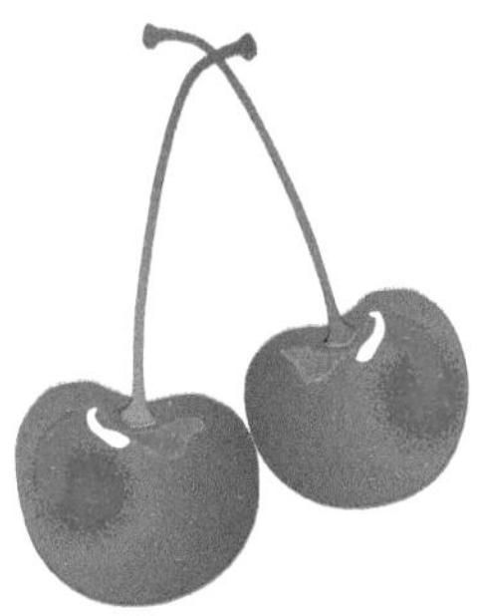 체리	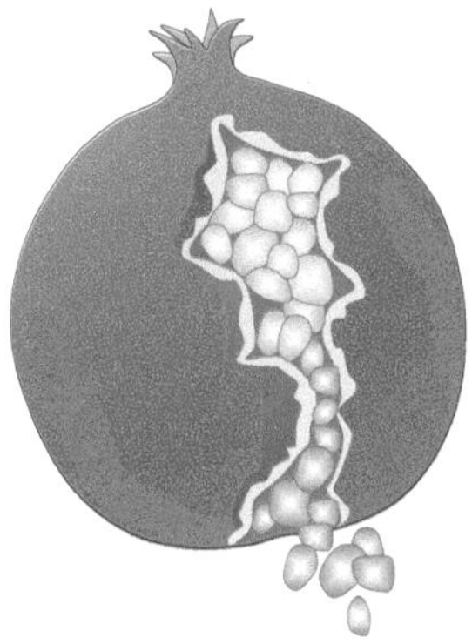 석류	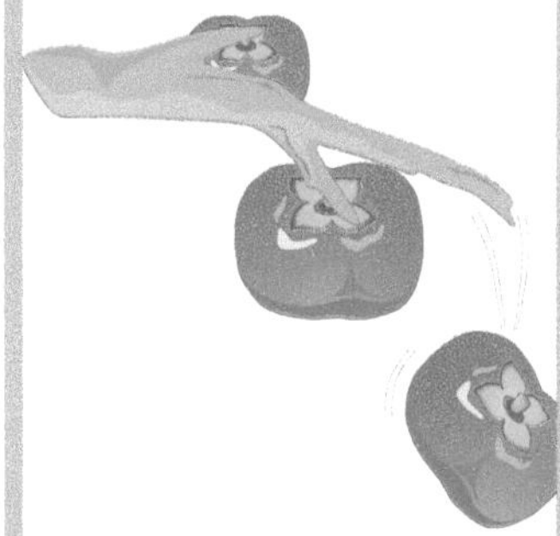 감	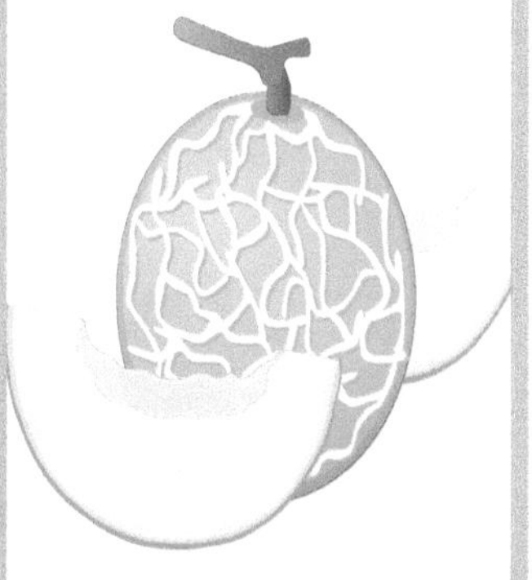 멜론

그림에 맞는 단어 빈칸 채우기 1 : 과일

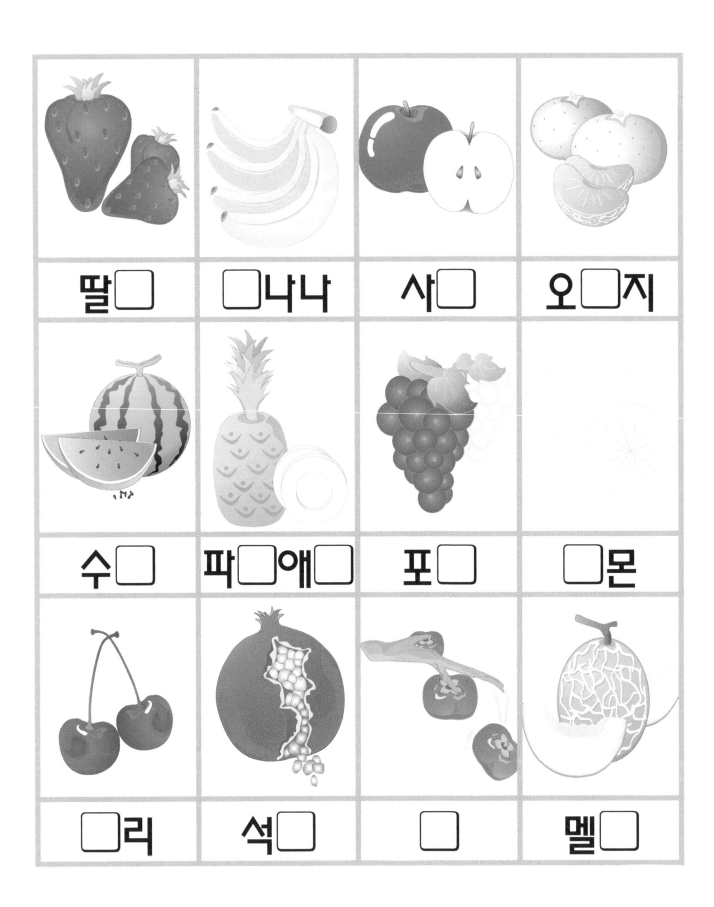

그림에 맞는 단어 빈칸 채우기 2 : 과일

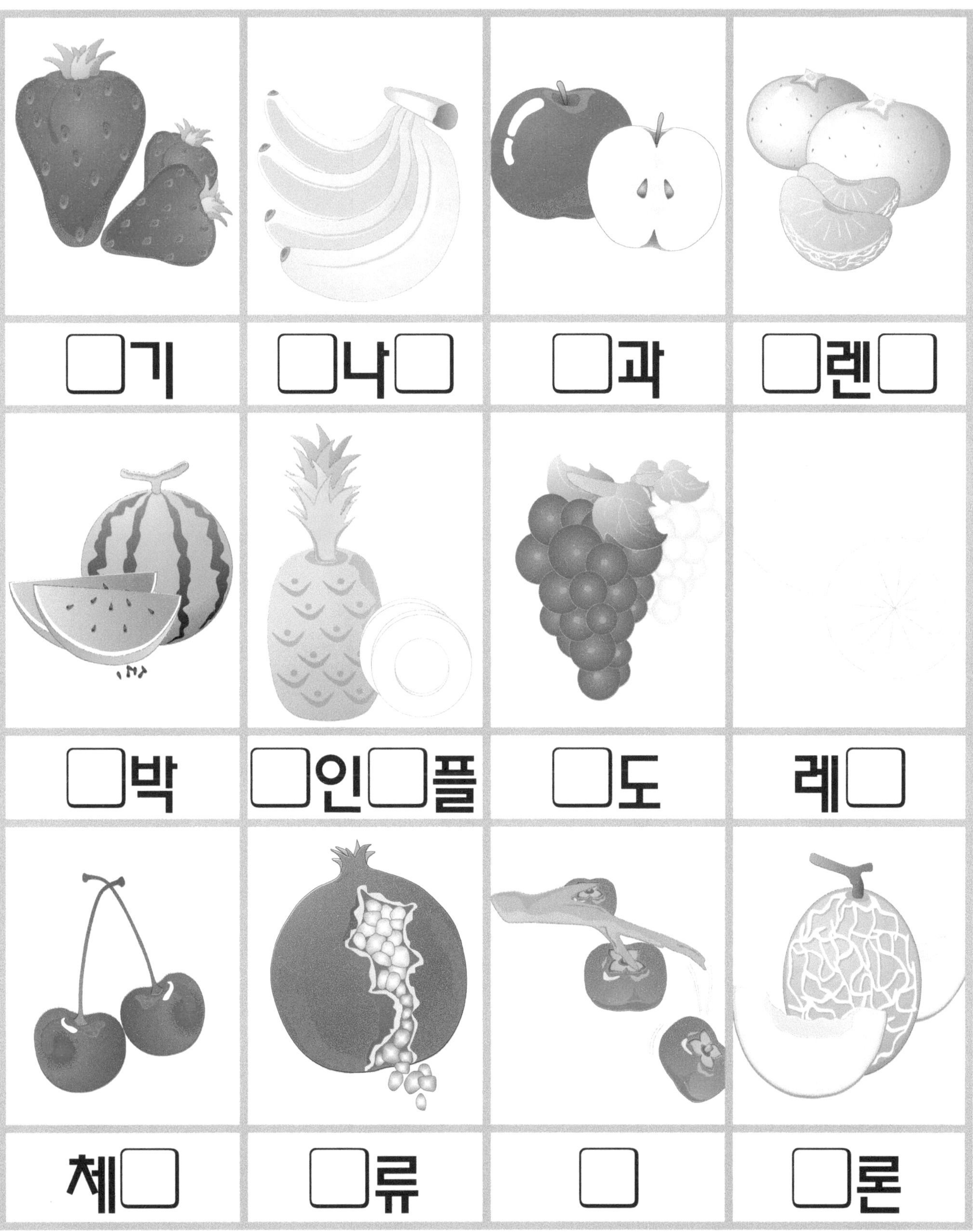

그림에 맞는 단어 글자 쓰기 1 : 과일

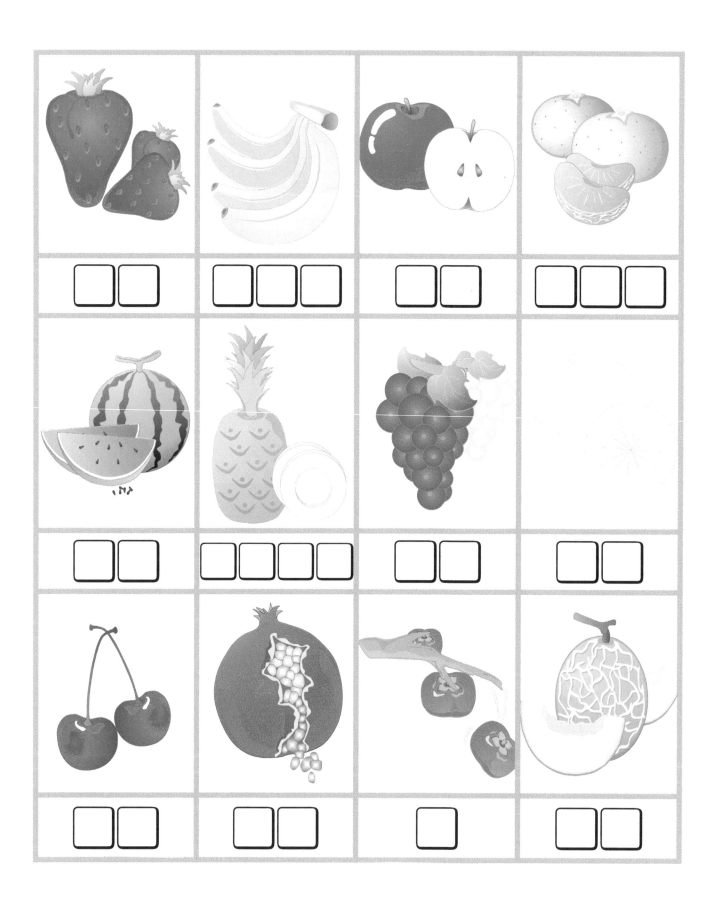

그림에 맞는 단어 글자 쓰기 2 : 과일

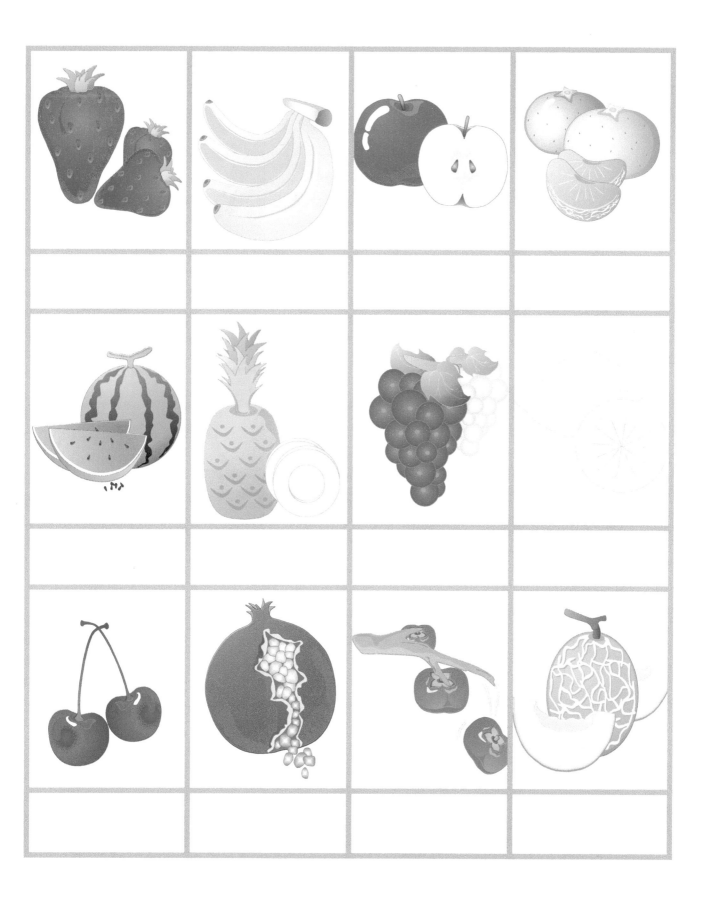

그림에 맞는 단어 외우기 : 동물(1)

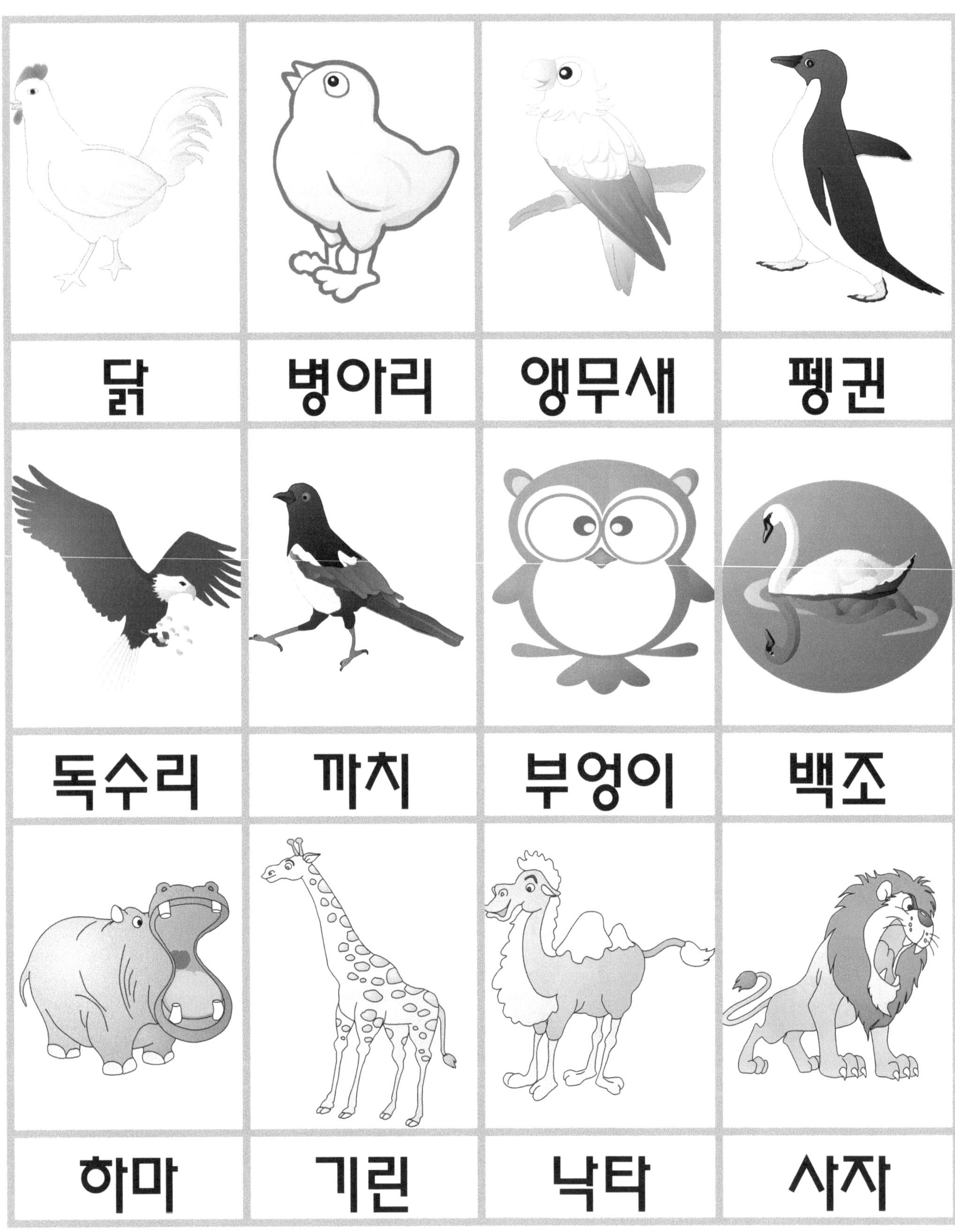

그림에 맞는 단어 빈칸 채우기 1 : 동물(1)

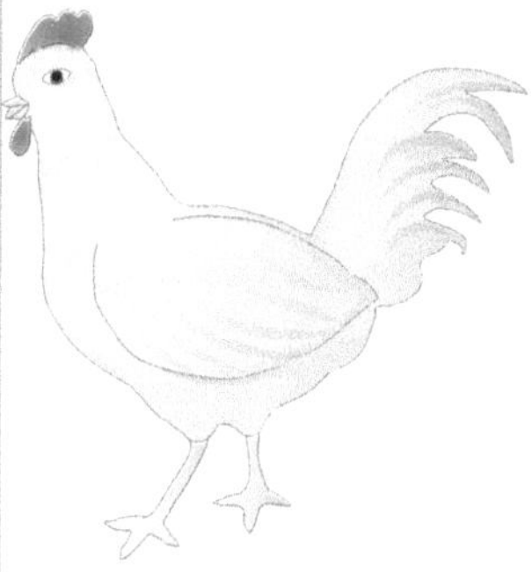

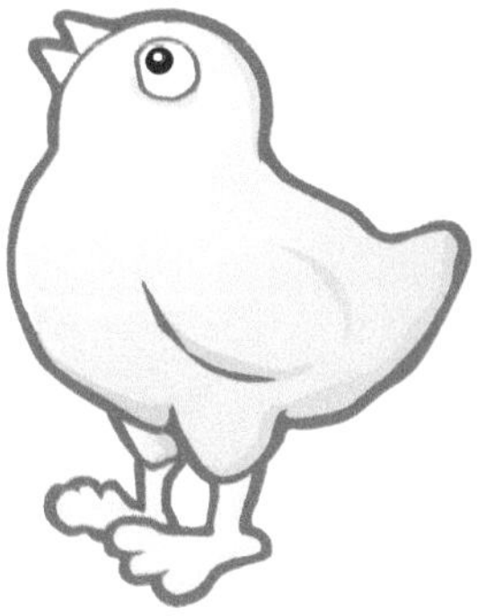

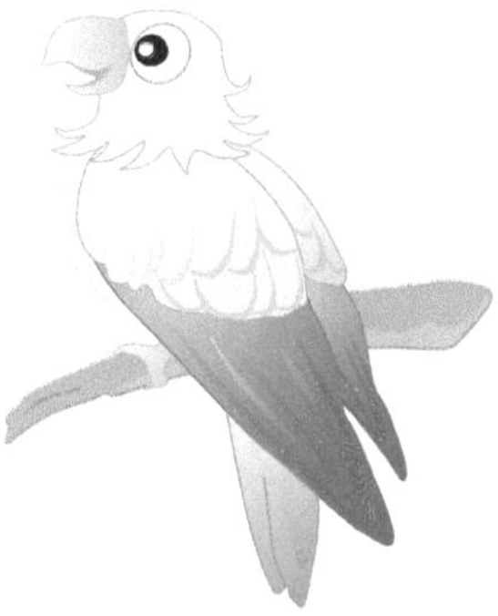

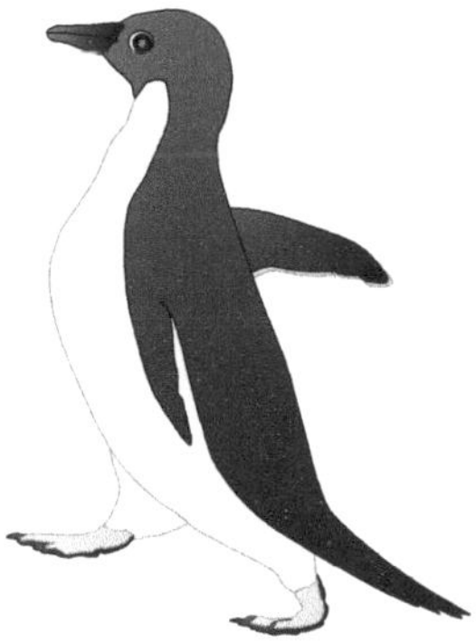

□	병아□	앵□새	□귄
독수□	□치	부□이	□조
하□	□린	□타	사□

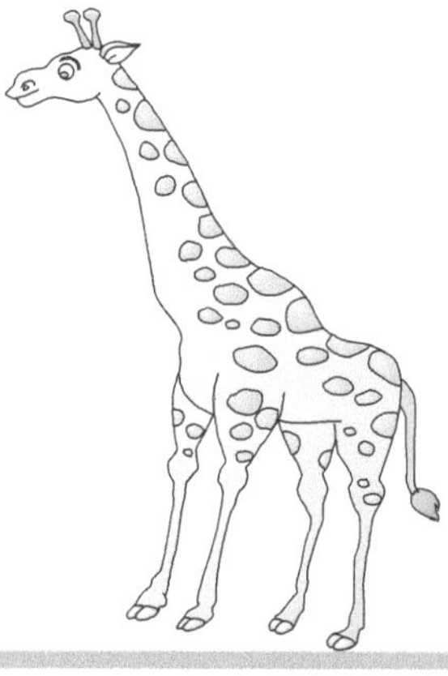

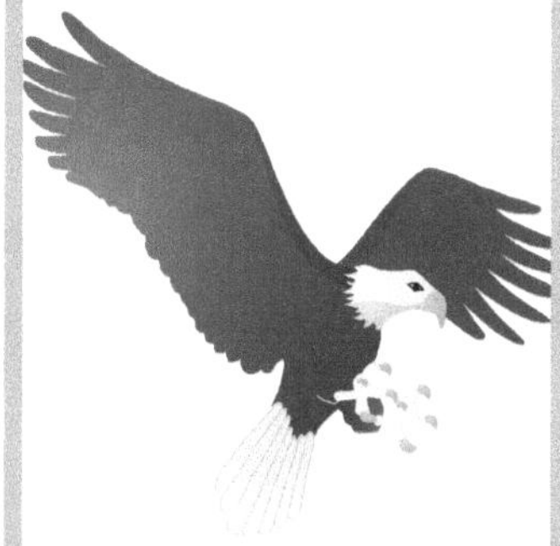

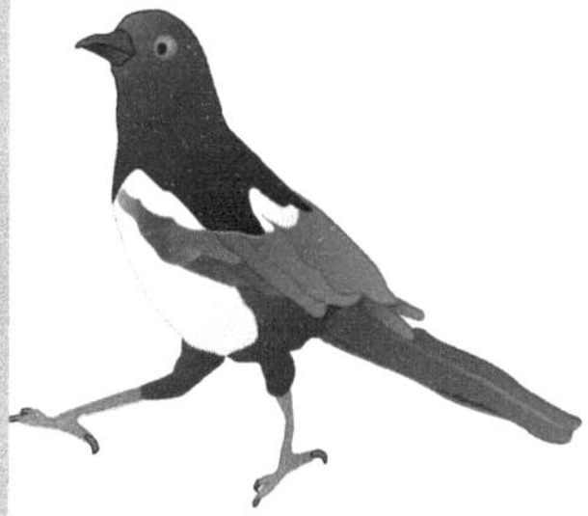

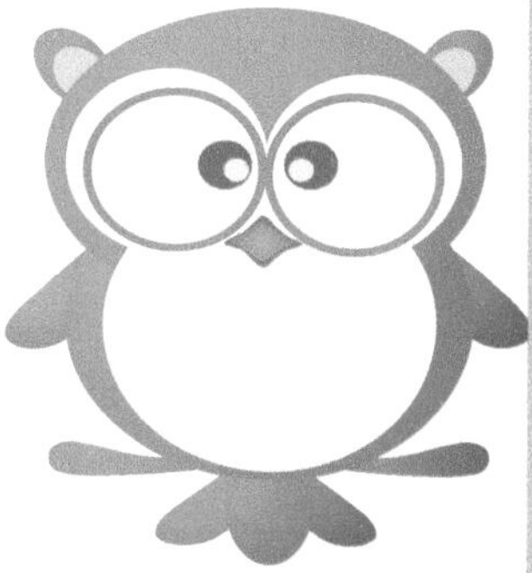

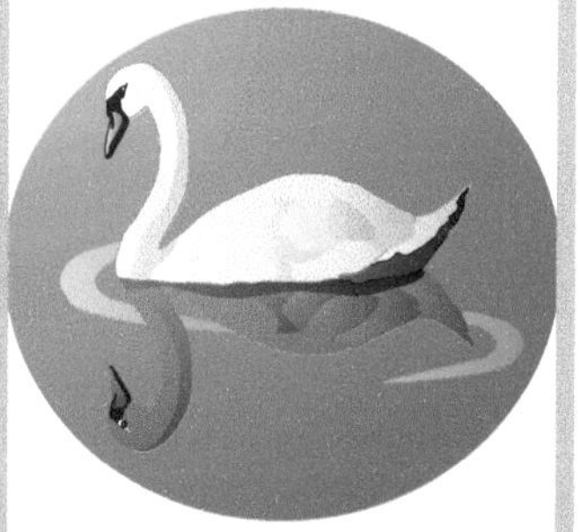

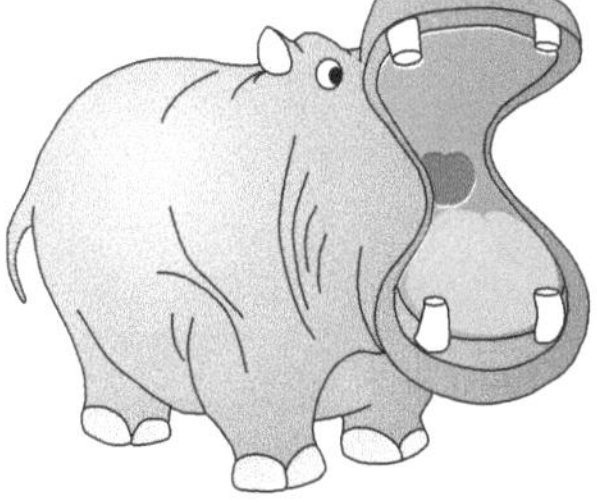

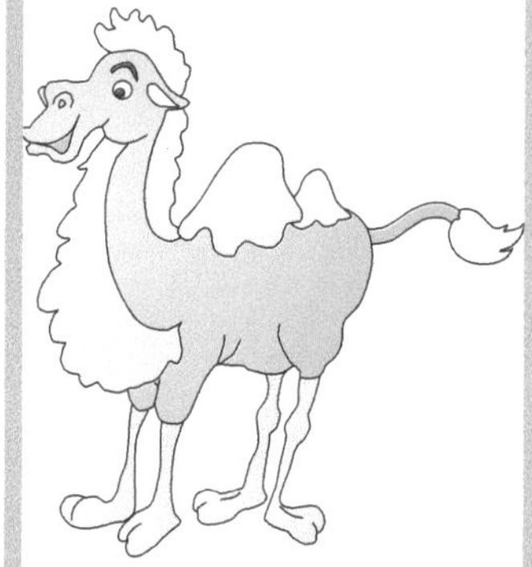

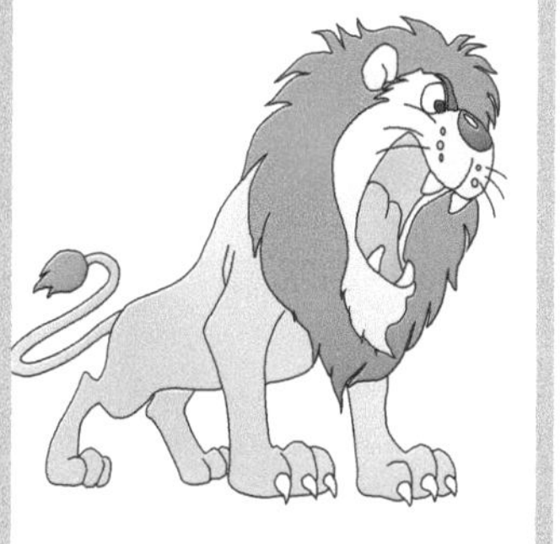

그림에 맞는 단어 빈칸 채우기 2 : 동물(1)

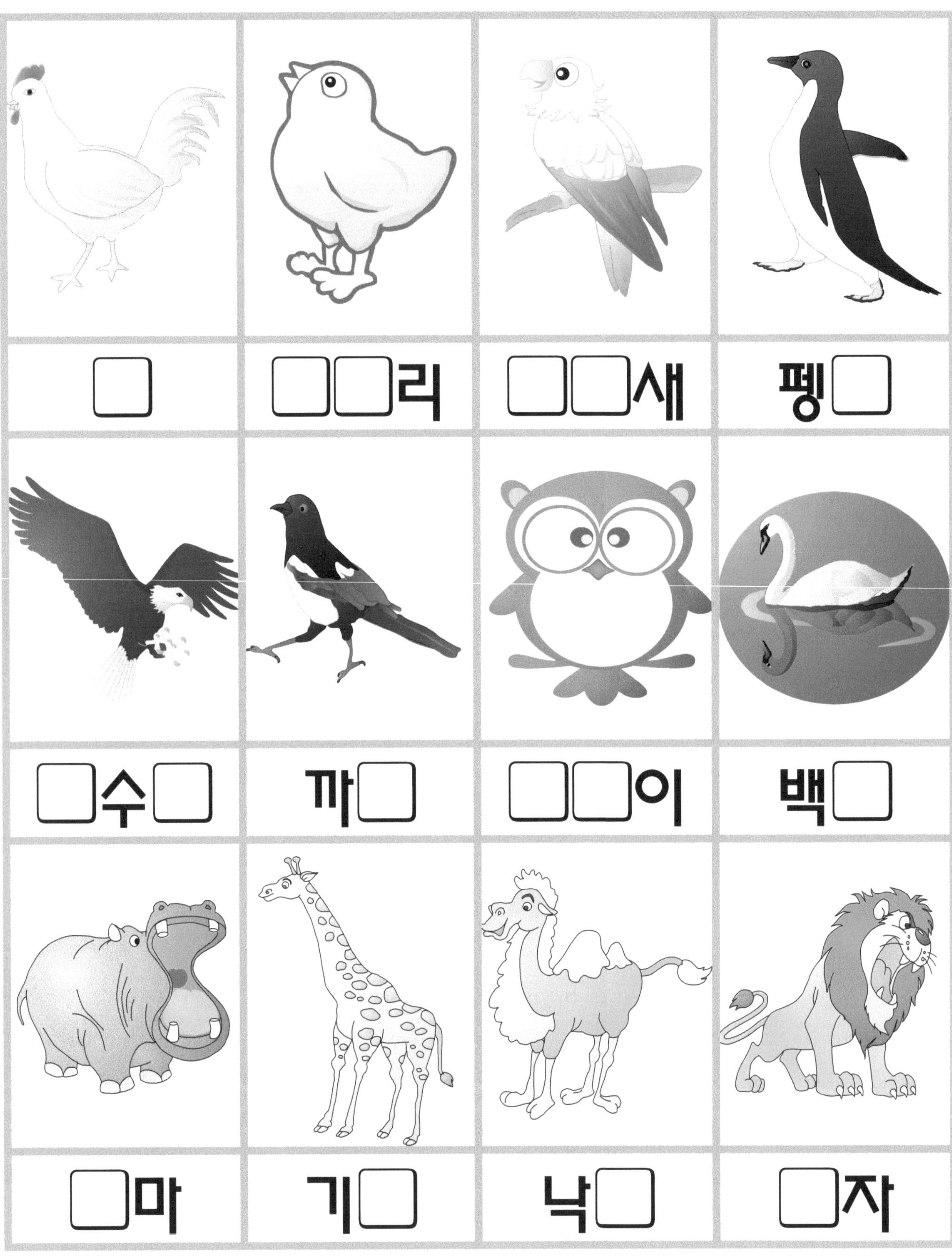

그림에 맞는 단어 쓰기 1 : 동물(1)

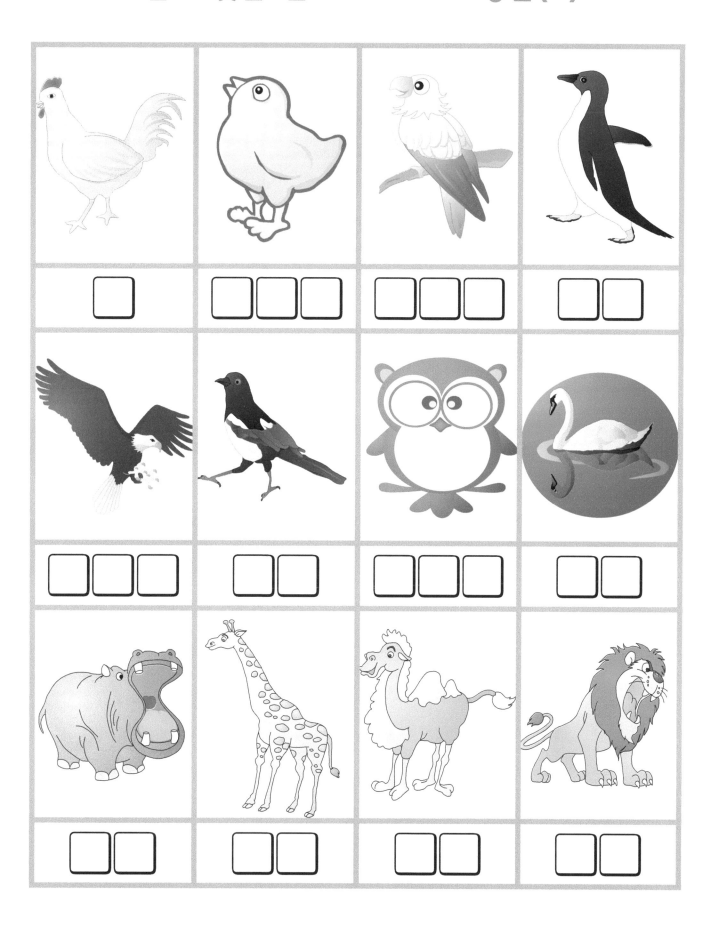

그림에 맞는 단어 쓰기 2 : 동물(1)

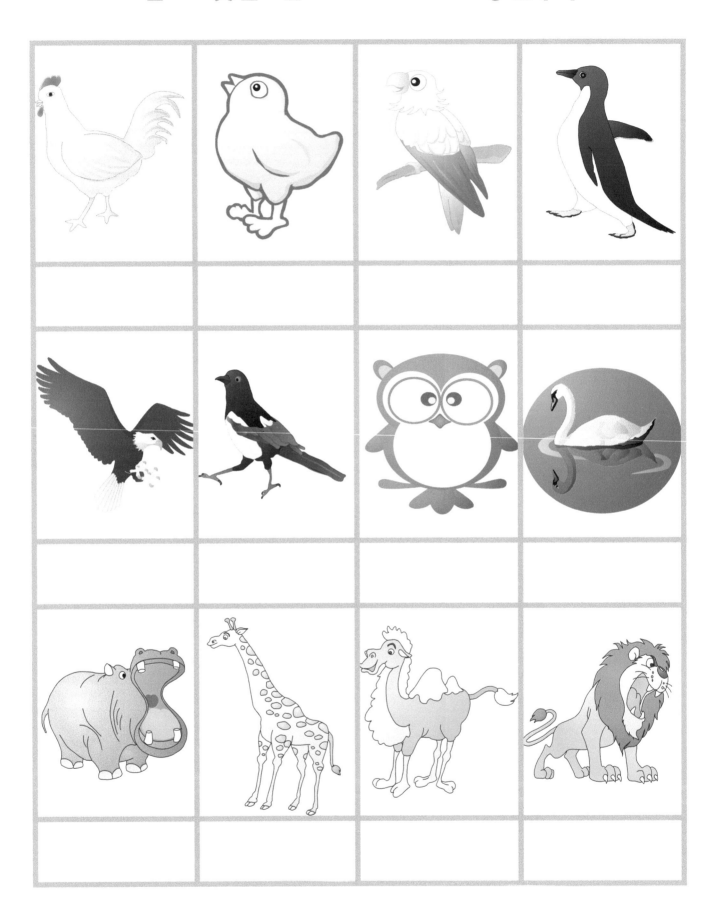

그림에 맞는 단어 외우기 : 동물(2)

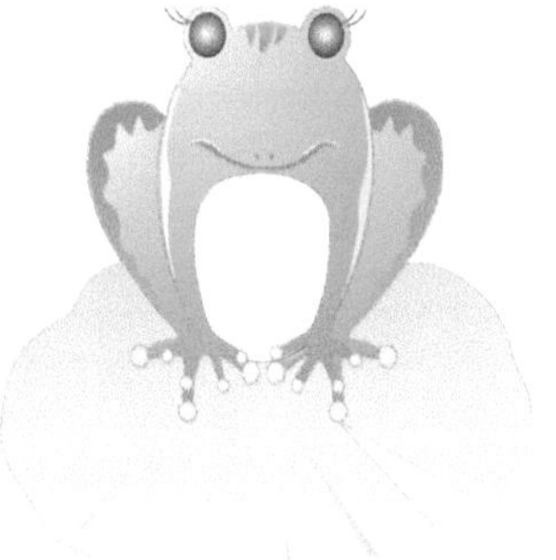 개구리	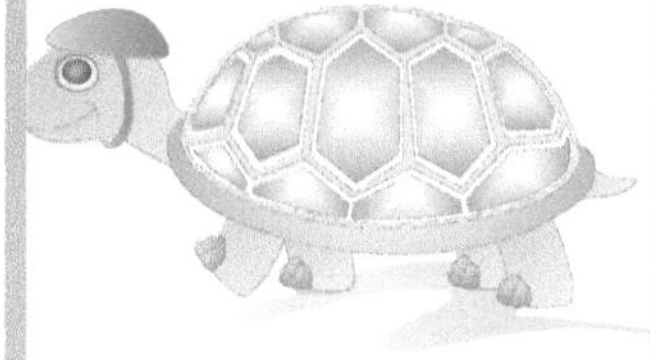 거북이	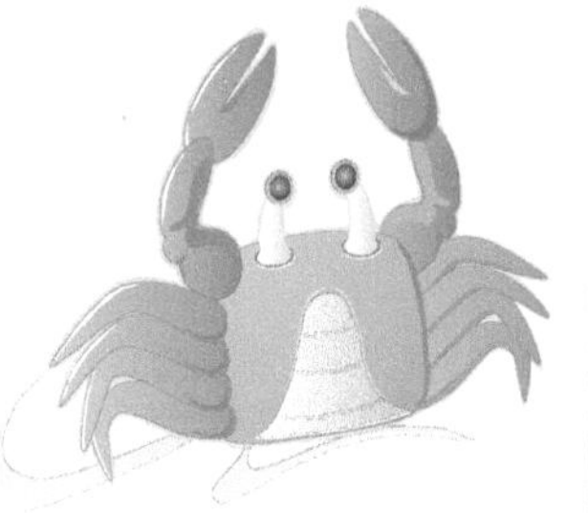 게	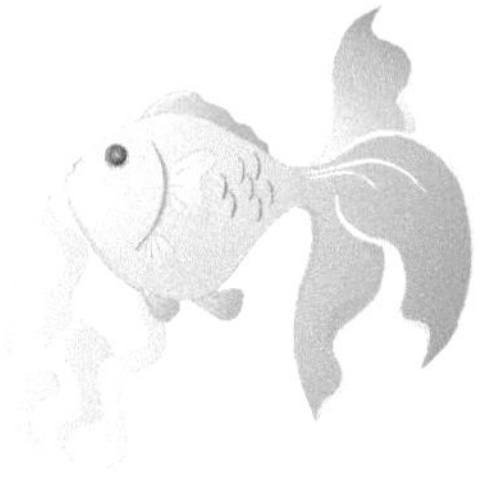 물고기
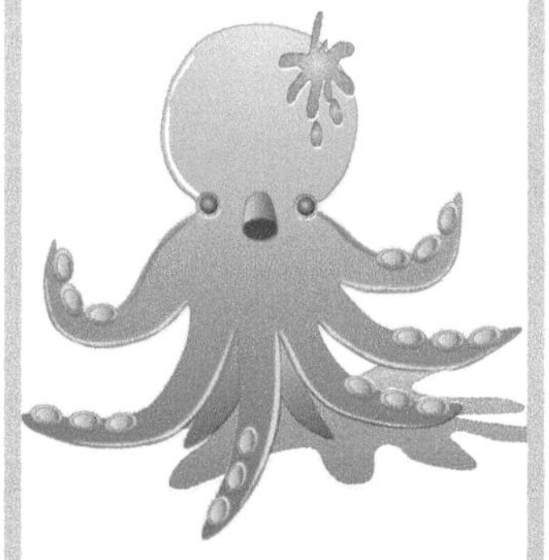 문어	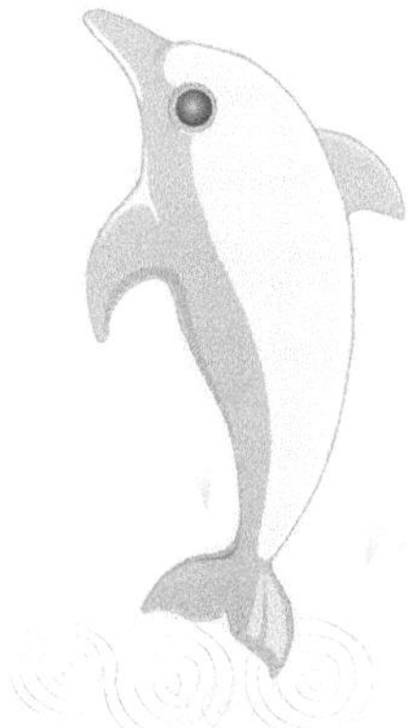 돌고래	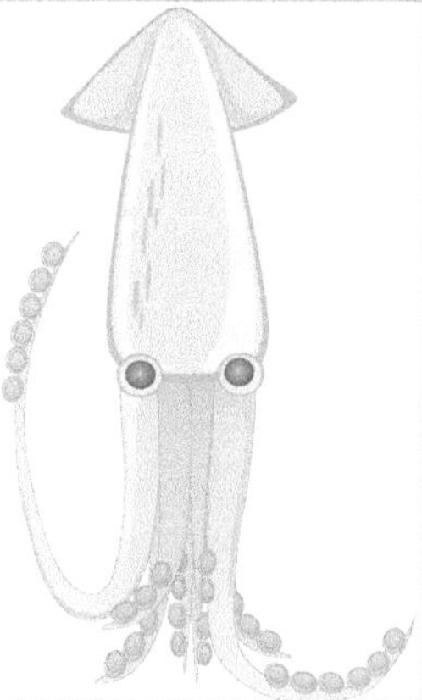 오징어	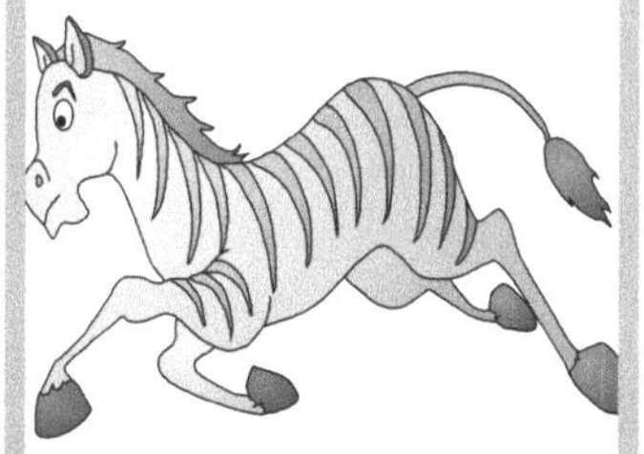 얼룩말
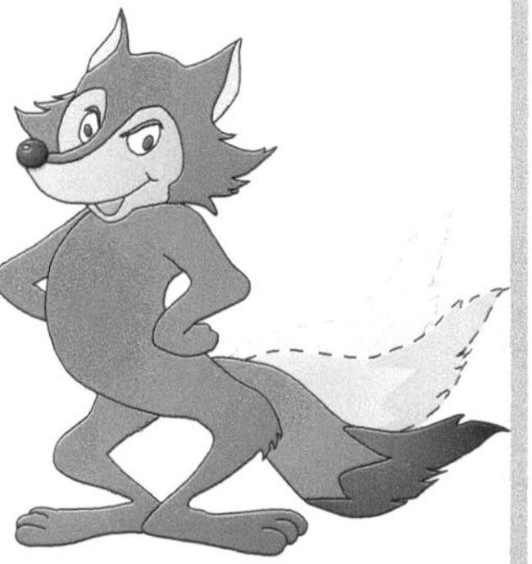 여우	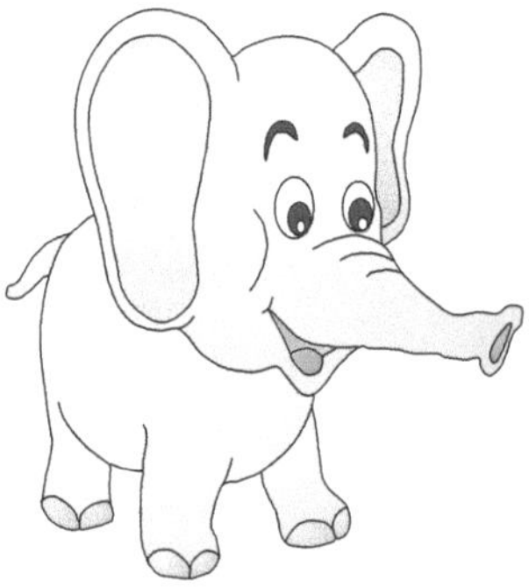 코끼리	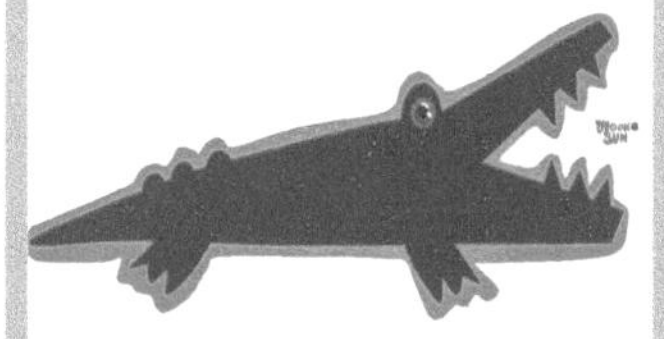 악어	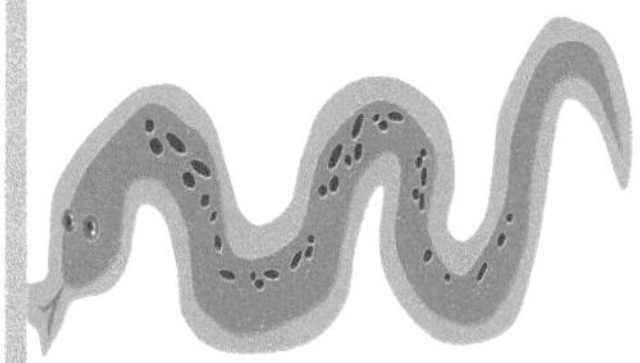 뱀

그림에 맞는 단어 빈칸 채우기 1 : 동물(2)

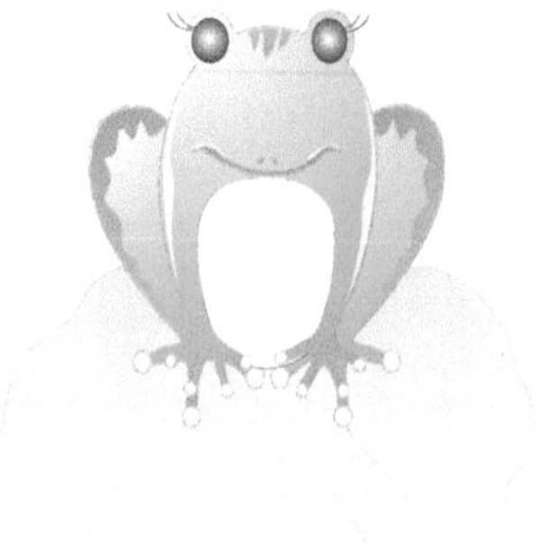

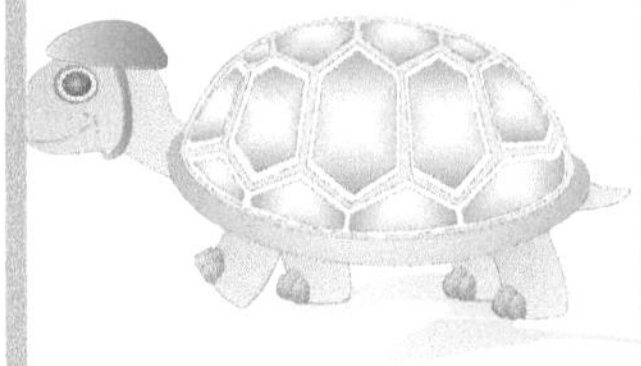

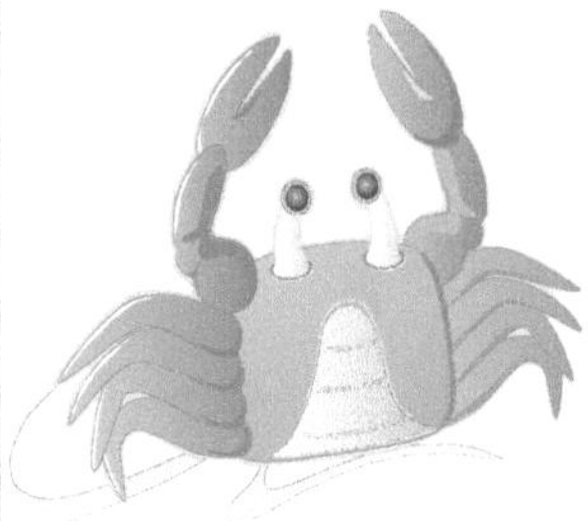

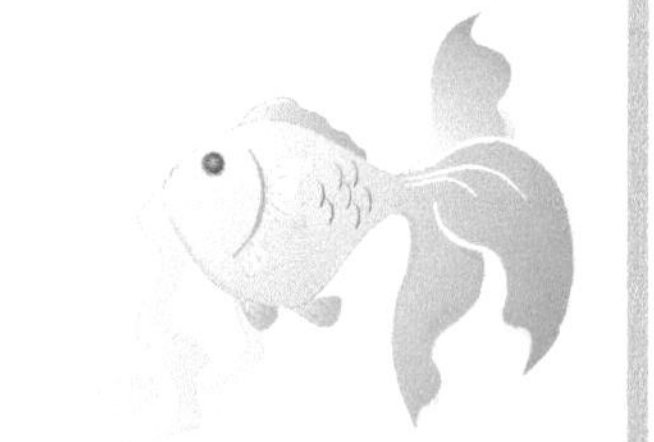

개□리	거□이	□	□고기
□어	□고래	오□어	얼□말
□우	코□리	□어	□

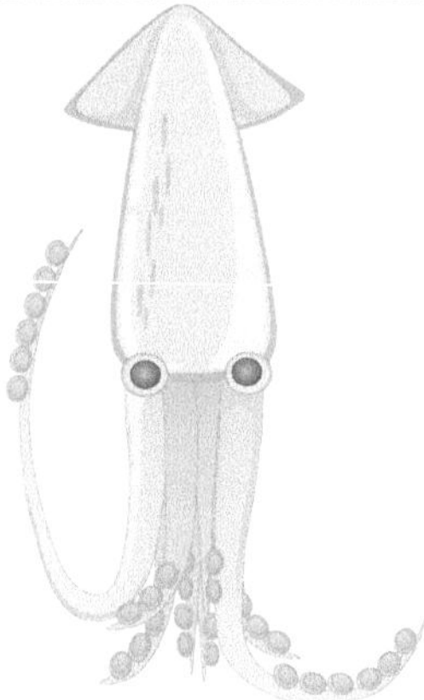

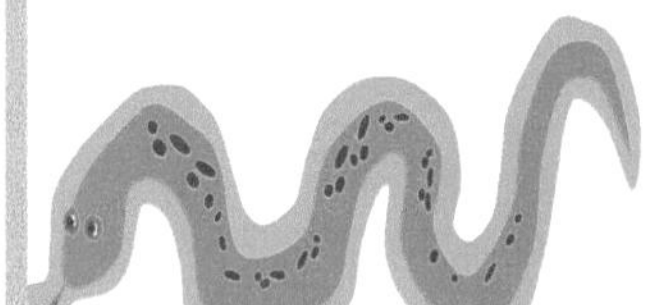

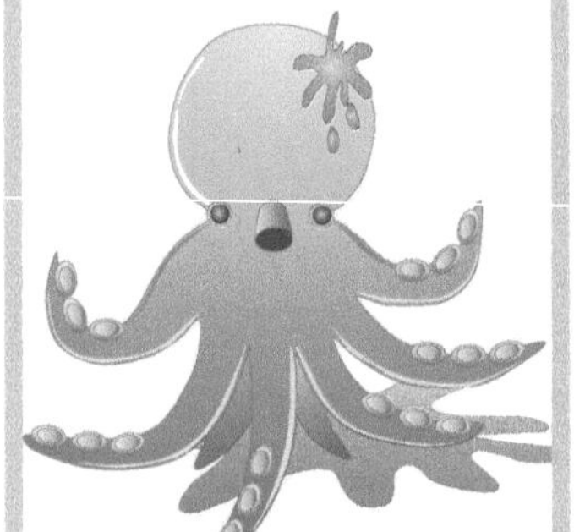

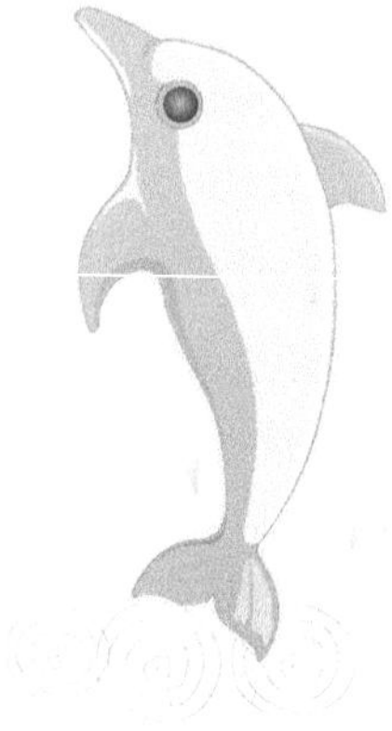

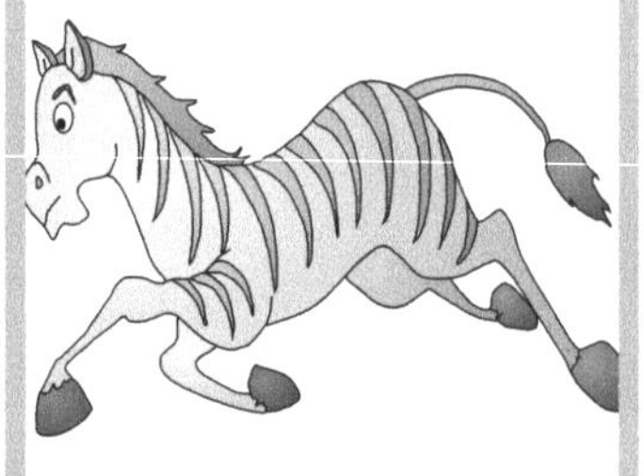

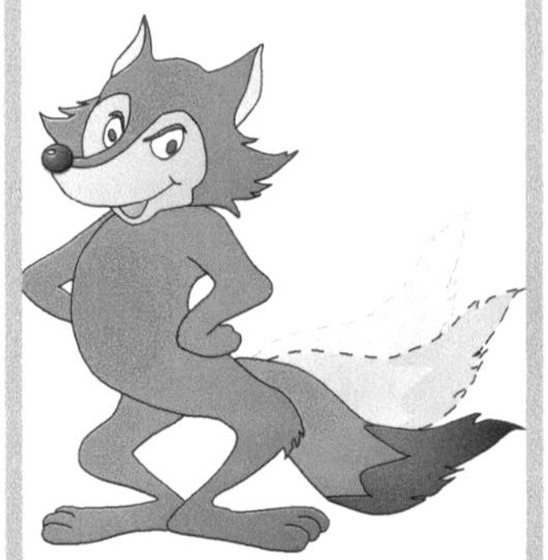

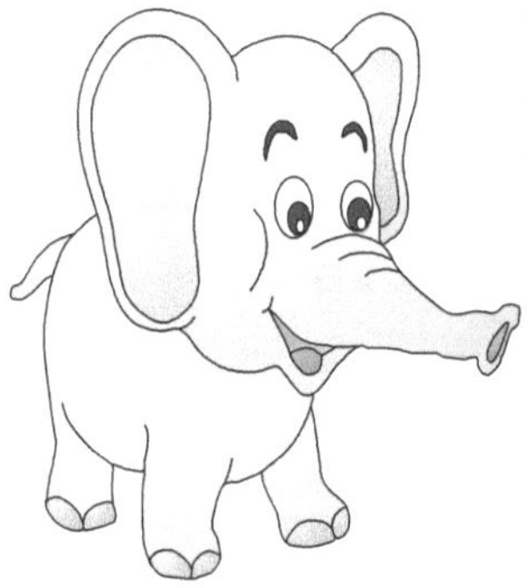

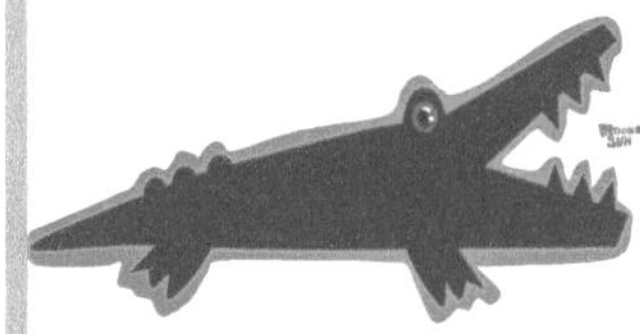

그림에 맞는 단어 빈칸 채우기 2 : 동물(2)

개□□	□□이	□	□고□
문□	□□래	□□어	얼□□
여□	코□□	악□	□

그림에 맞는 단어 쓰기 1 : 동물(2)

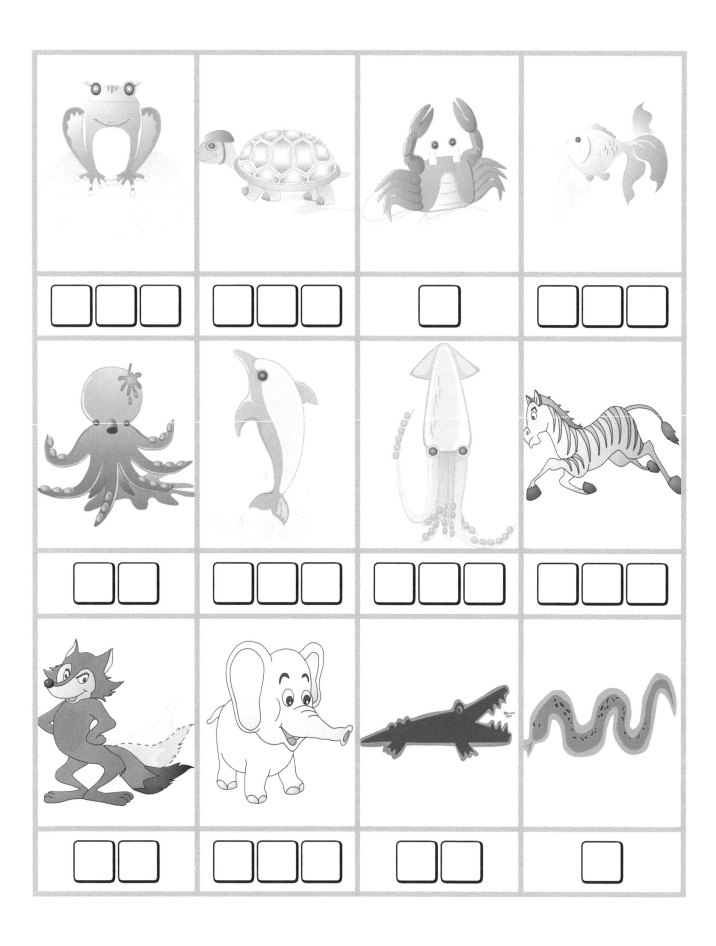

그림에 맞는 단어 쓰기 2 : 동물(2)

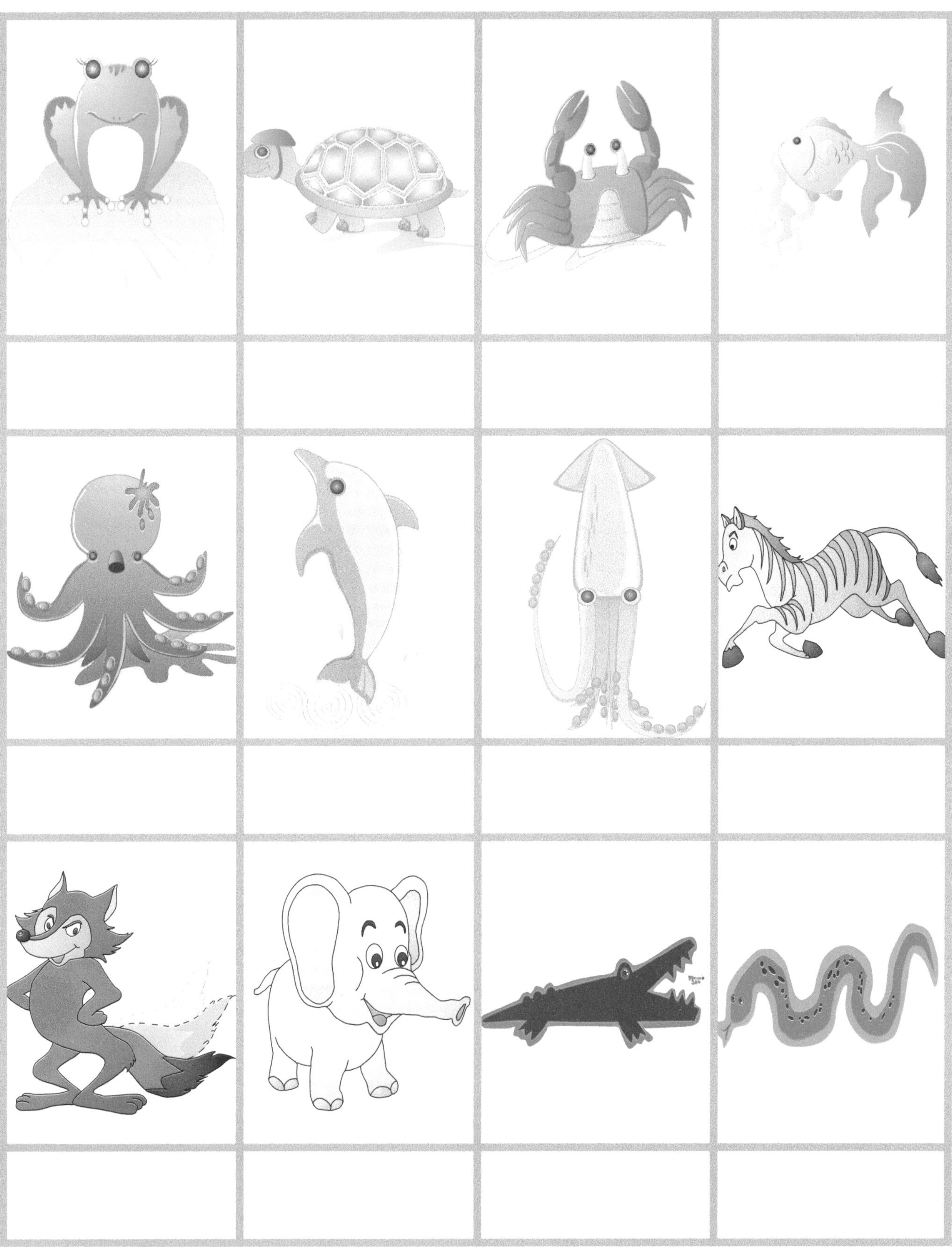

그림에 맞는 단어 외우기 : 야채

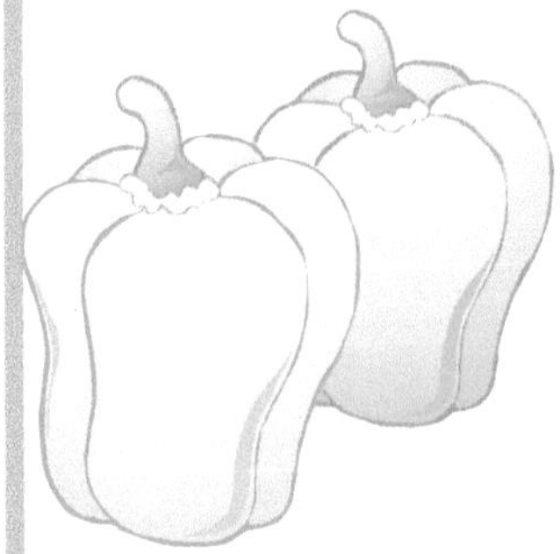 피망	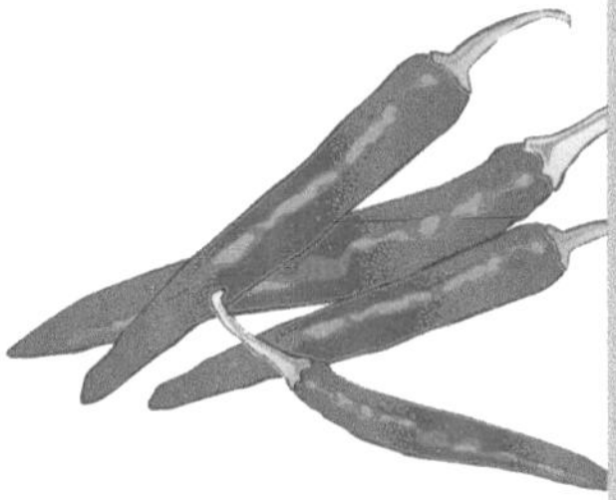 고추	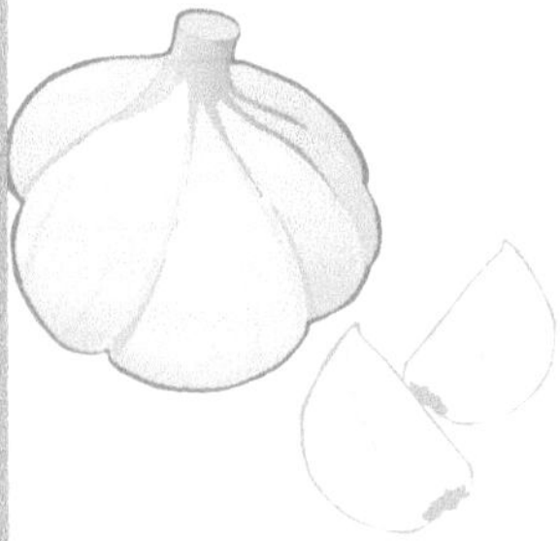 마늘	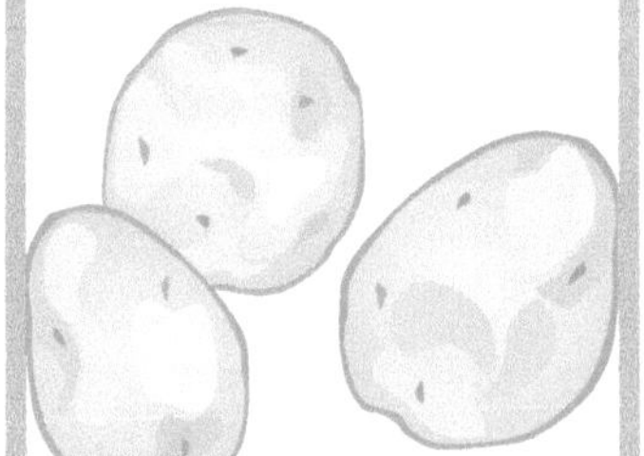 감자
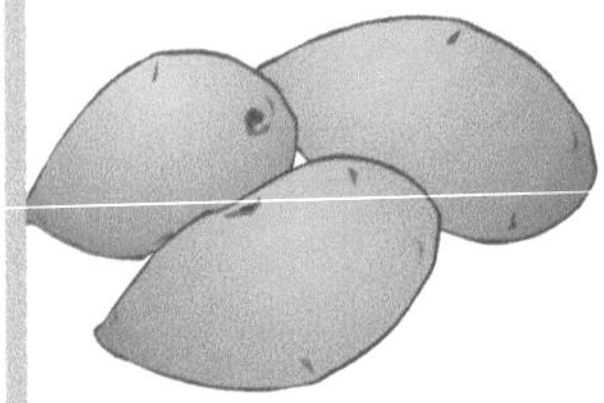 고구마	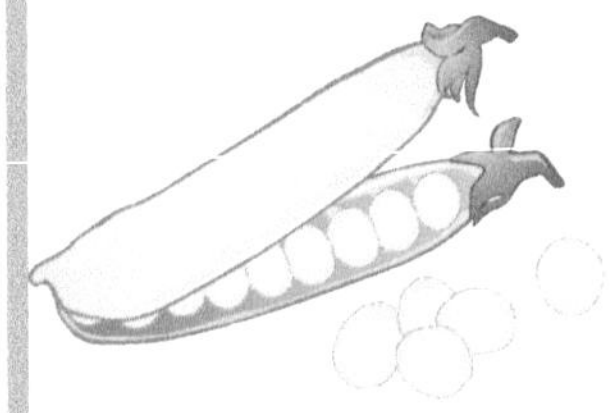 완두콩	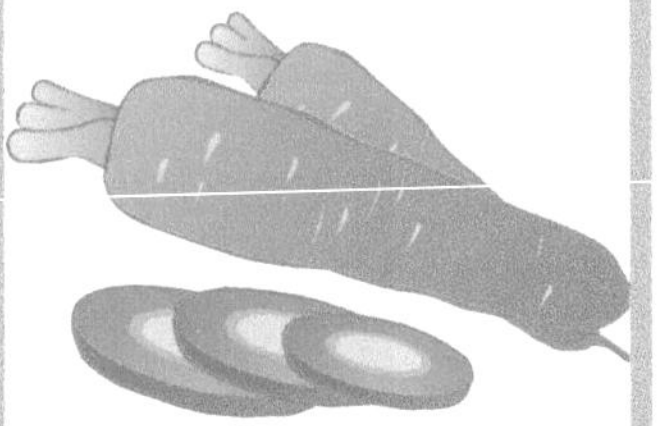 당근	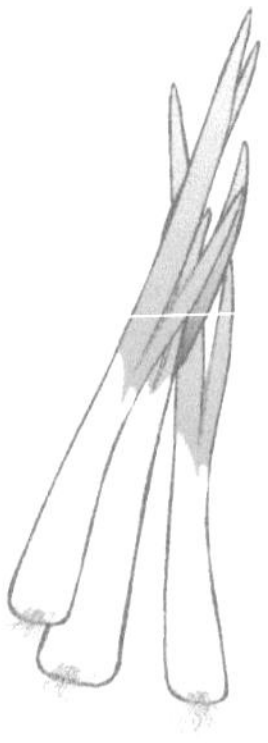 대파
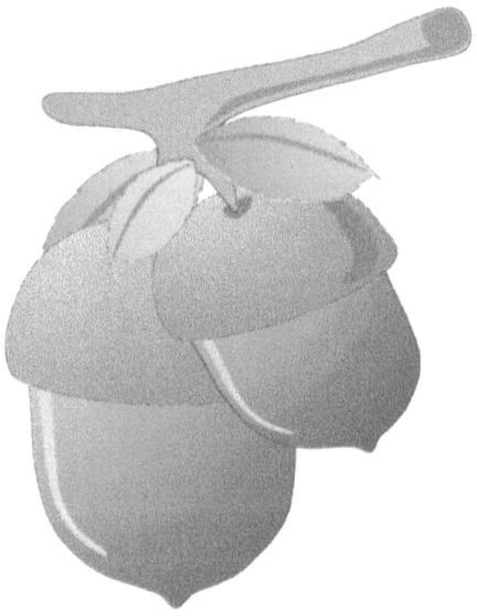 도토리	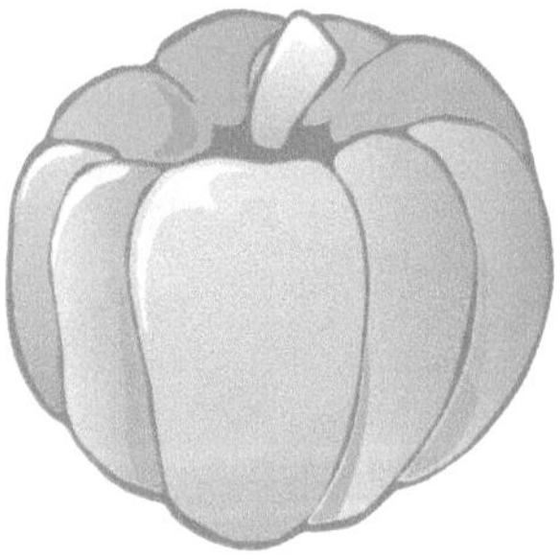 호박	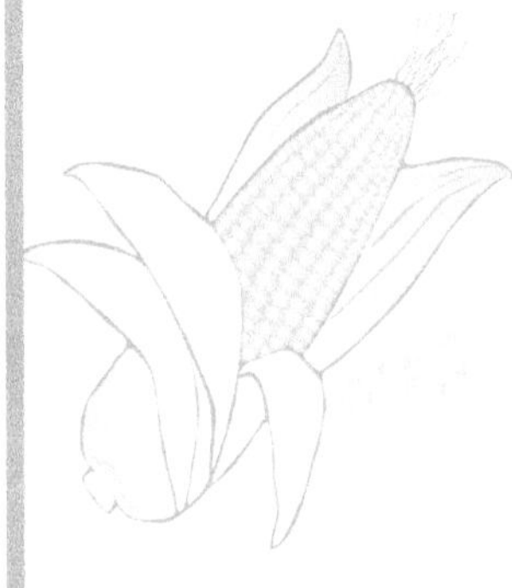 옥수수	양배추

그림에 맞는 단어 빈칸 채우기 1 : 야채

□망	고□	마□	□자
고구□	완□콩	당□	□파
도□리	□박	□수수	□배추

그림에 맞는 단어 빈칸 채우기 2 : 야채

피□	□추	□늘	감□
□구□	완□□	□큰	대□
□□리	호□	□수□	양□□

그림에 맞는 단어 쓰기 1 : 야채

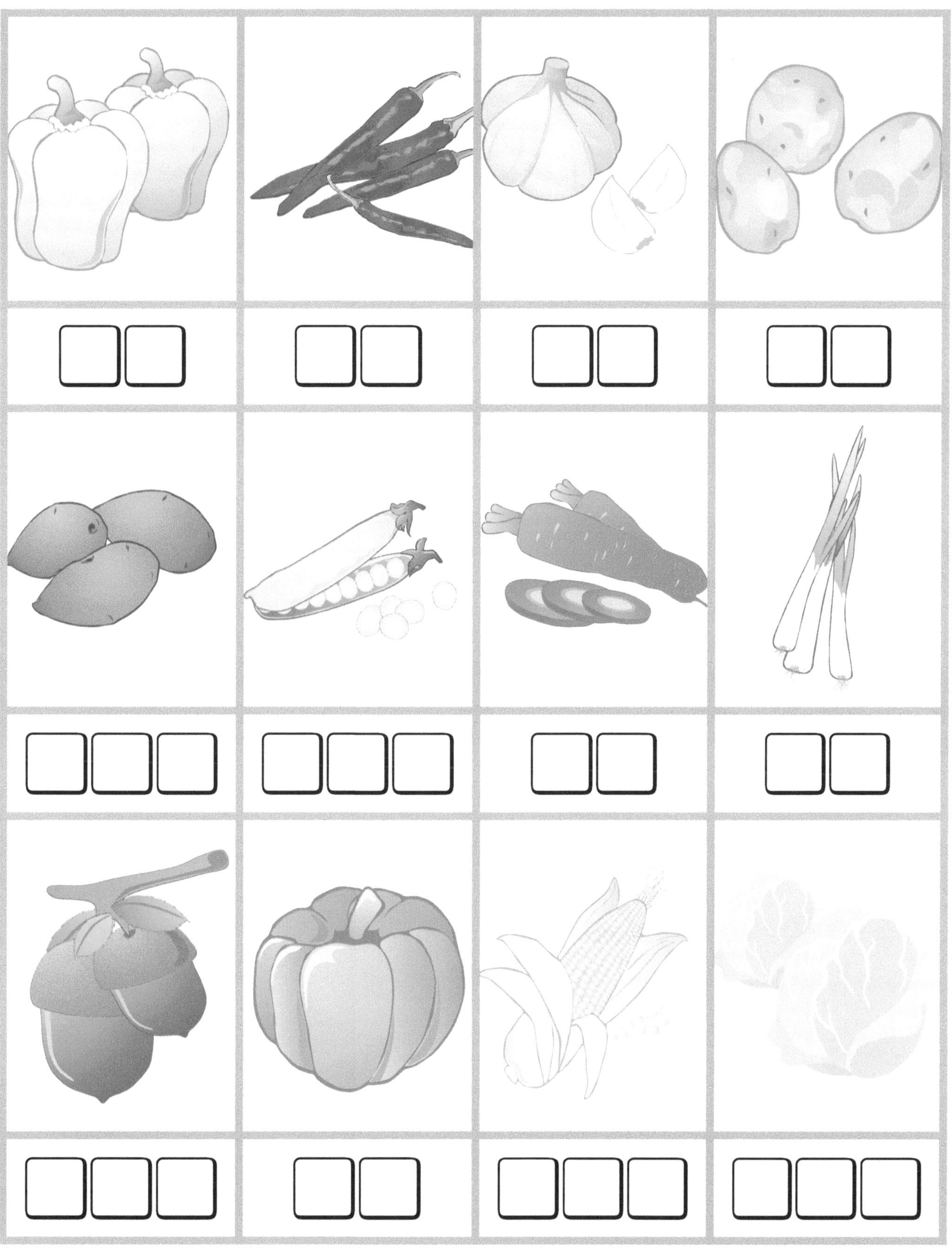

그림에 맞는 단어 쓰기 2 : 야채

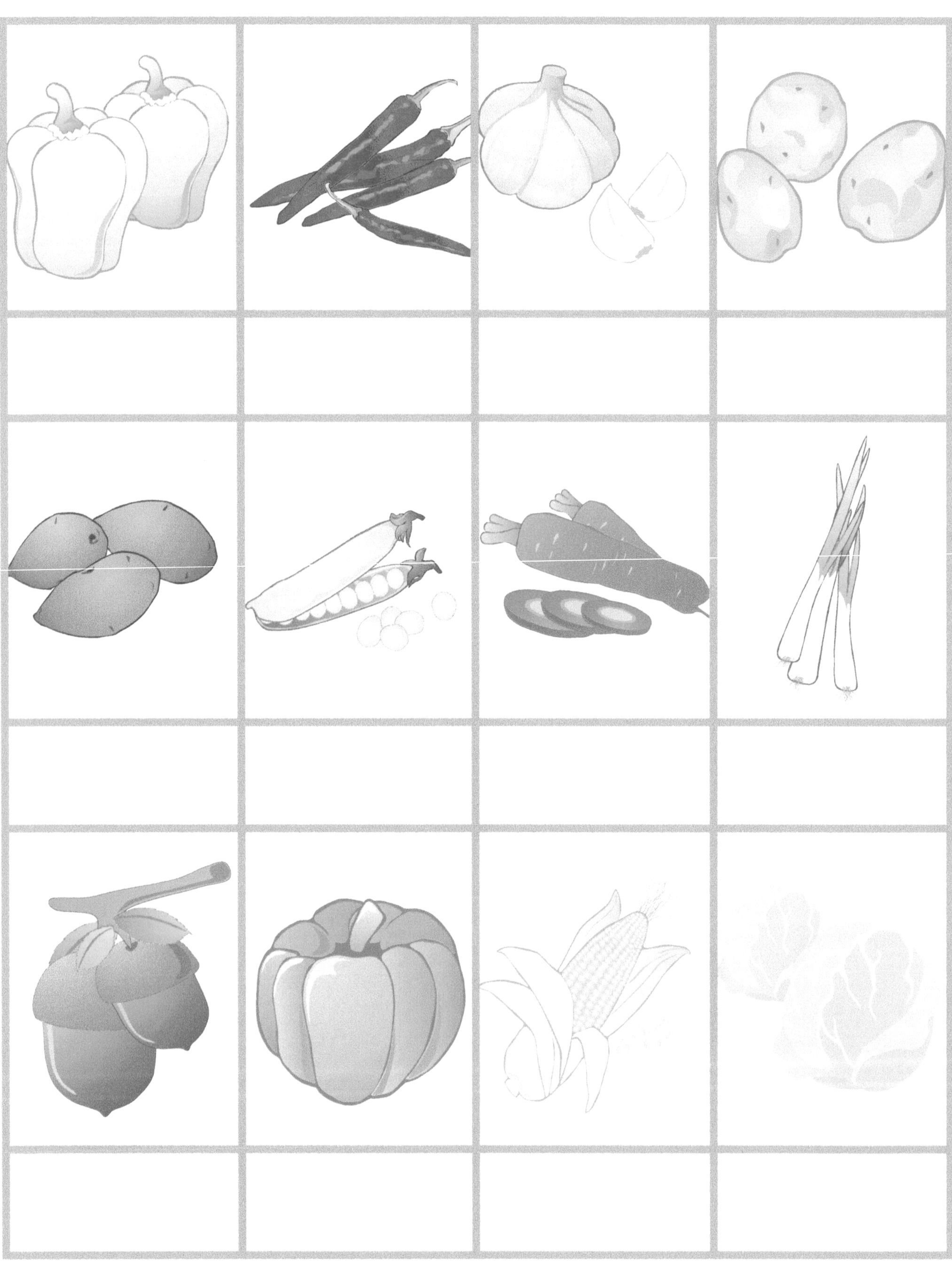

그림에 맞는 단어 외우기 : 스포츠

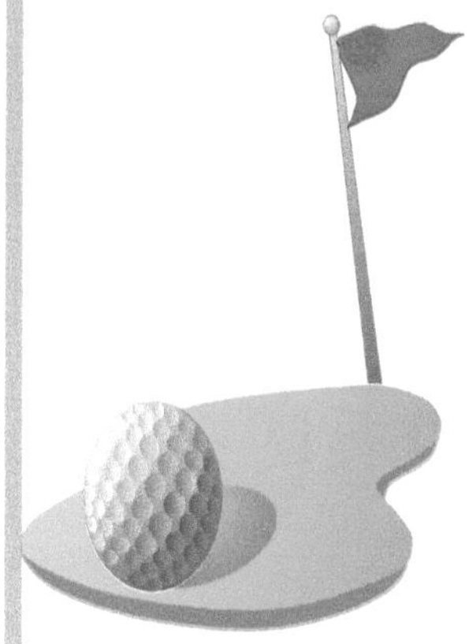 골프	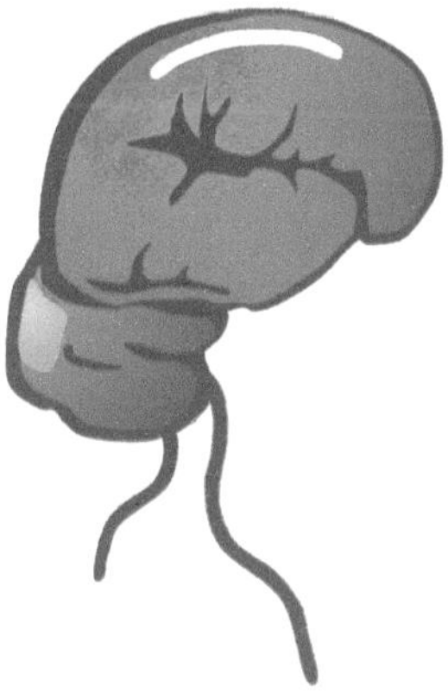 권투	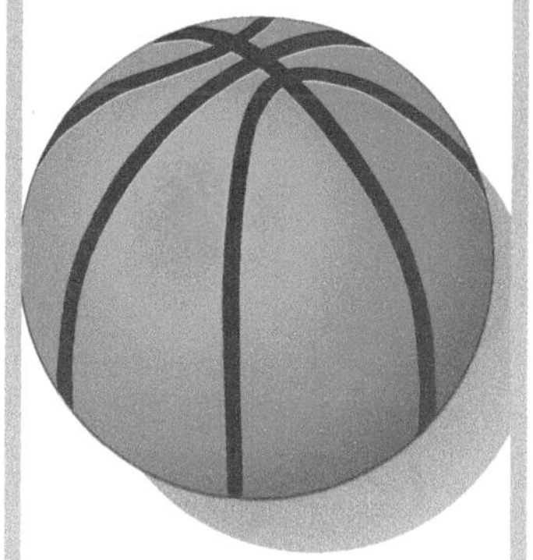 농구	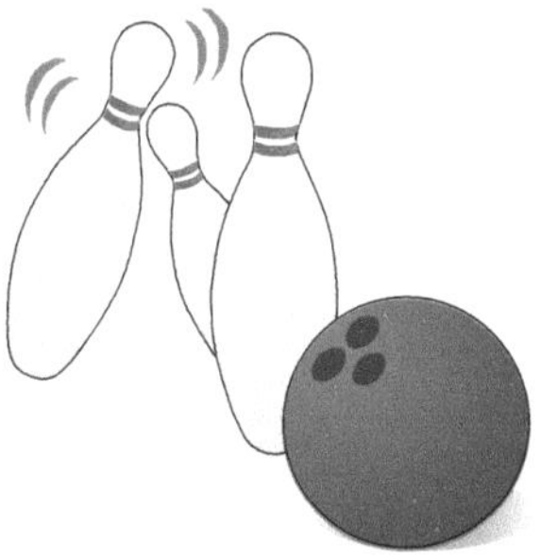 볼링
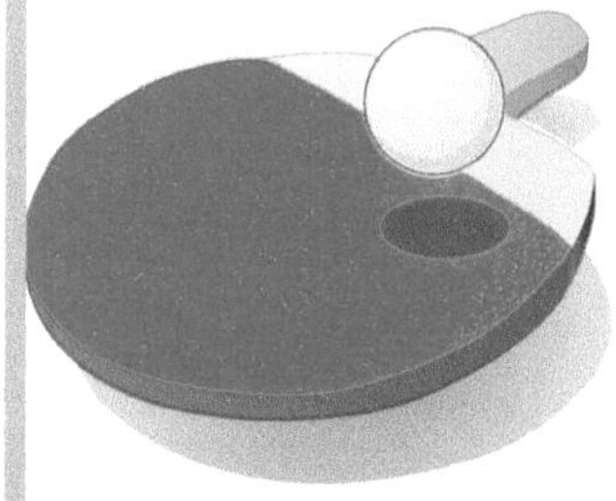 탁구	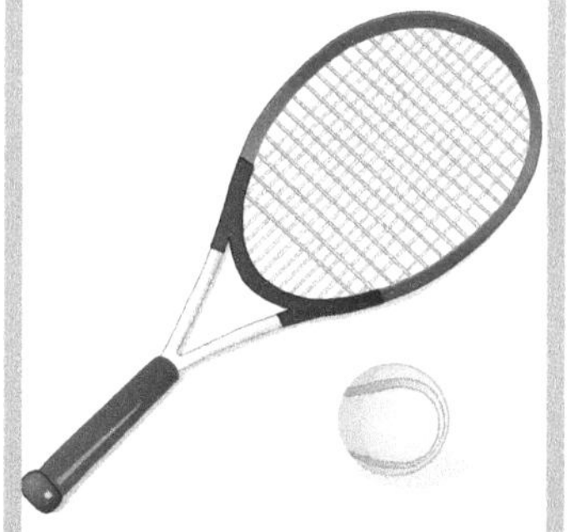 테니스	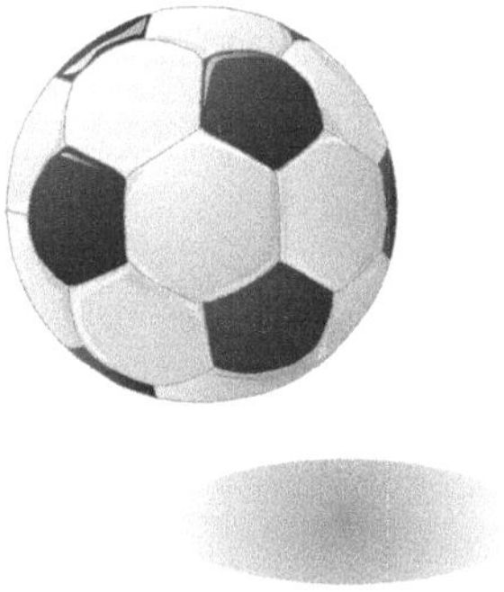 축구	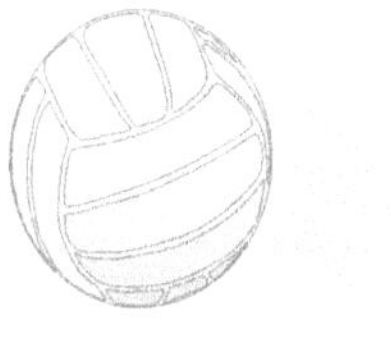 배구
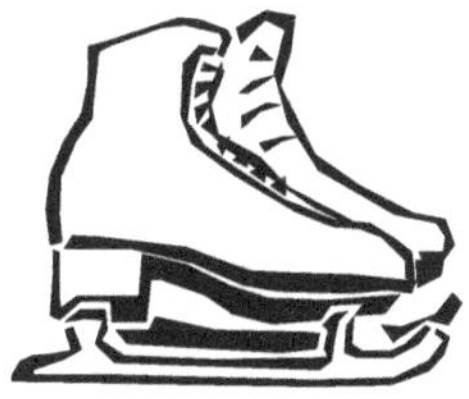 스케이트	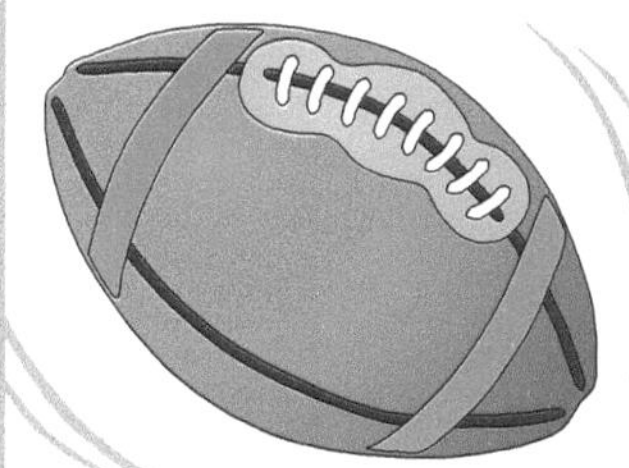 럭비	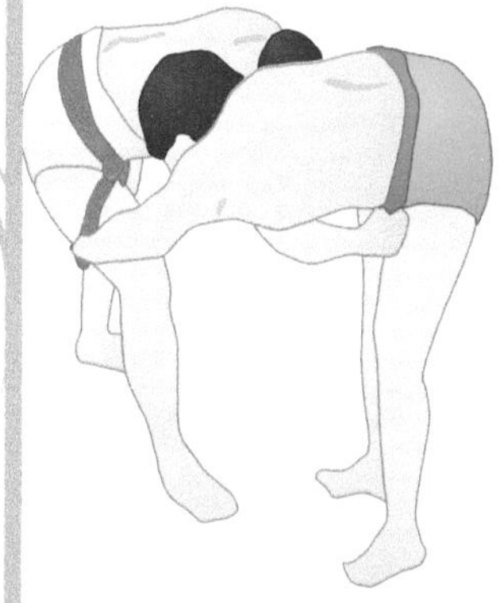 씨름	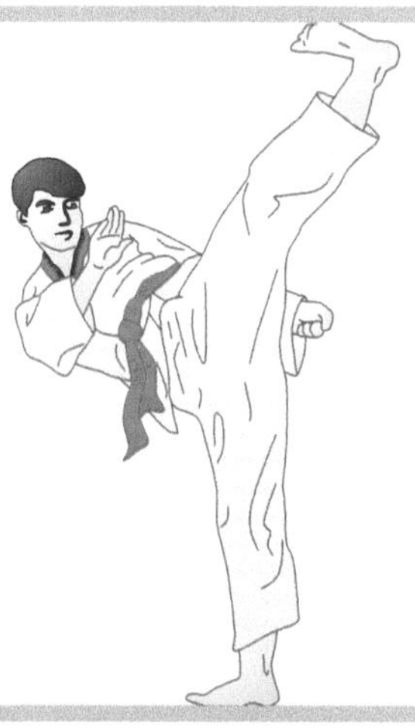 태권도

그림에 맞는 단어 빈칸 채우기 1 : 스포츠

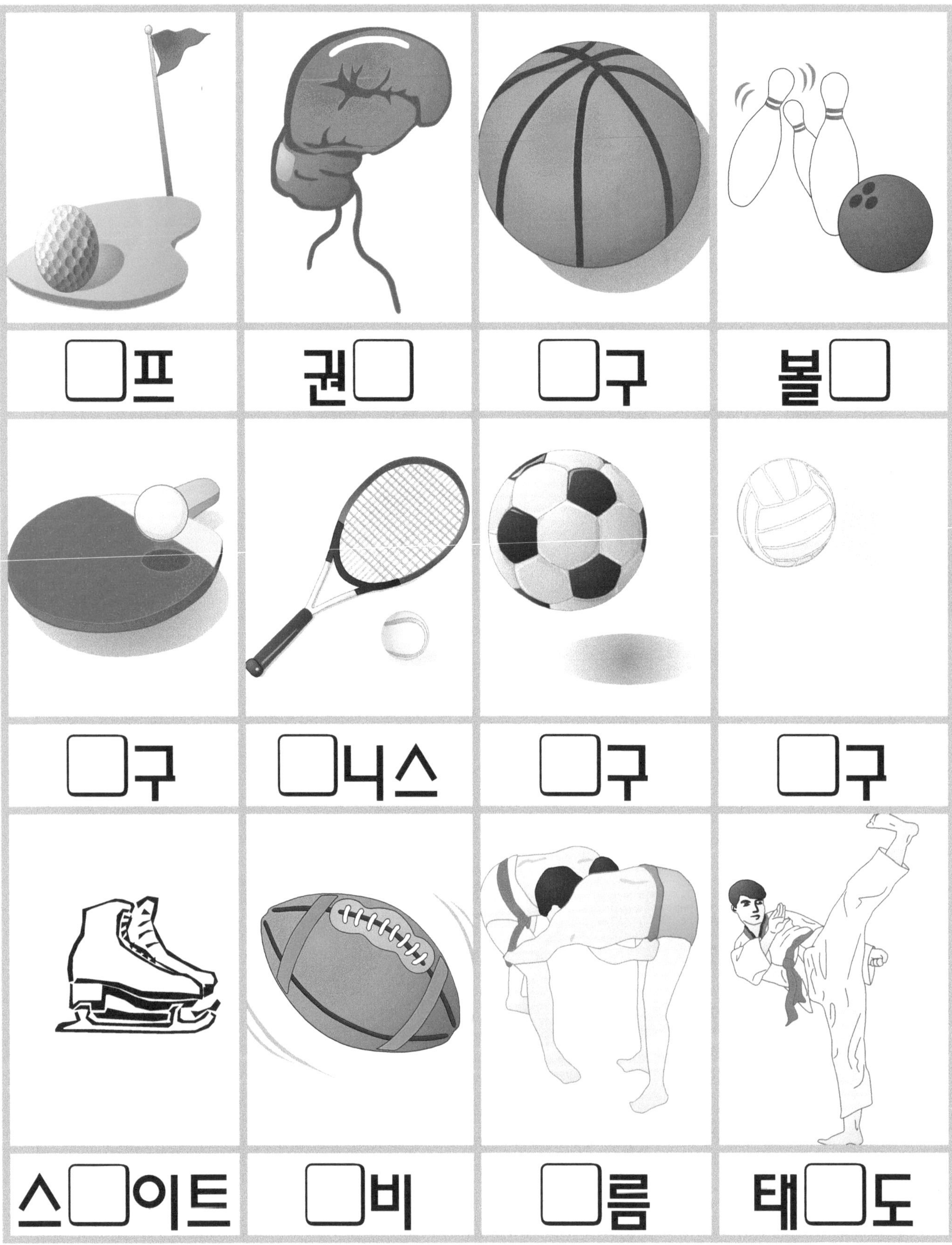

그림에 맞는 단어 빈칸 채우기 2 : 스포츠

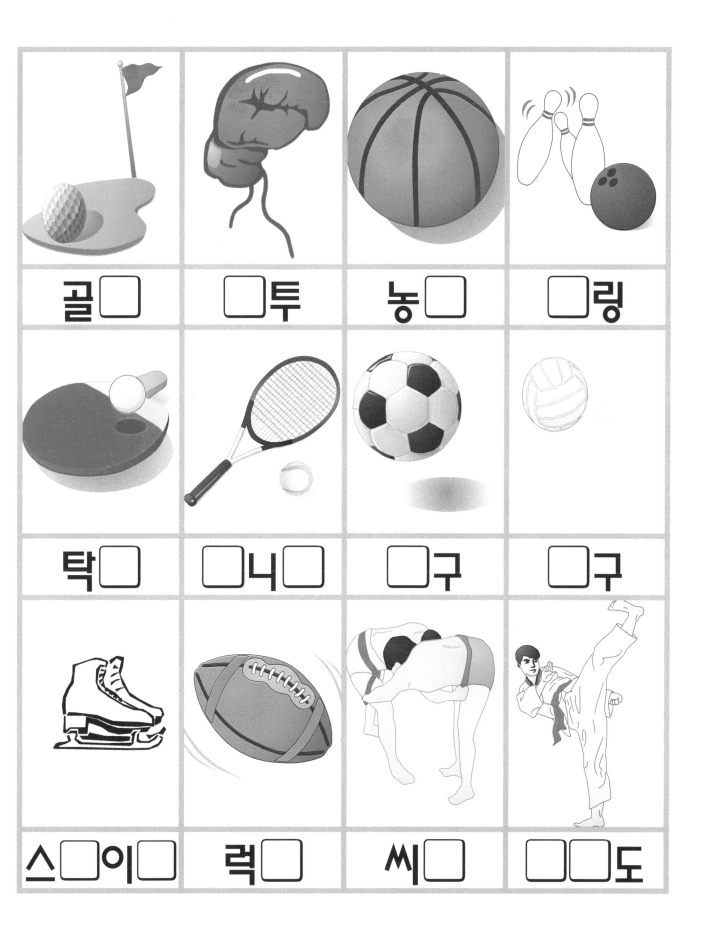

골□	□투	농□	□링
탁□	□니□	□구	□구
스□이□	럭□	씨□	□□도

그림에 맞는 단어 쓰기 1 : 스포츠

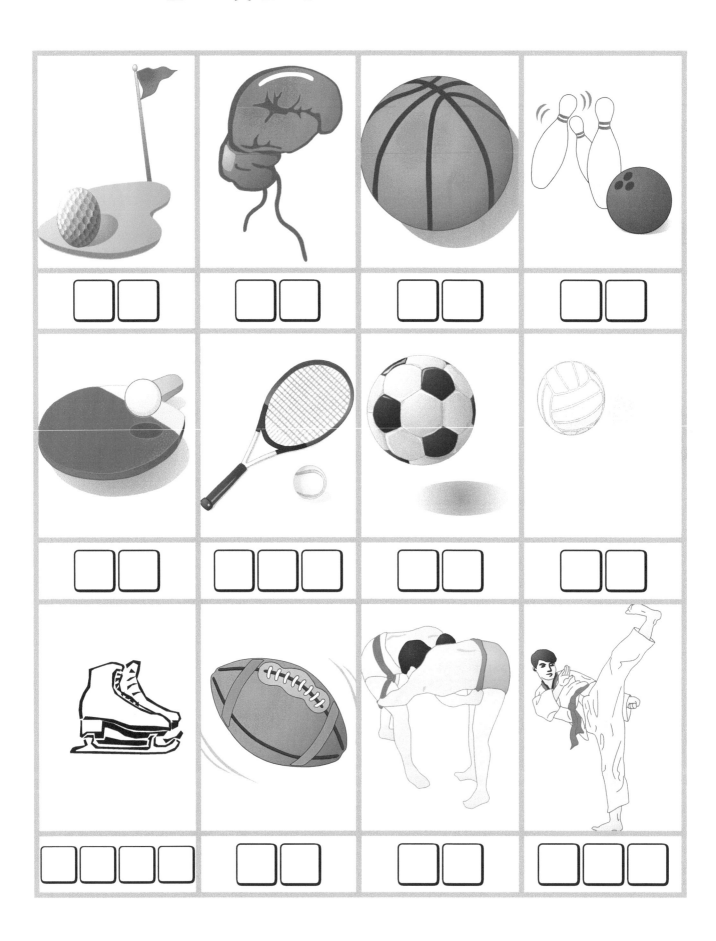

그림에 맞는 단어 쓰기 2 : 스포츠

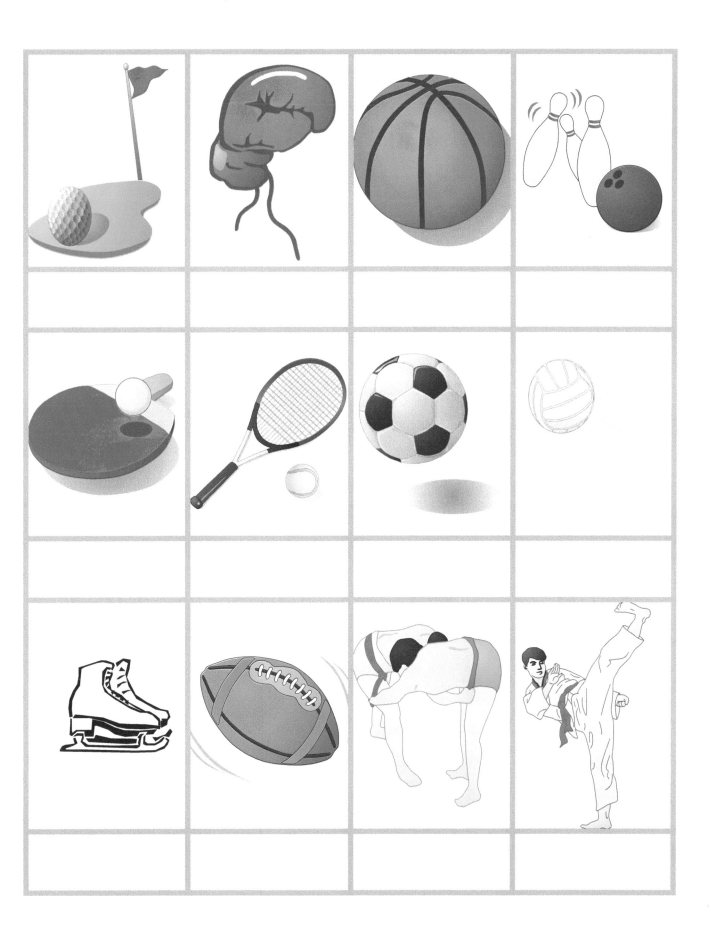

그림에 맞는 단어 외우기 : 곤충

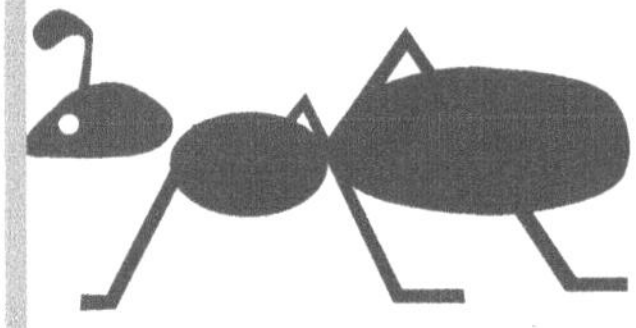 개미	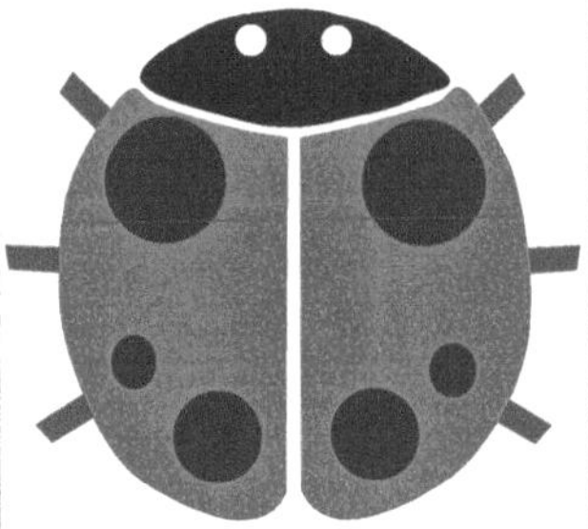 무당벌레	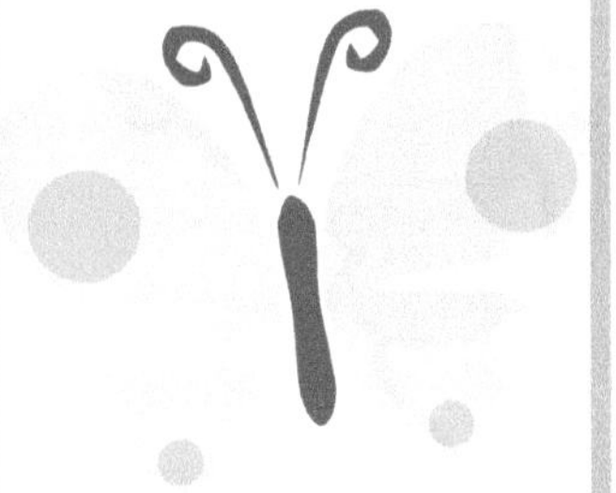 나비	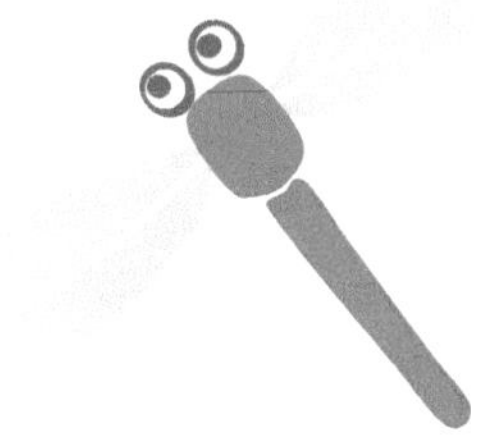 잠자리
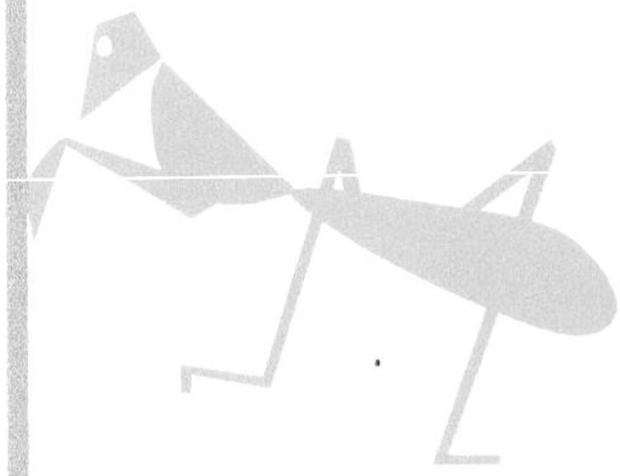 사마귀	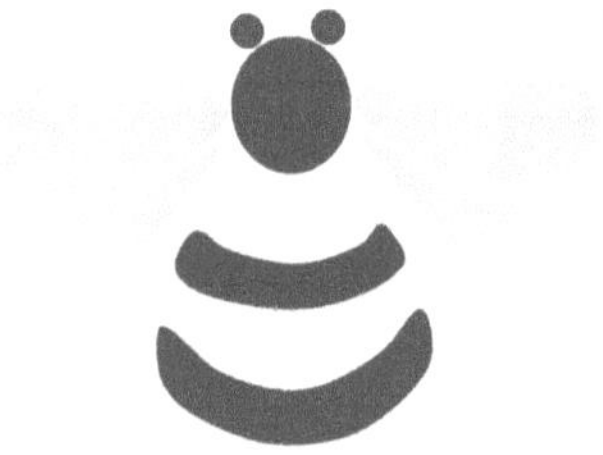 벌	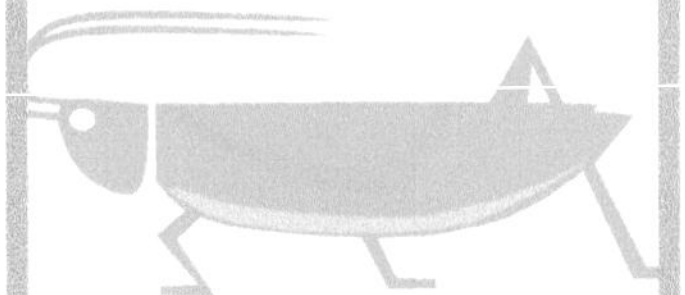 메뚜기	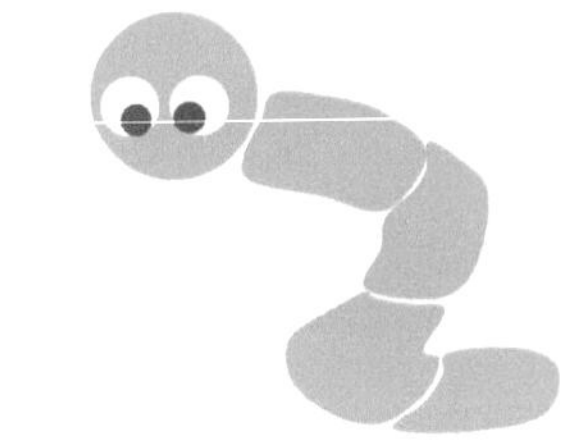 지렁이
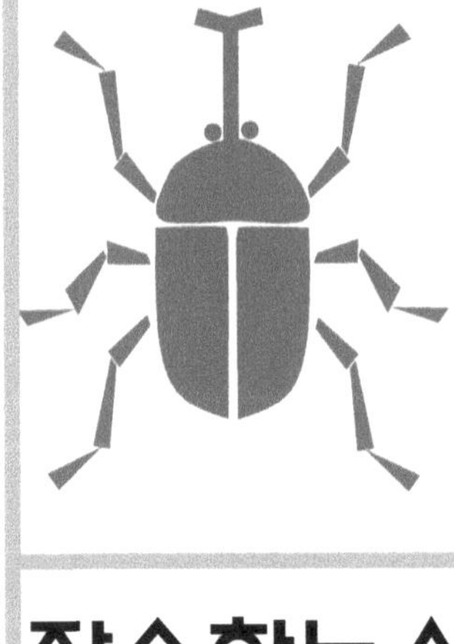 장수하늘소	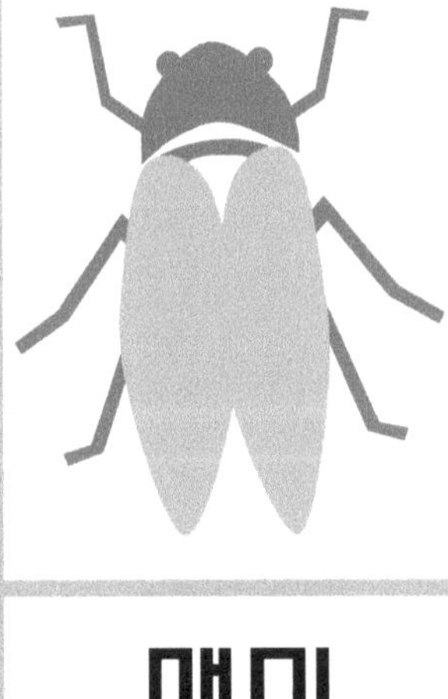 매미	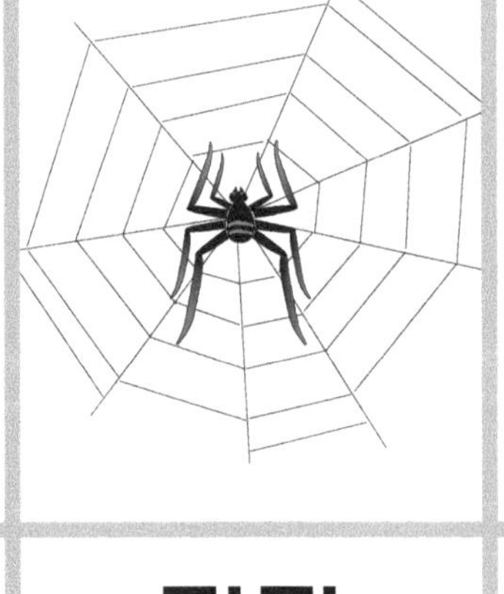 거미	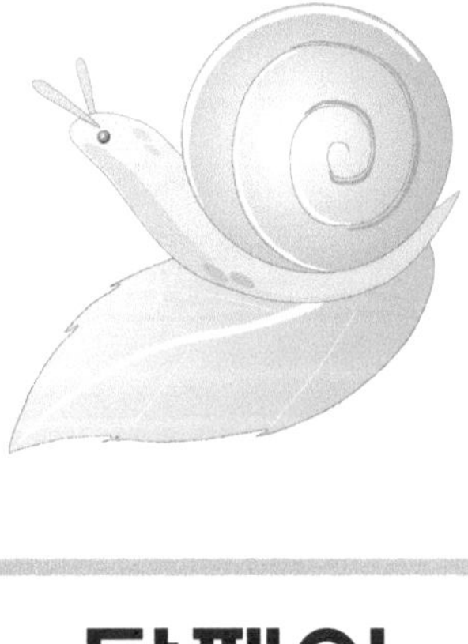 달팽이

그림에 맞는 단어 빈칸 채우기 1 : 곤충

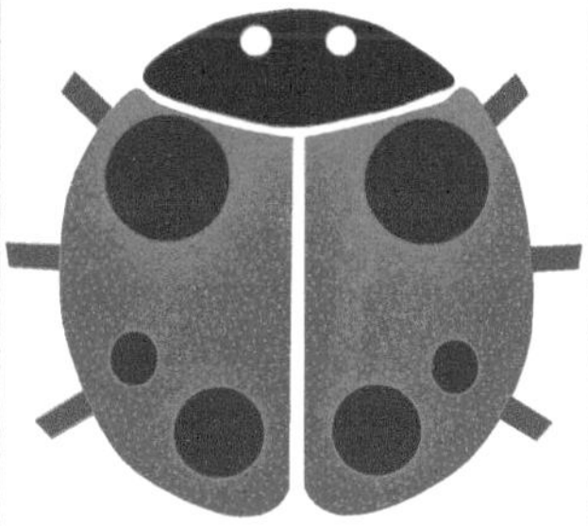

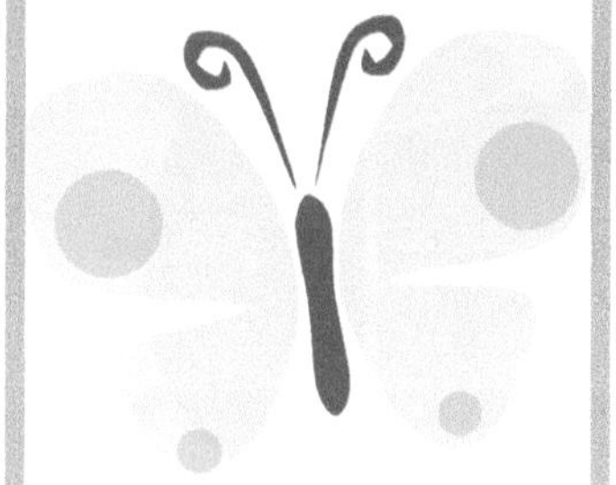

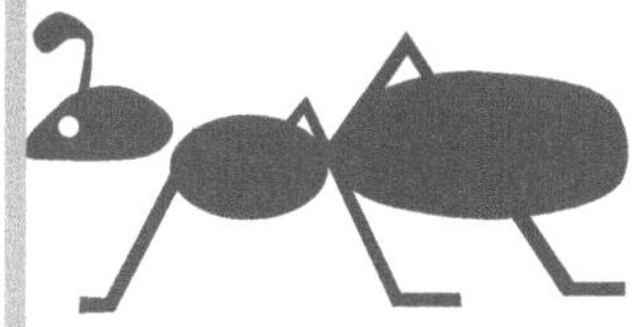

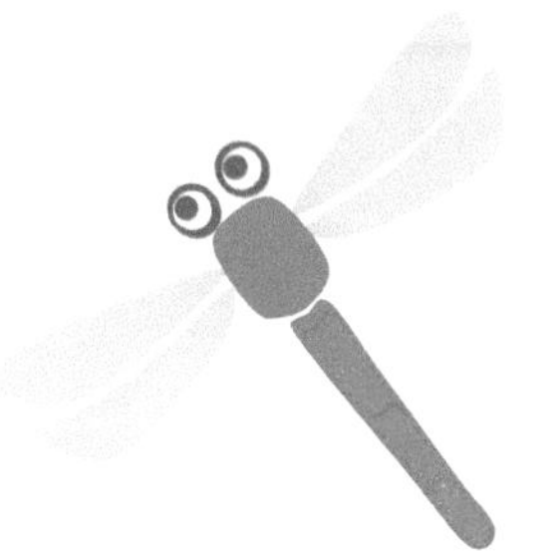

□미	□당벌□	□비	□자리
사마□	□	□뚜기	지□이
장수□늘소	□미	거□	달□이

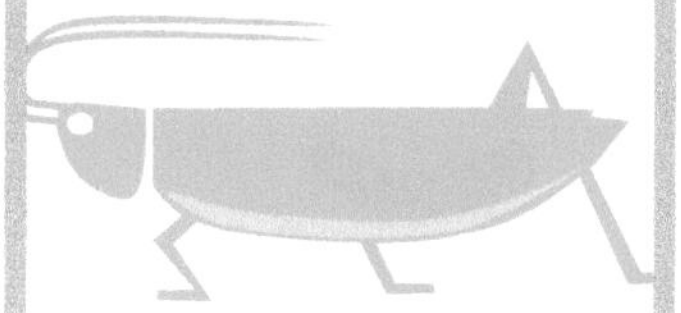

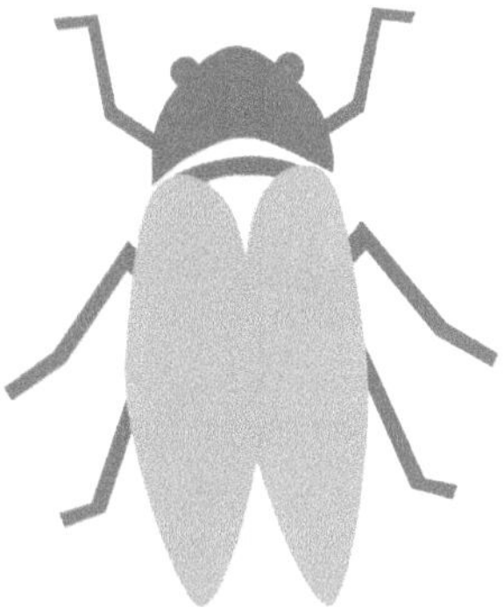

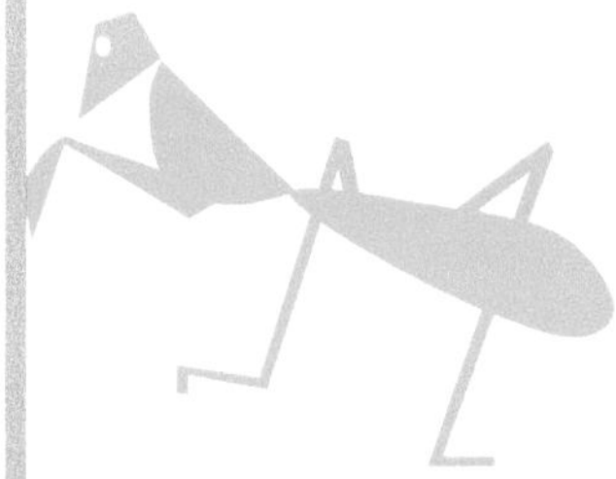

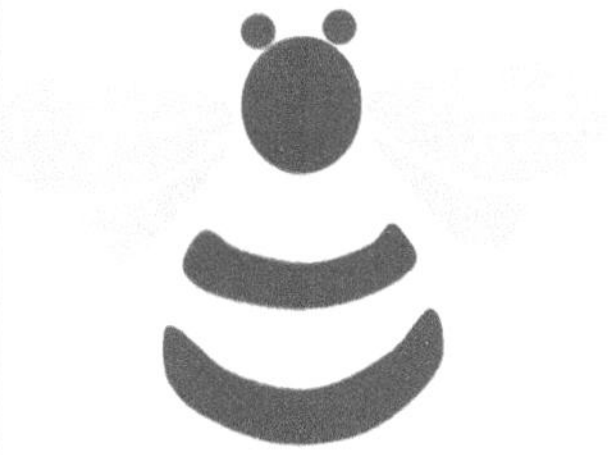

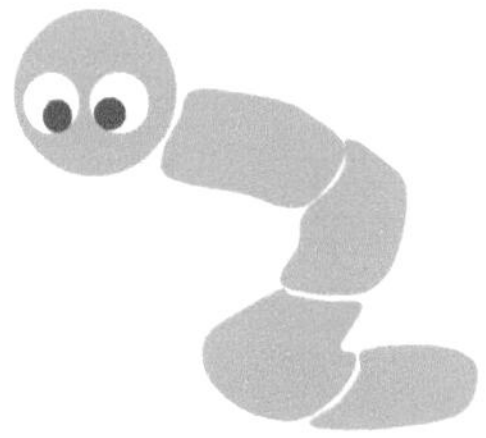

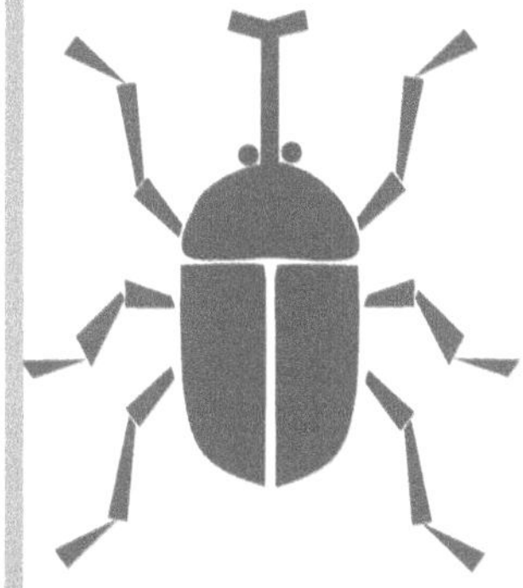

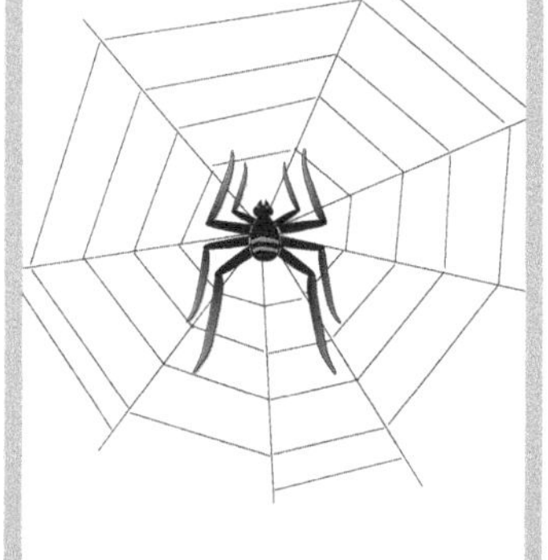

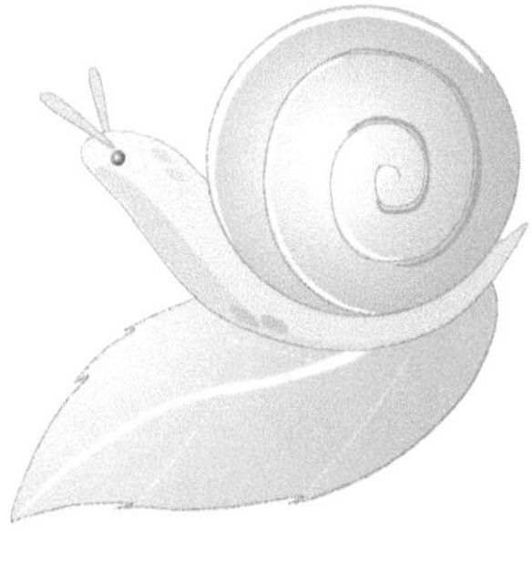

그림에 맞는 단어 빈칸 채우기 2 : 곤충

개□	□□벌레	나□	□□리
□마□	□	□□기	□□이
□수□□소	매□	□미	□□이

그림에 맞는 단어 쓰기 1 : 곤충

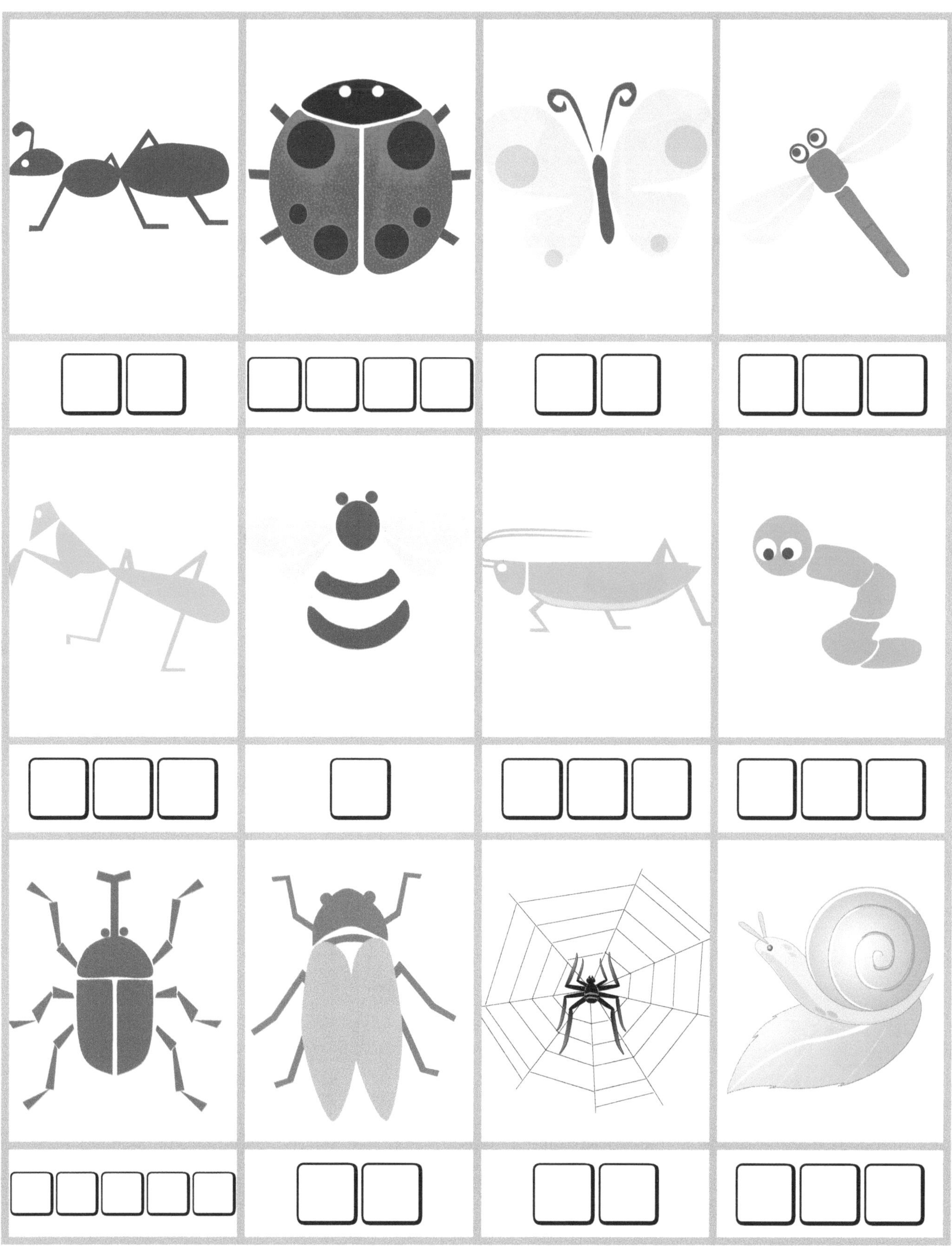

그림에 맞는 단어 쓰기 2 : 곤충

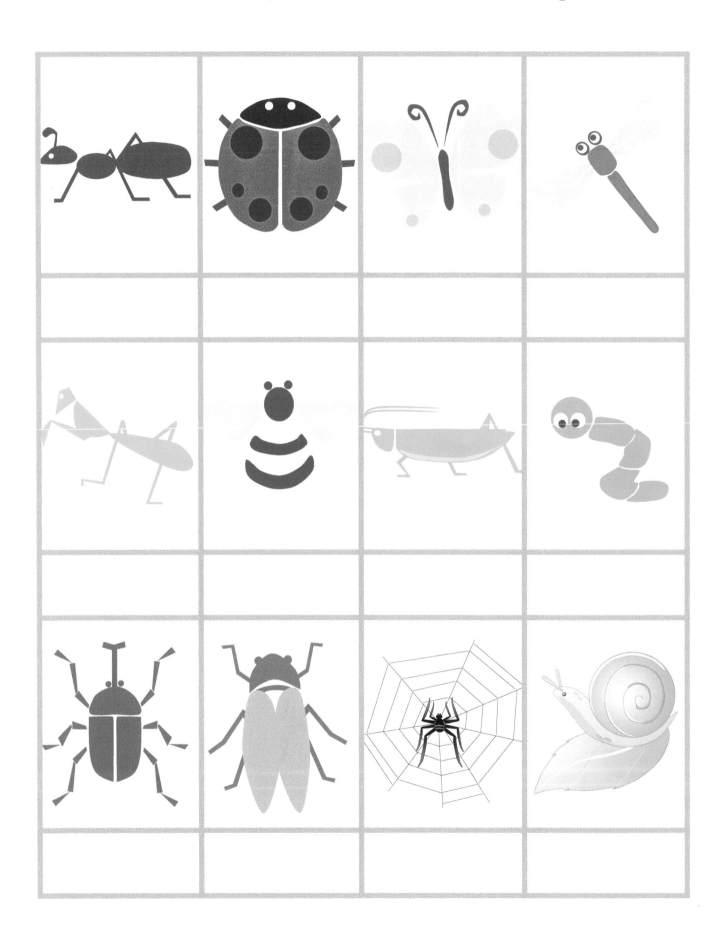

그림에 맞는 단어 외우기 : 물건

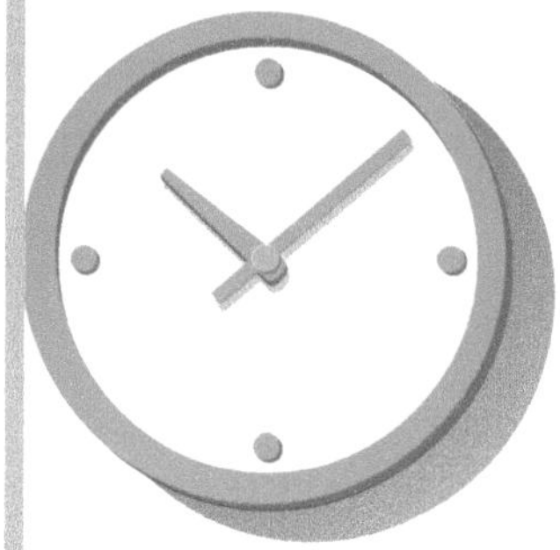 시계	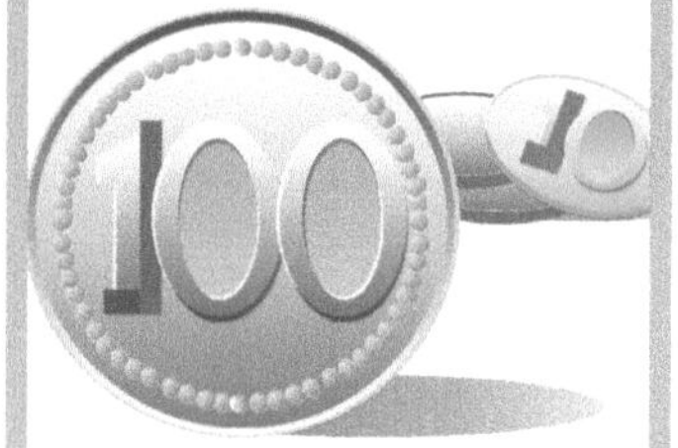 동전	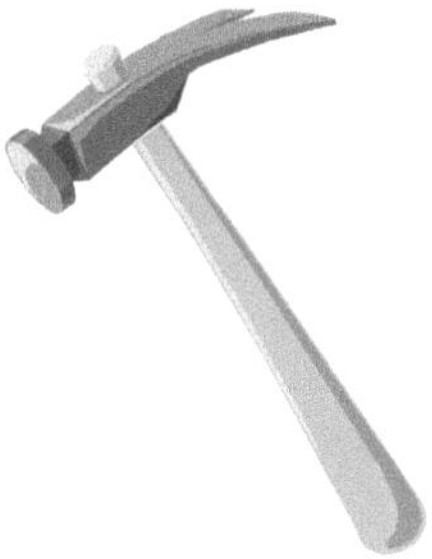 망치	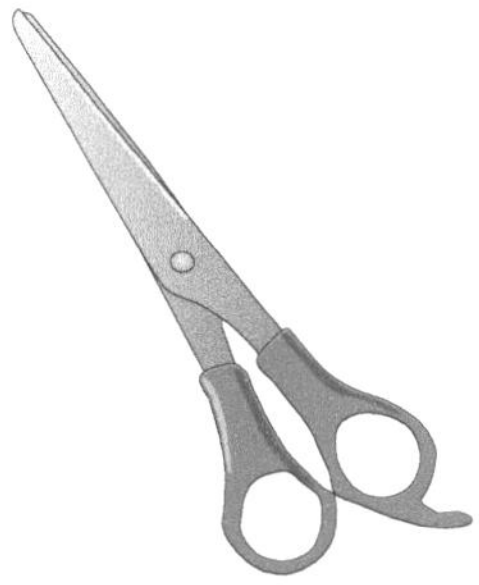 가위
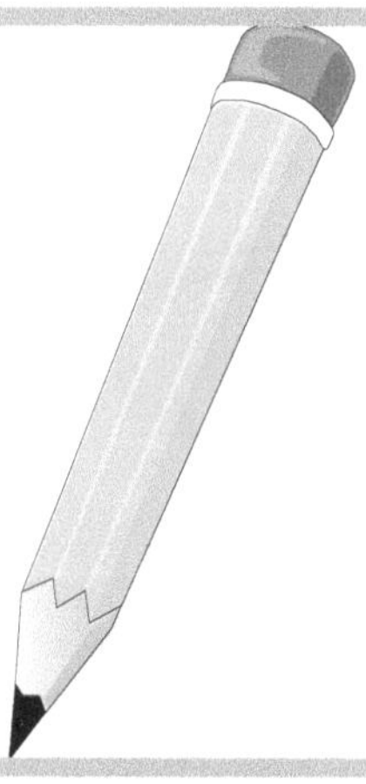 연필	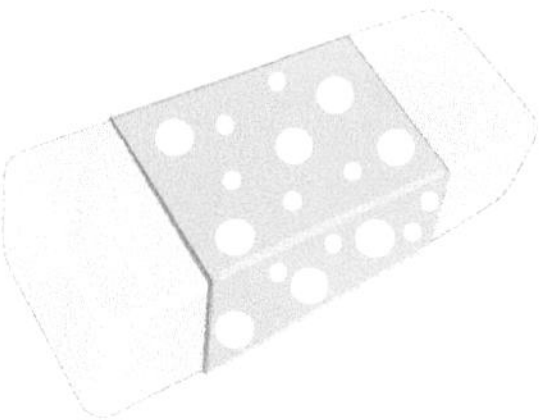 지우개	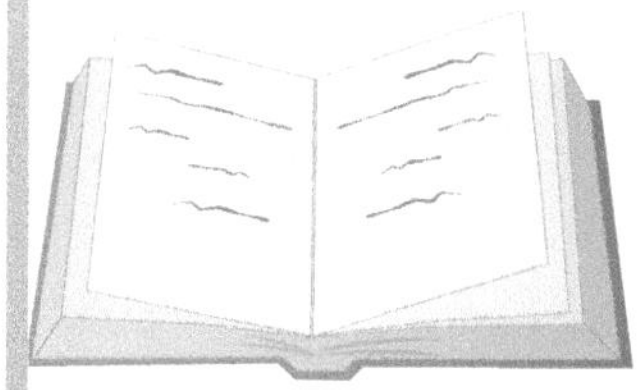 책	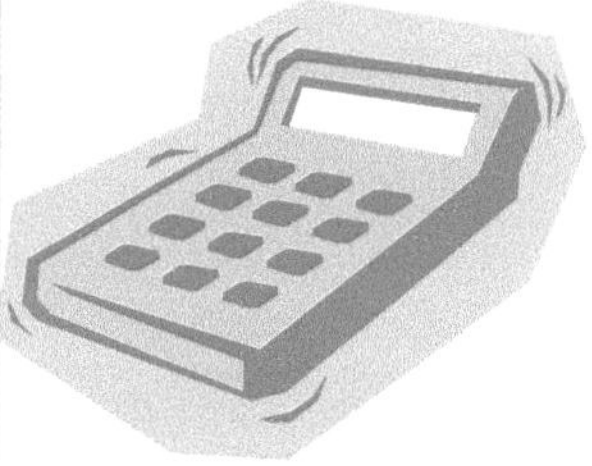 계산기
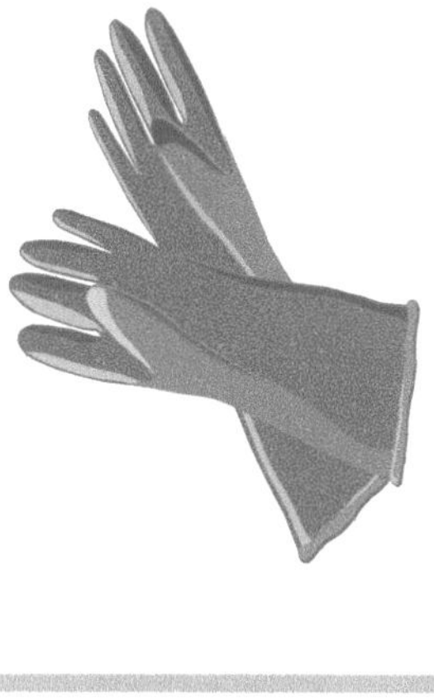 장갑	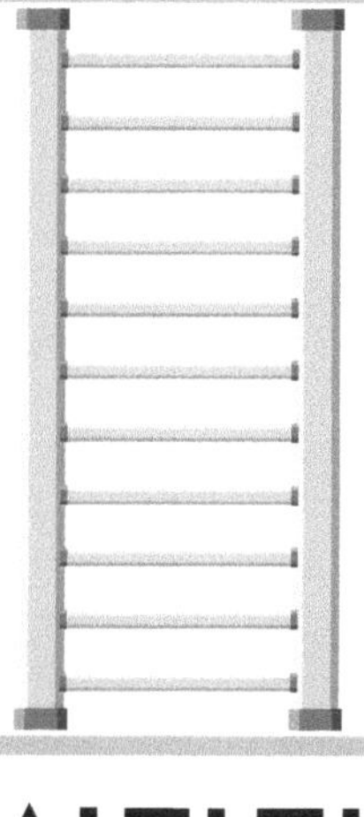 사다리	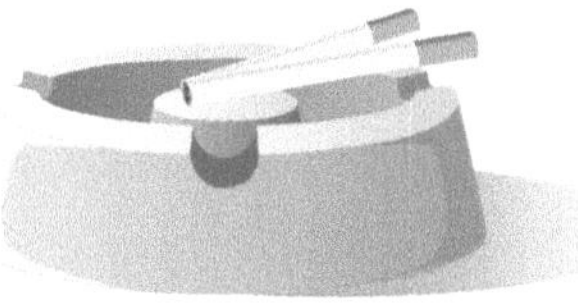 재떨이	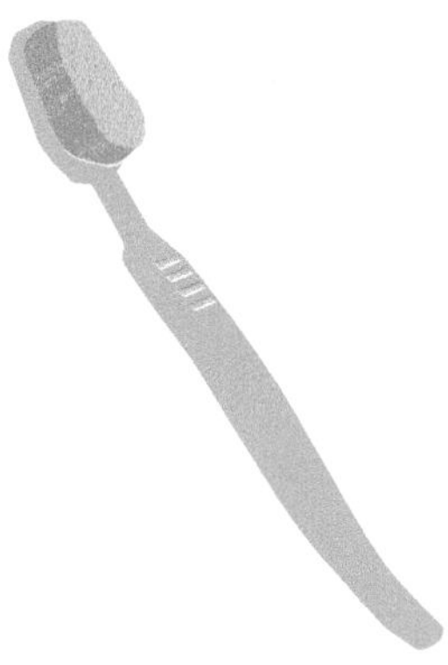 칫솔

그림에 맞는 단어 빈칸 채우기 1 : 물건

시□	□전	□치	□위
연□	지우□	□	□산기
장□	사□리	재□이	칫□

그림에 맞는 단어 빈칸 채우기 2 : 물건

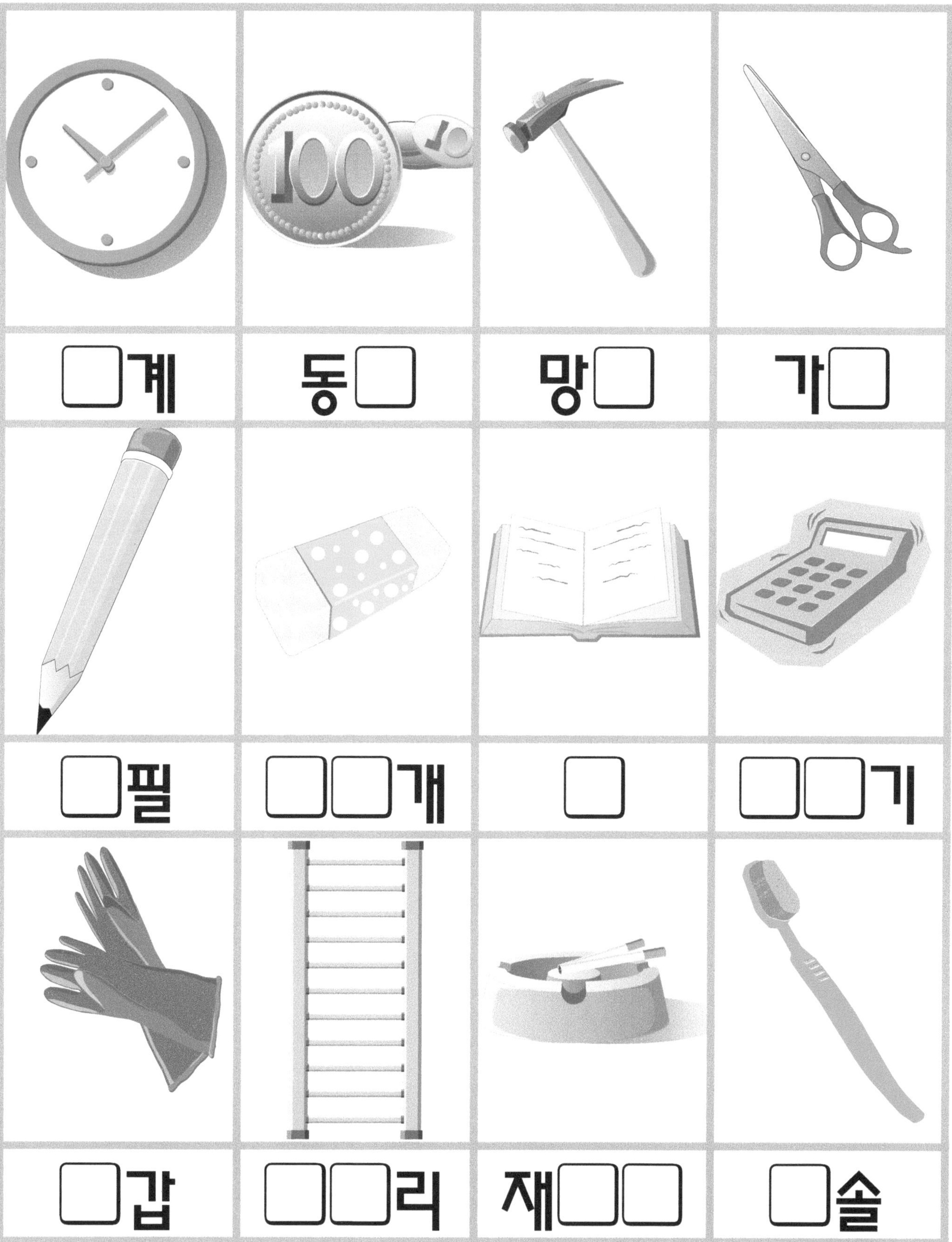

그림에 맞는 단어 쓰기 1 : 물건

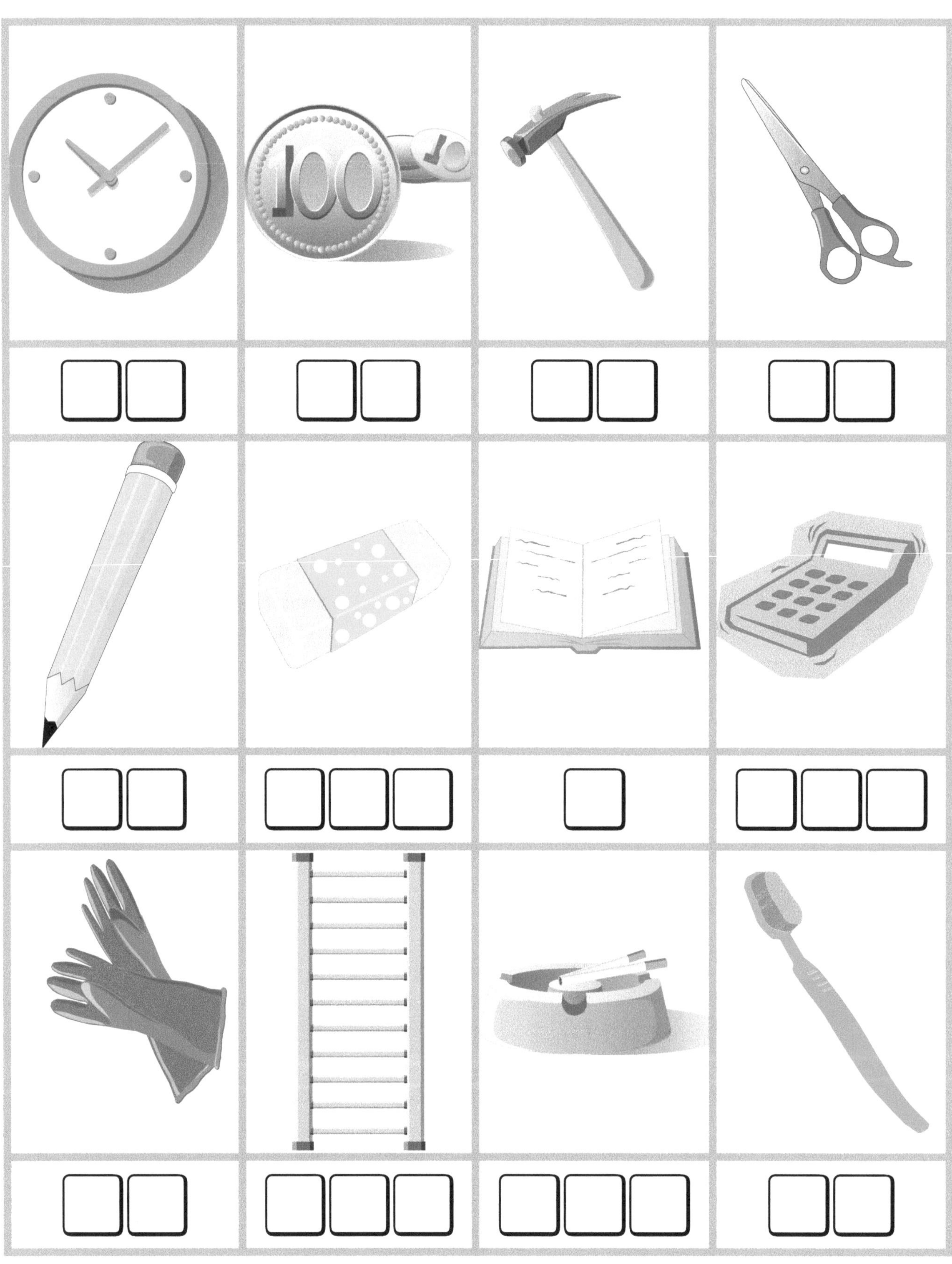

그림에 맞는 단어 쓰기 2 : 물건

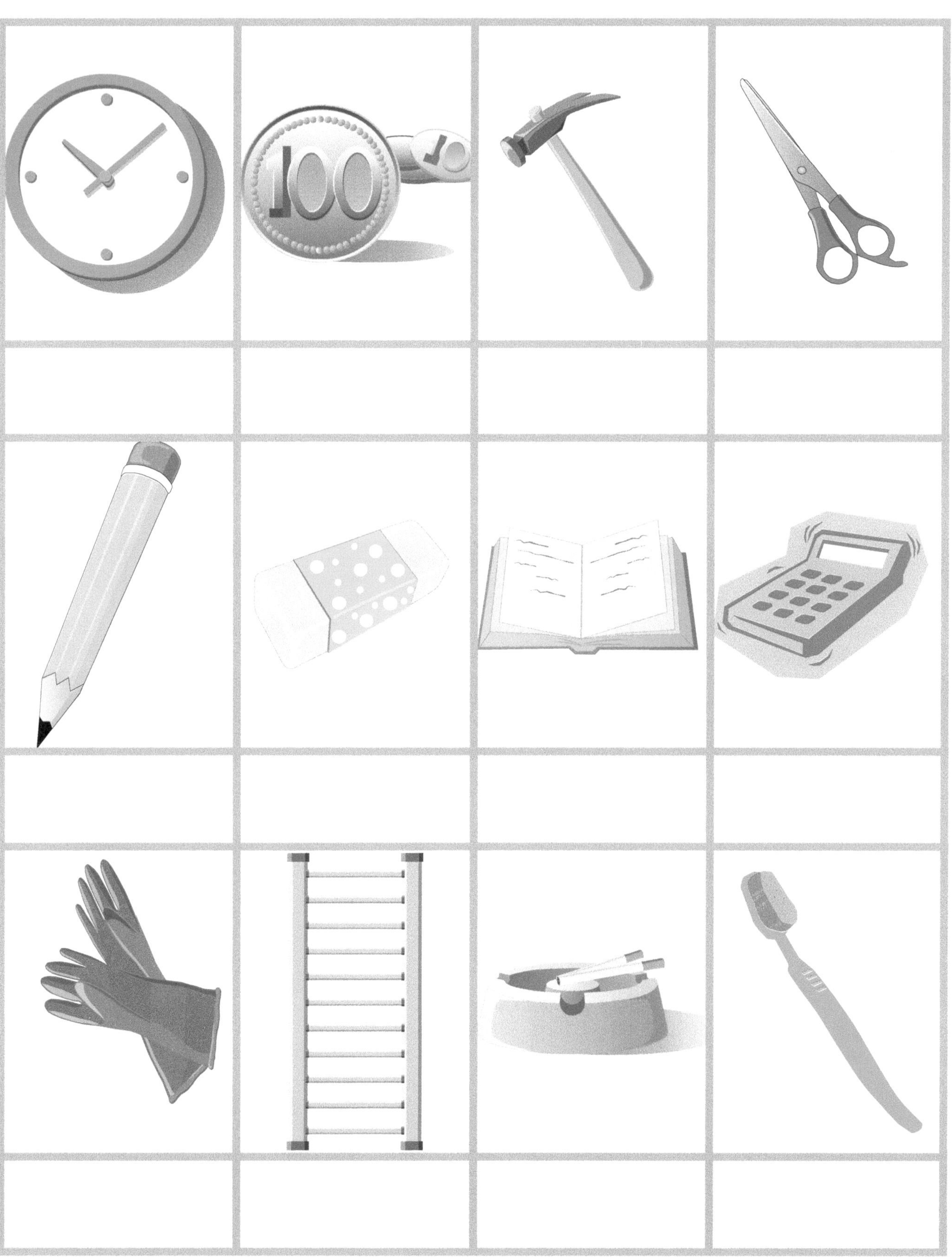

그림에 맞는 단어 외우기 : 식물

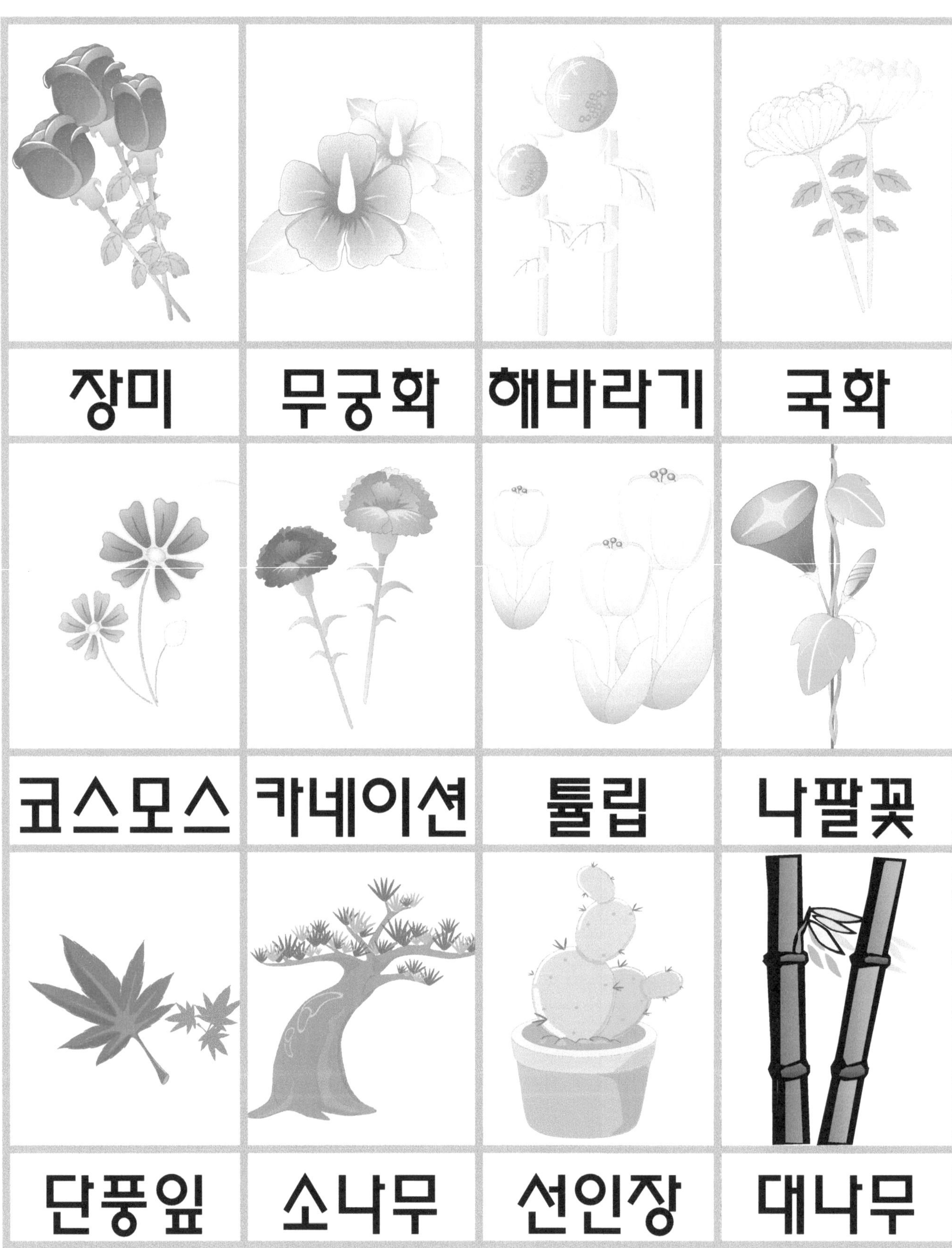

그림에 맞는 단어 빈칸 채우기 1 : 식물

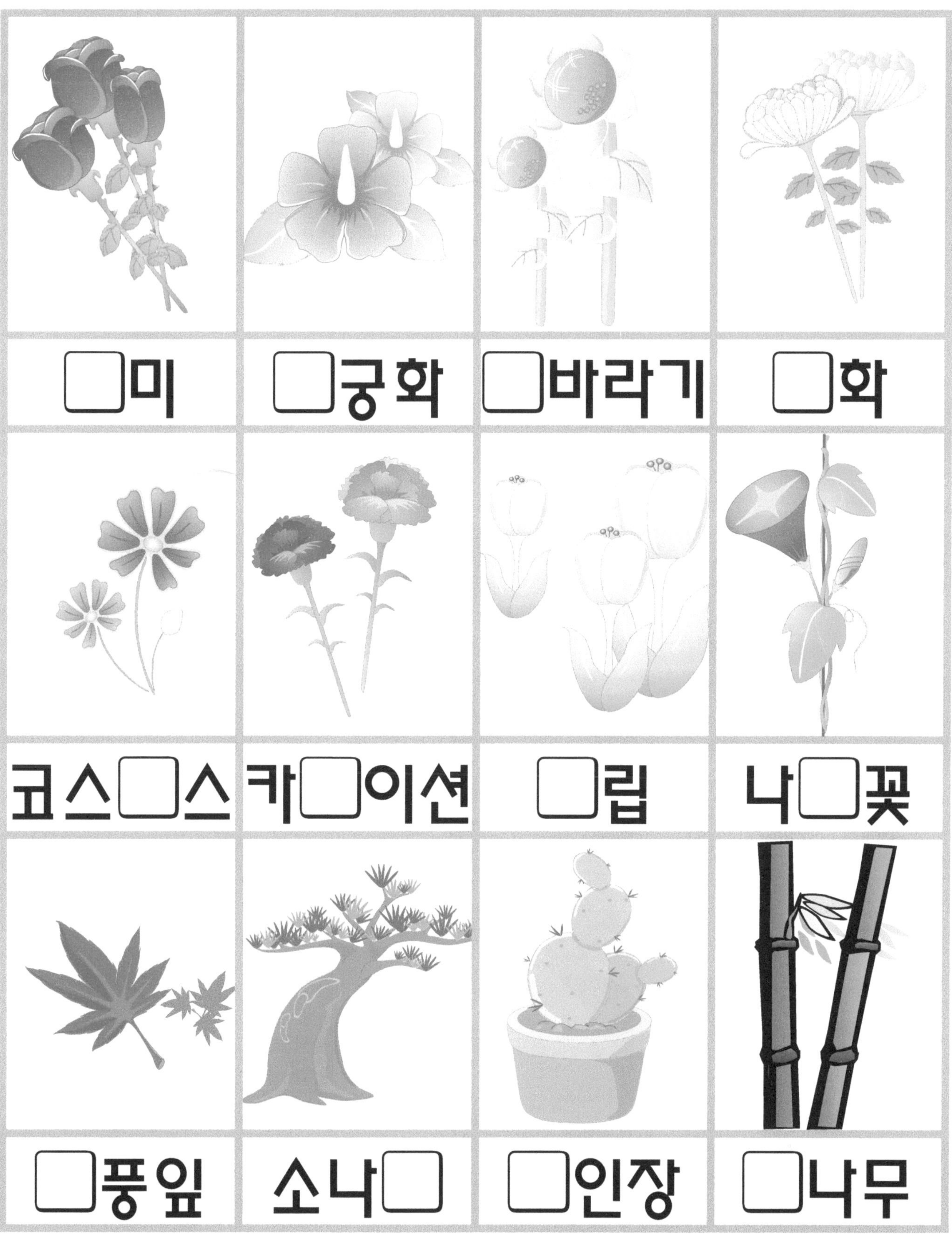

그림에 맞는 단어 빈칸 채우기 2 : 식물

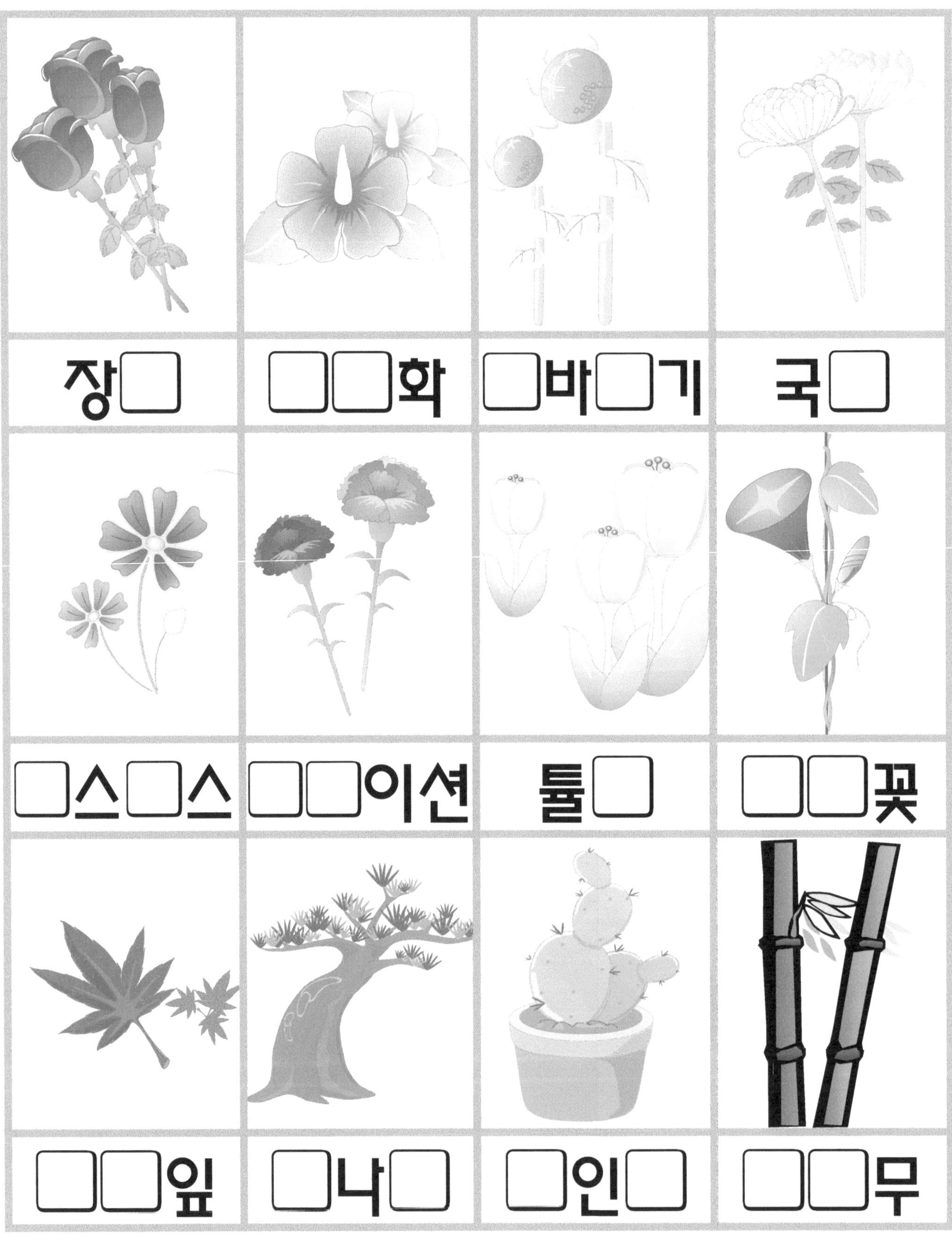

그림에 맞는 단어 쓰기 1 : 식물

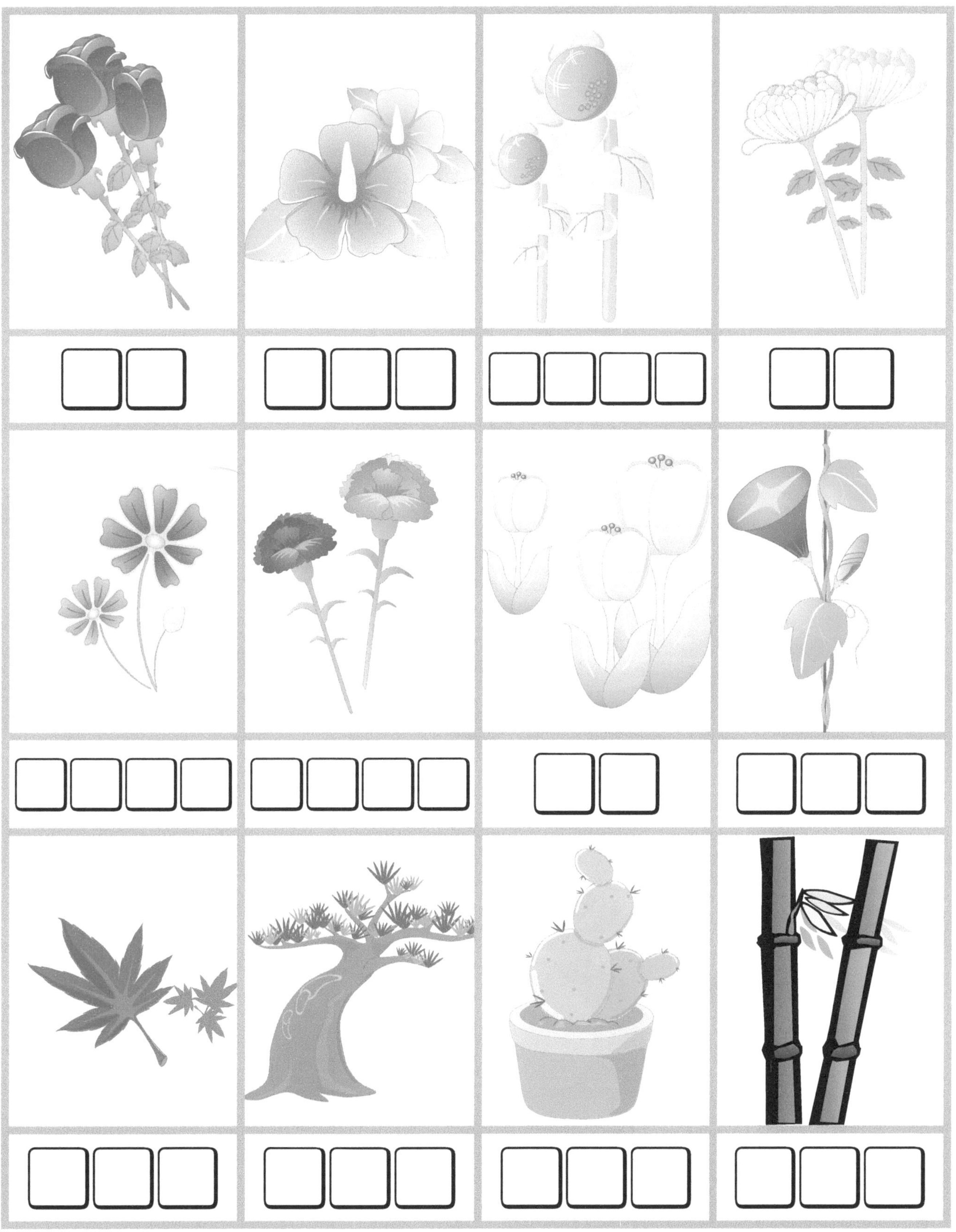

그림에 맞는 단어 쓰기 2 : 식물

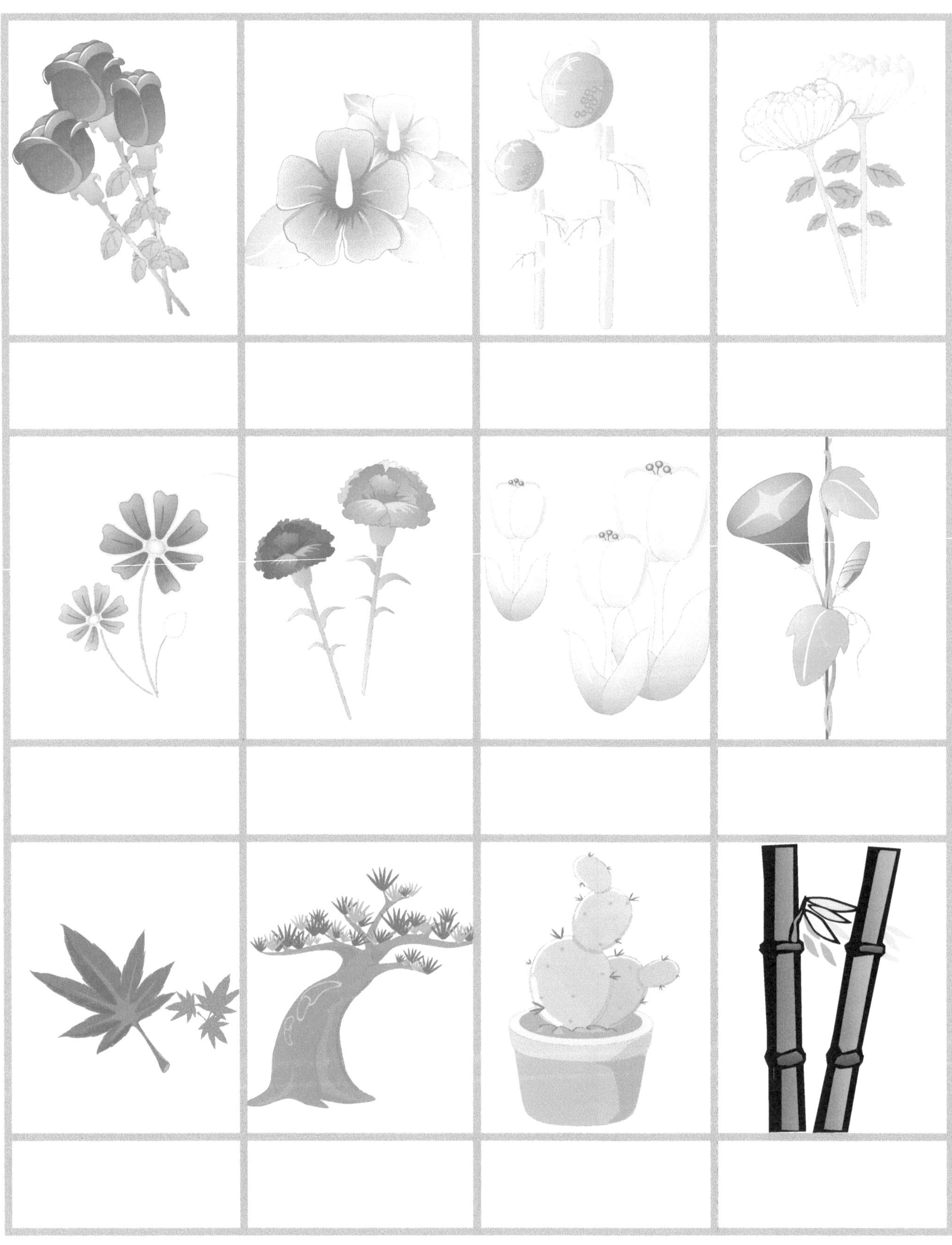

그림에 맞는 단어 외우기 : 전자제품

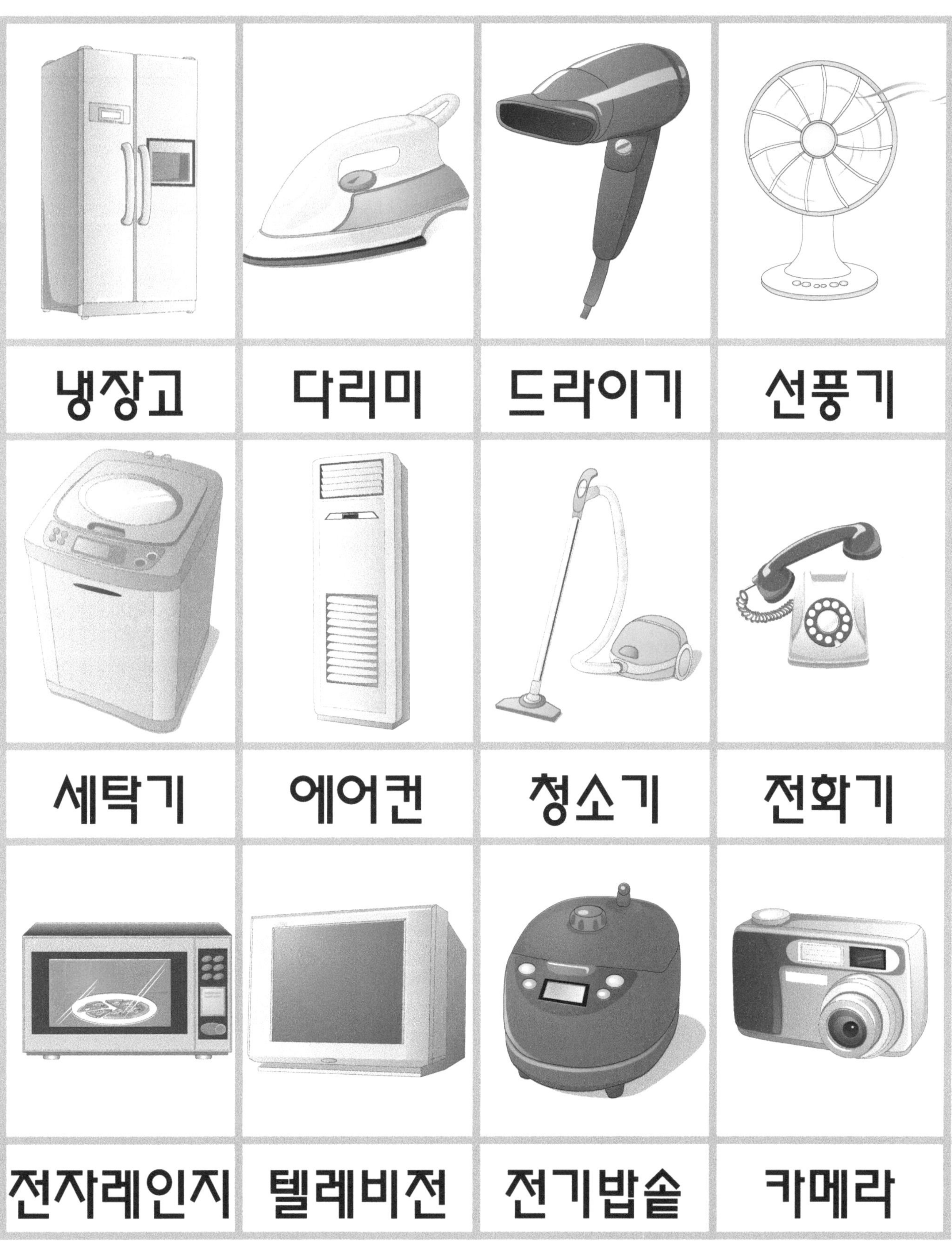

그림에 맞는 단어 빈칸 채우기 1 : 전자제품

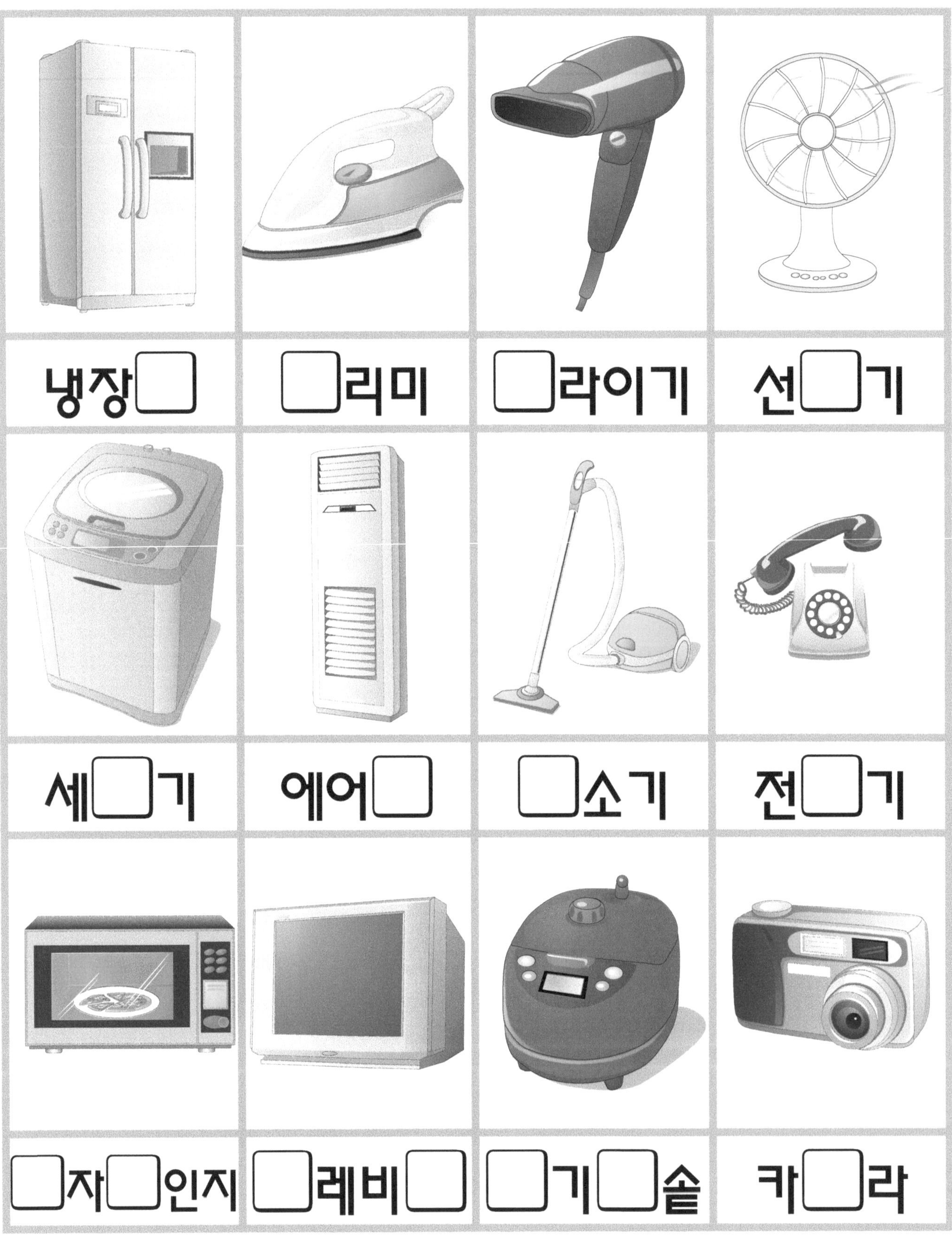

그림에 맞는 단어 빈칸 채우기 2 : 전자제품

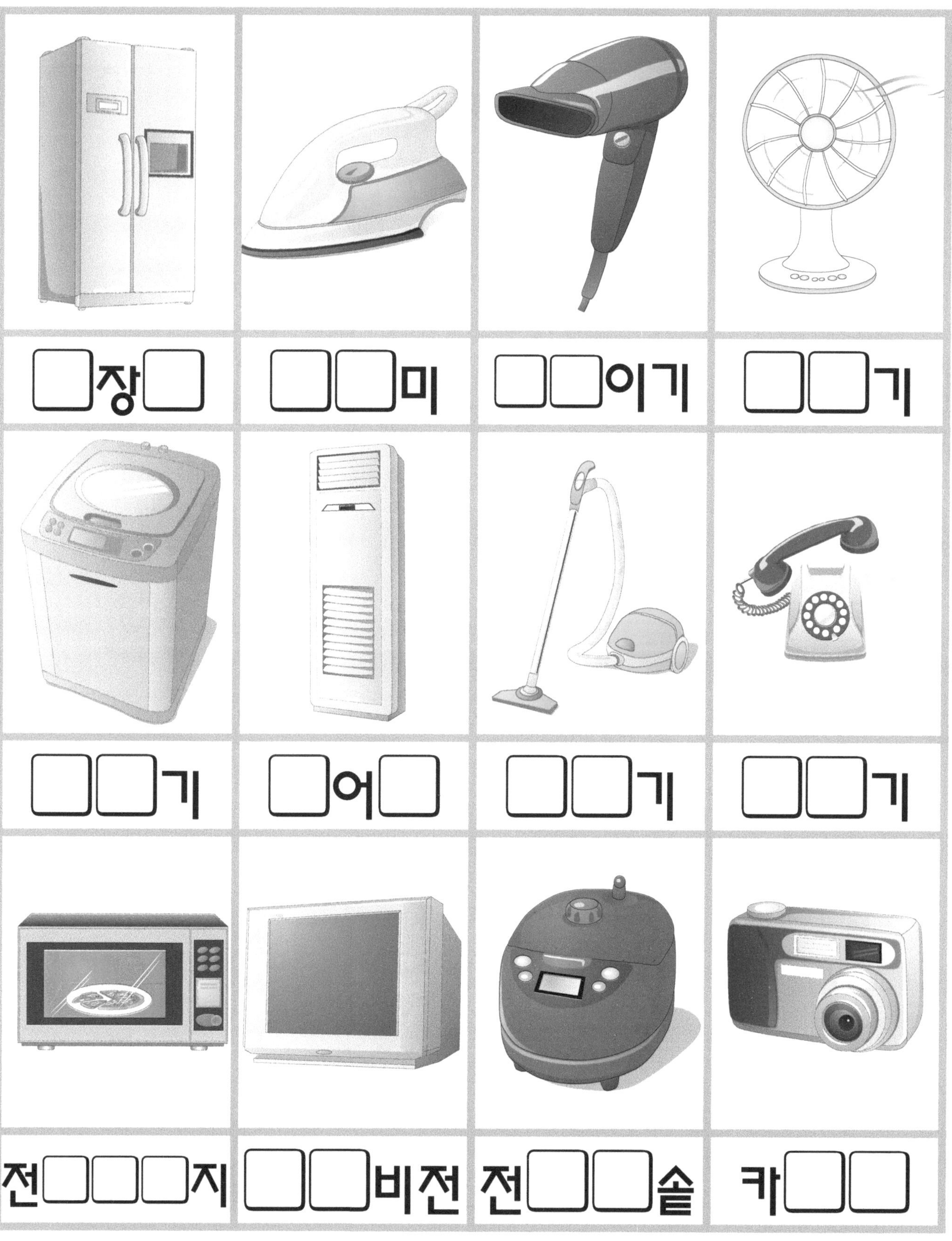

그림에 맞는 단어 쓰기 1 : 전자제품

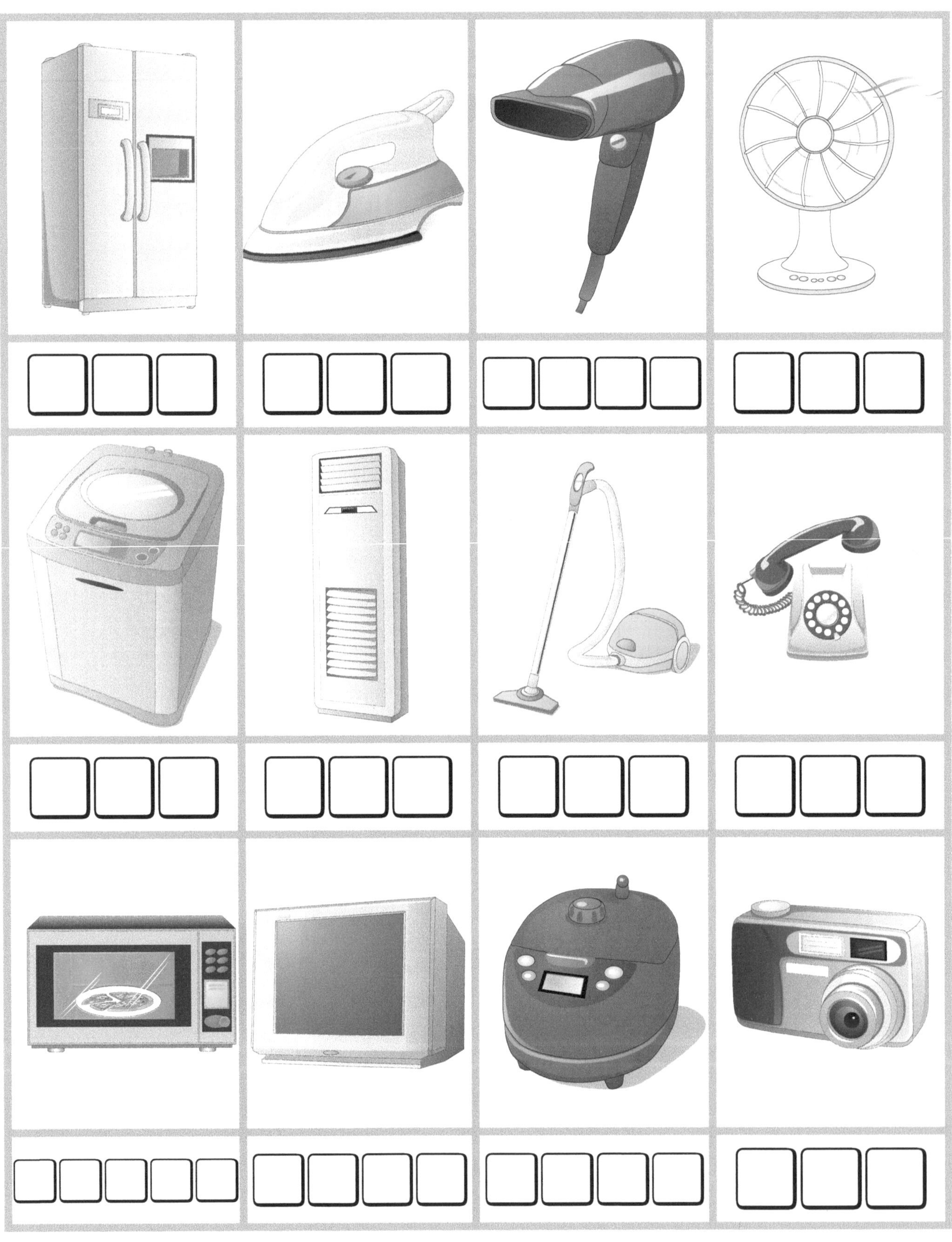

그림에 맞는 단어 쓰기 2 : 전자제품

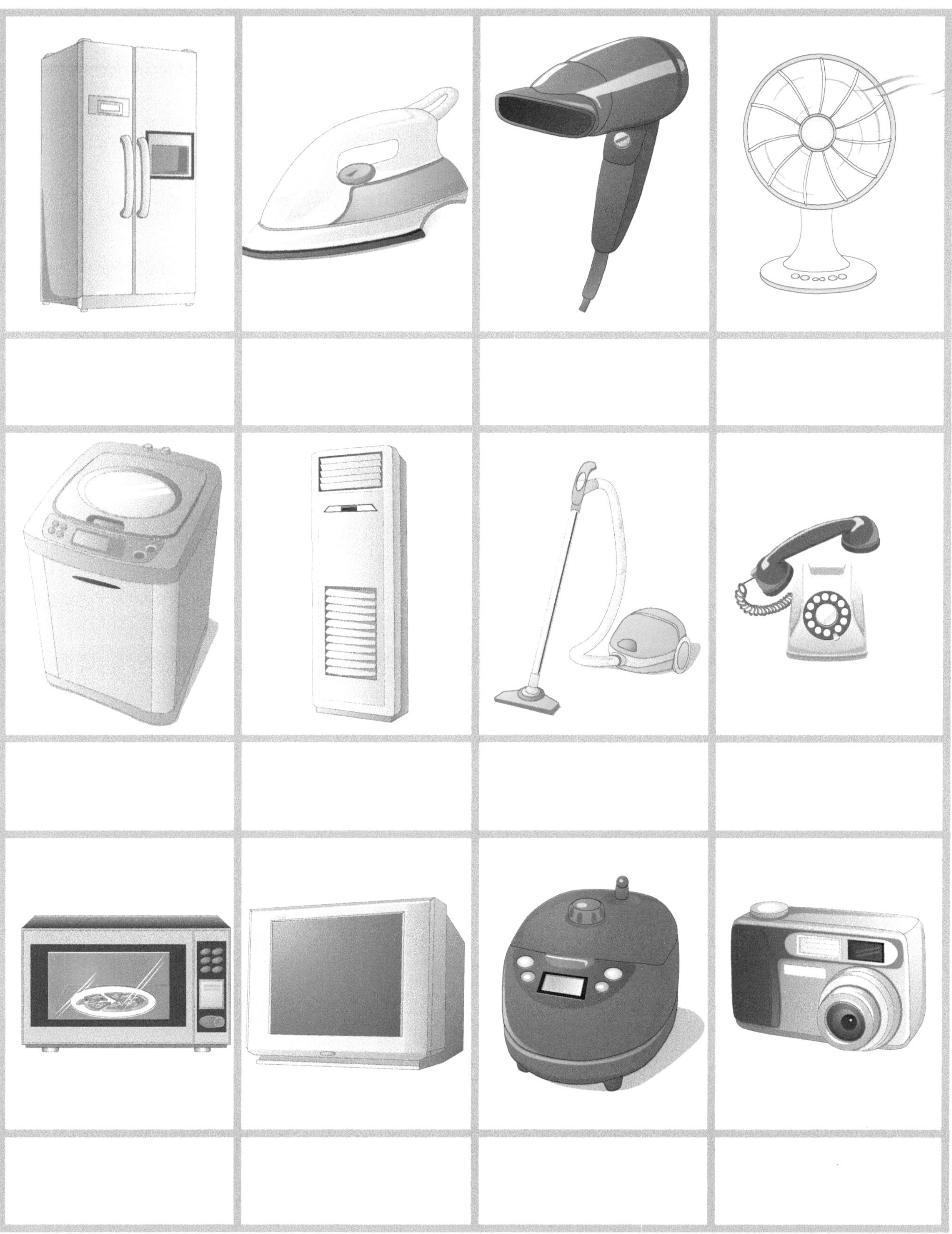

인지기능 훈련과제

시지각 & 편측무시

글 읽기

◈ 문장의 첫 글자는 빨간색입니다. 빨간색 글씨가 보일 때까지 시선을 왼쪽으로 옮겨서 글 전체를 읽으세요.

꽃 한 송이를 피워 내는 데도

과정이 필요하다. 흙을 일구고

씨를 뿌리고 거름을 주는 것처럼

절대적인 시간이 필요하고

순서도 중요하다.

그러니 눈앞에 결과가 없다고,

조급해하지 않아도 괜찮다.

열심히 준비하면 기회는 찾아온다.

버텼던 순간들이 훗날 큰 의미가

되어줄 것이다.

글 읽기

◈ 글의 가장 왼쪽에 빨간색 선이 있습니다. 빨간색 선이 보일 때까지 시선을 왼쪽으로 옮겨서 글 전체를 읽으세요.

죽는 날까지 하늘을 우러러
한 점 부끄럼 없기를
잎새에 이는 바람에도
나는 괴로워했다.
별을 노래하는 마음으로
모든 죽어가는 것을 사랑해야지
그리고 나에게 주어진 길을
걸어가야겠다.
오늘 밤에도 별이 바람에 스치운다.

서시, 윤동주

시계 그리기 1

◈ 부족한 바늘과 숫자를 채워 넣어 시계를 완성하세요.

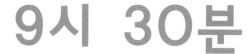

9시 30분

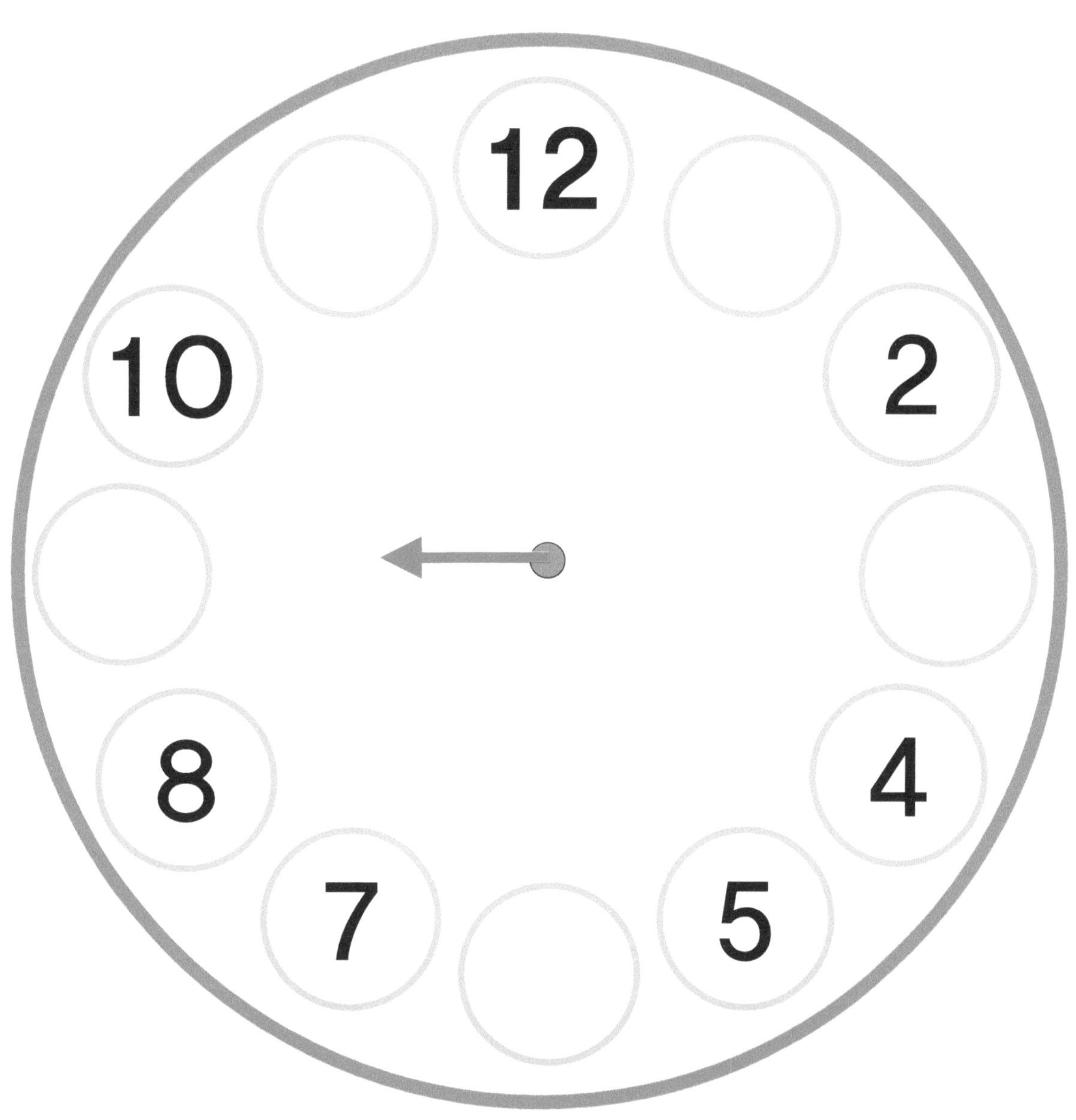

시계 그리기 2

◈ 부족한 바늘과 숫자를 채워 넣어 시계를 완성하세요.

2시 45분

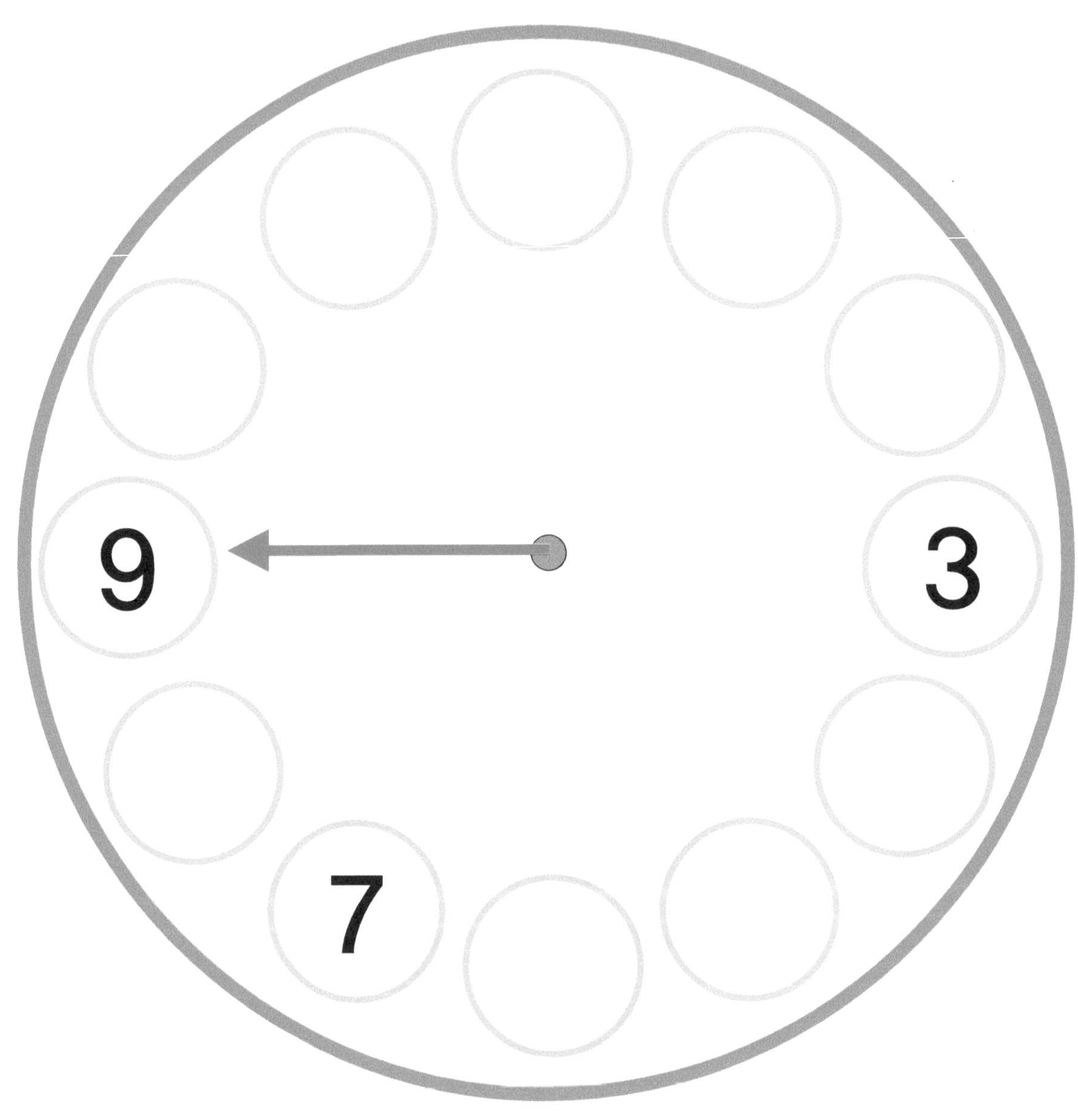

네모에 표시하기 1

◈ 네모 속에 V 표시를 빠짐없이 그려 넣으세요.

□ □ □

□ □

□ □ □ □

□ □ □ □

네모에 표시하기 2

◈ 네모 속에 V 표시를 빠짐없이 그려 넣으세요.

같은 그림 그리기

◈ 왼쪽에 제시된 그림과 똑같이 오른쪽에 그리세요.

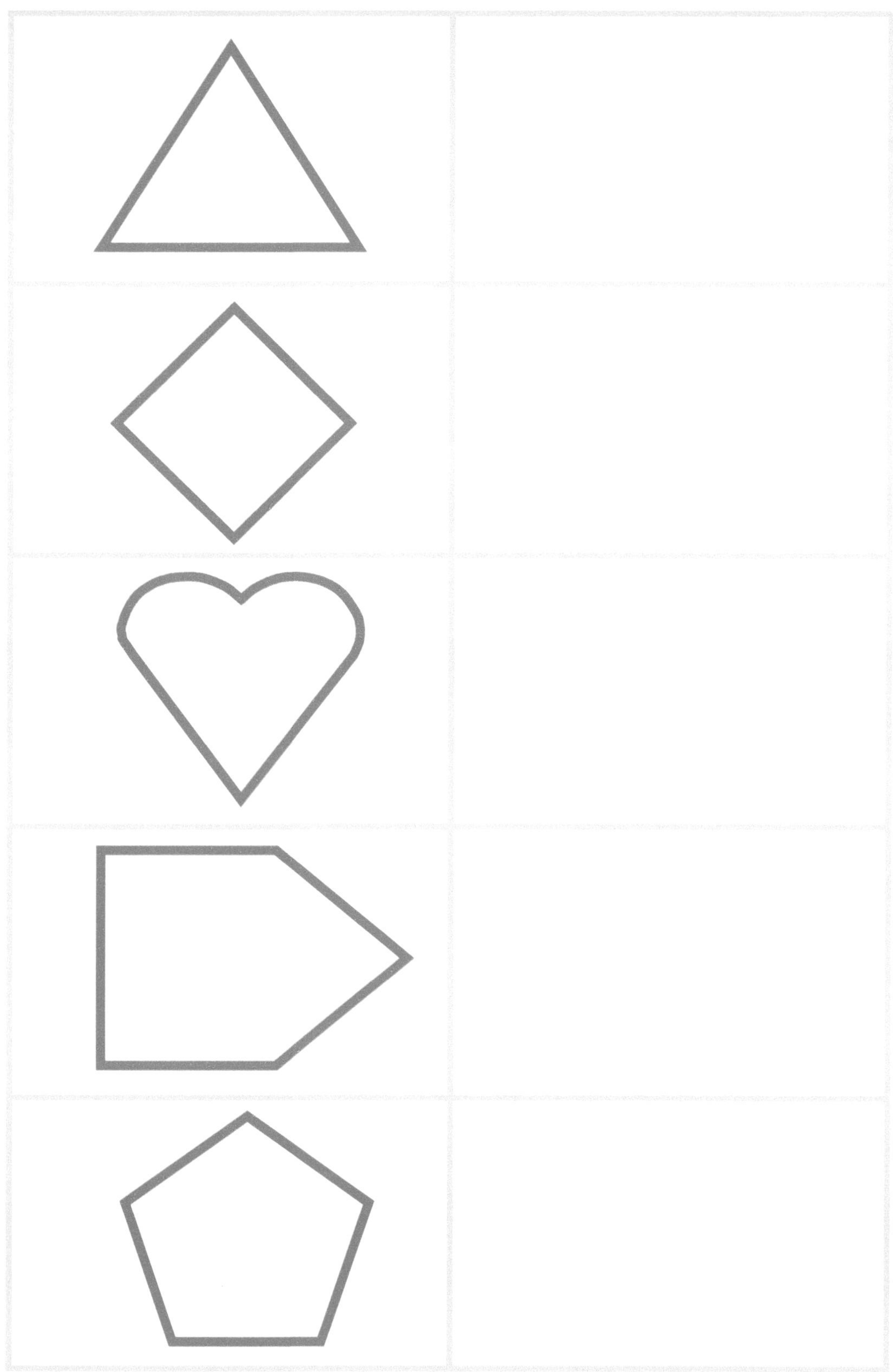

같은 그림 그리기

◈ 왼쪽에 제시된 그림과 똑같이 오른쪽에 그리세요.

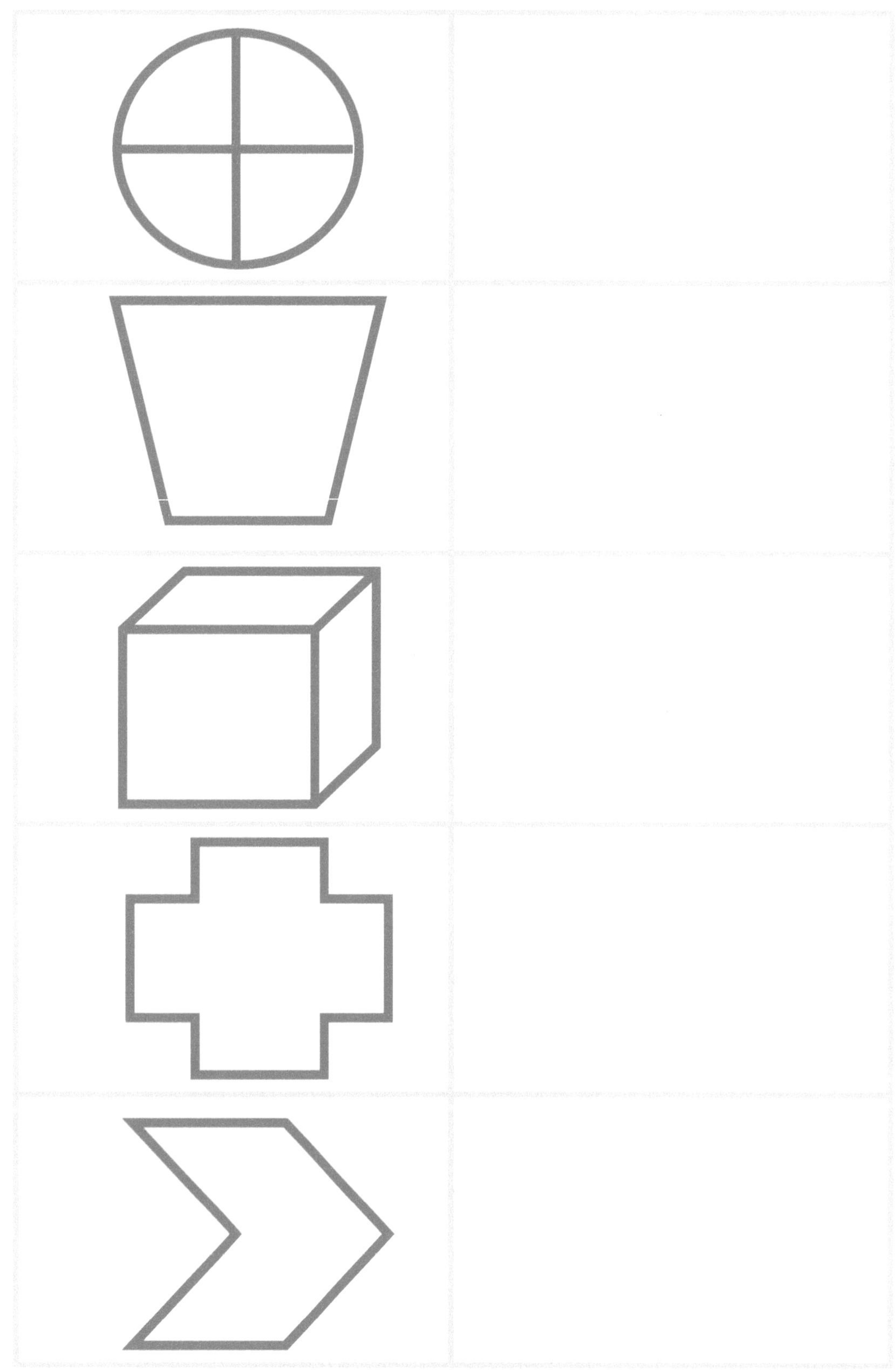

선의 가운데 찾기

◈ **다음 제시된 선의 가운데를 찾아 자르듯이 그어주세요.**

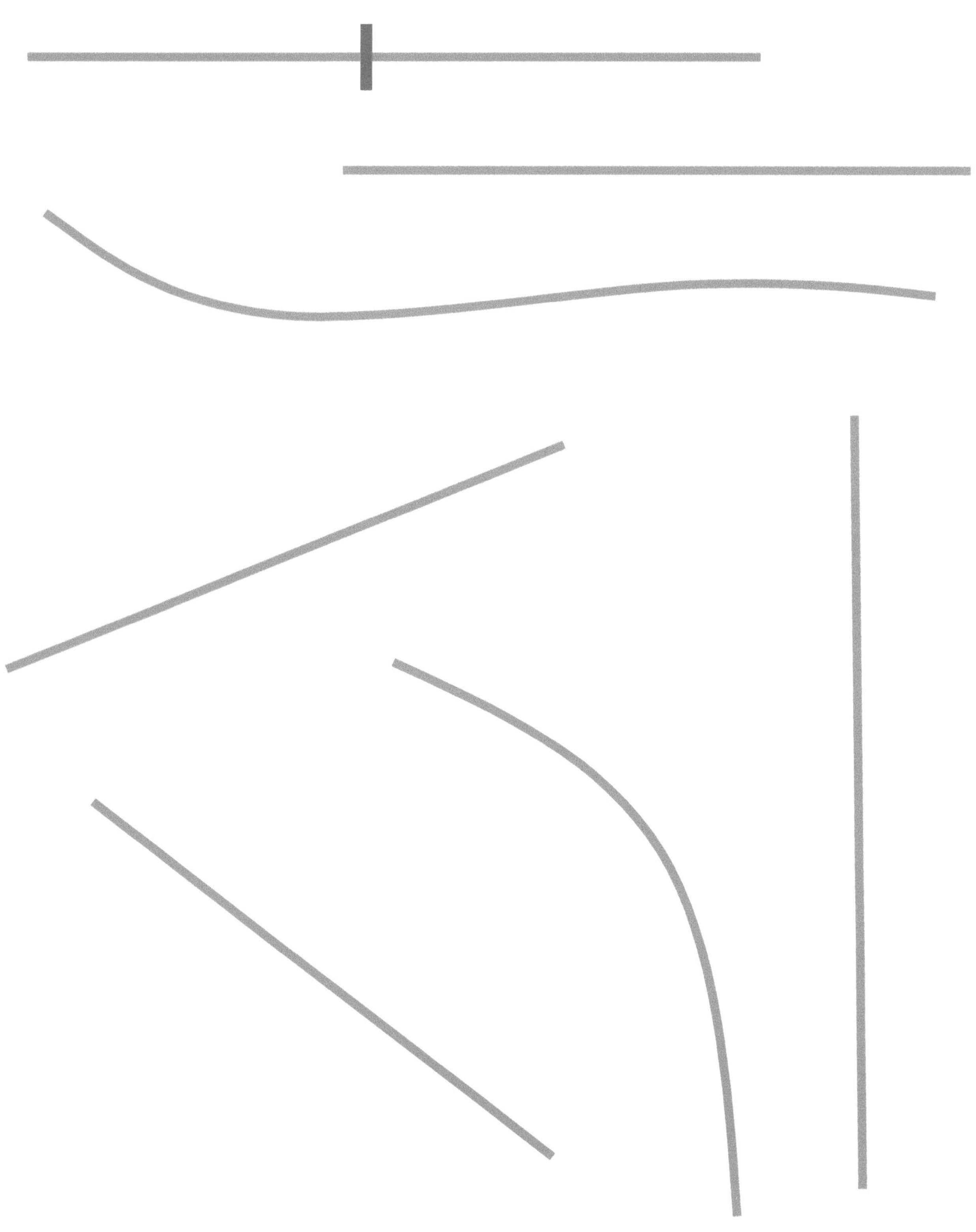

원의 중앙에 점 찍기

◈ **다음 제시된 원의 중앙을 찾아 점을 찍어주세요.**

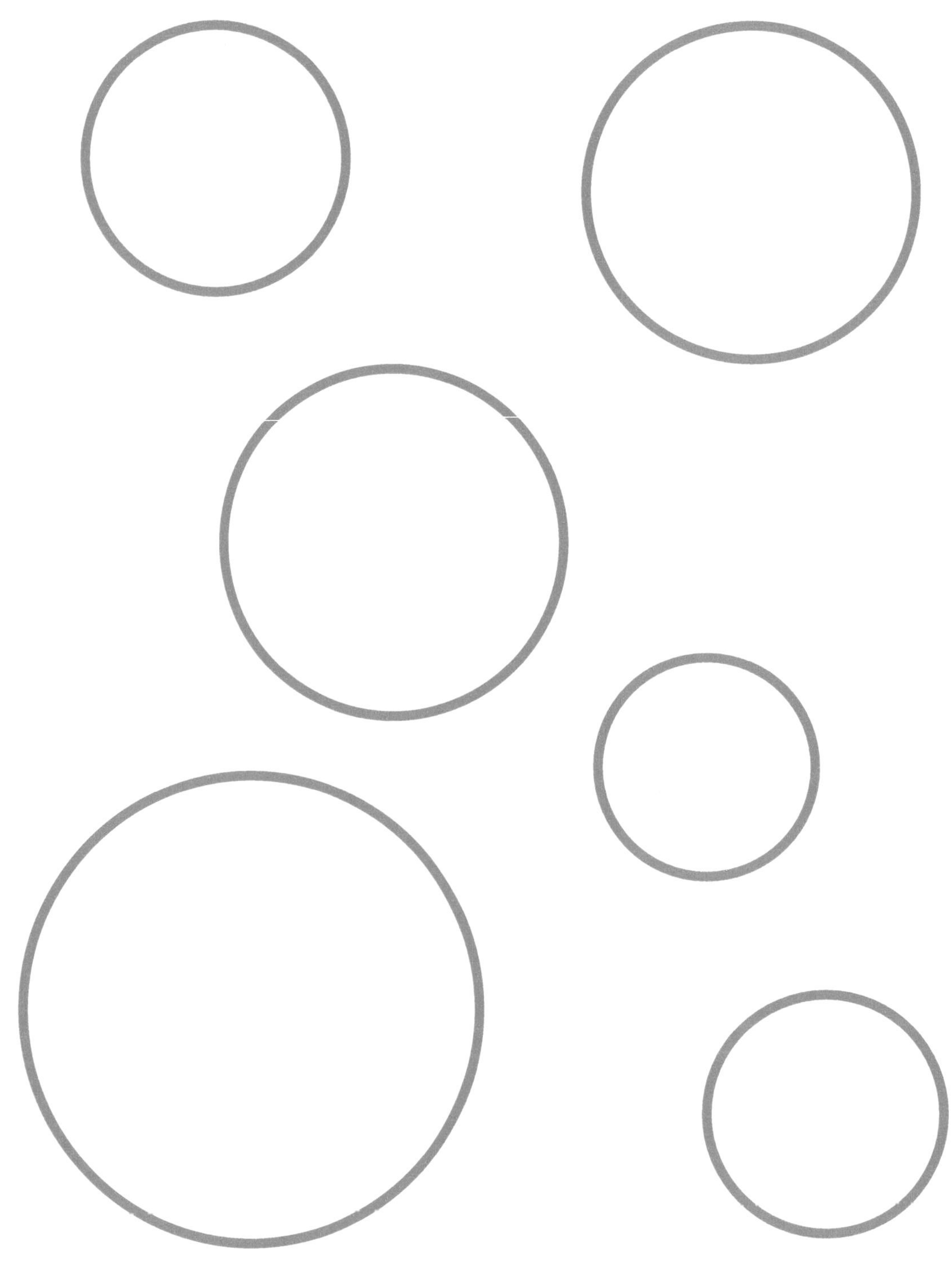

사각형에 X표시 하기

◈ 다음 제시된 사각형 안에 X 표시를 그려 넣으세요.

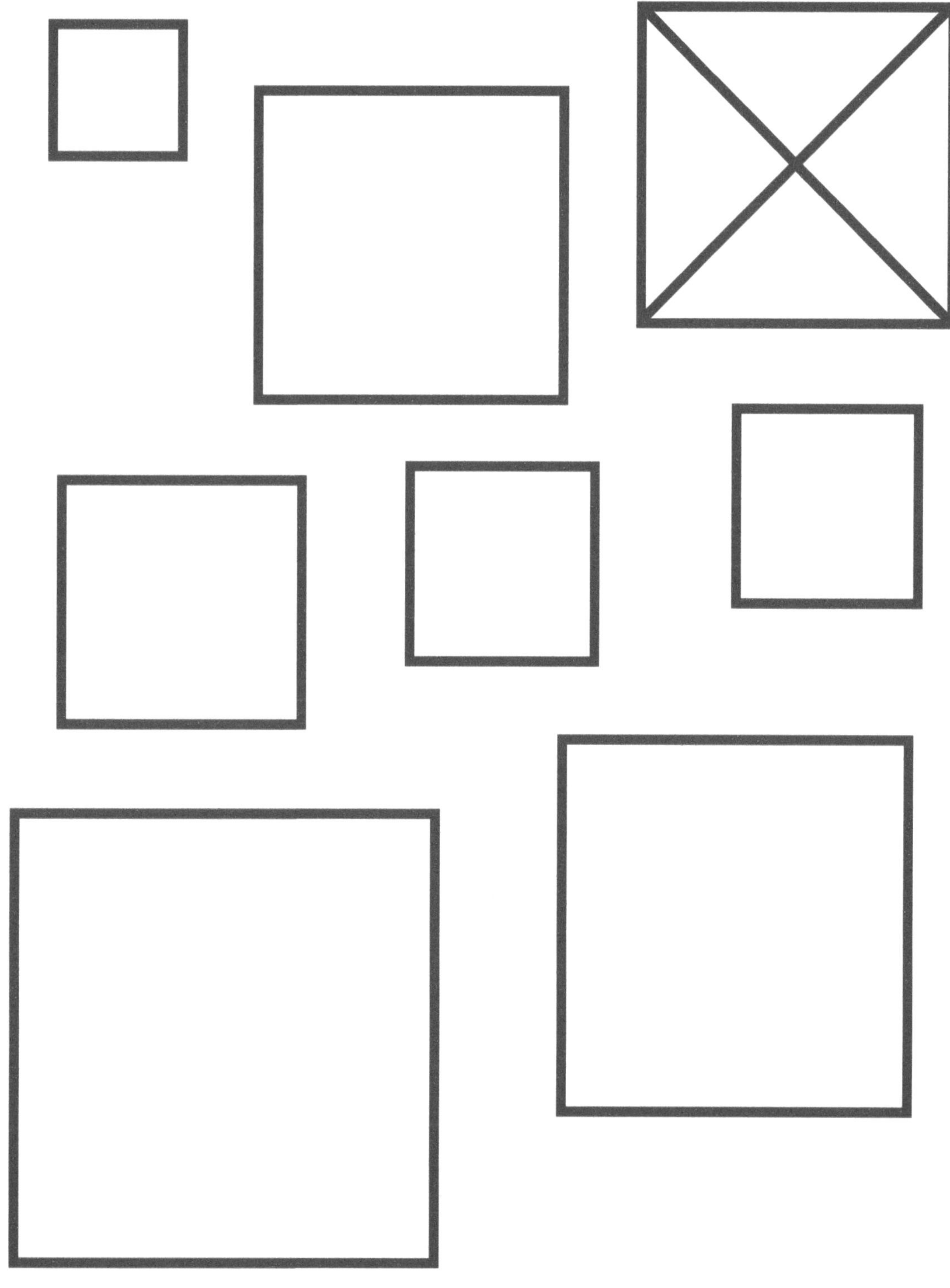

원 모양에 +표시 하기

◈ 다음 도형들 중에서 원을 찾아 안에 + 표시를 그려 넣으세요.

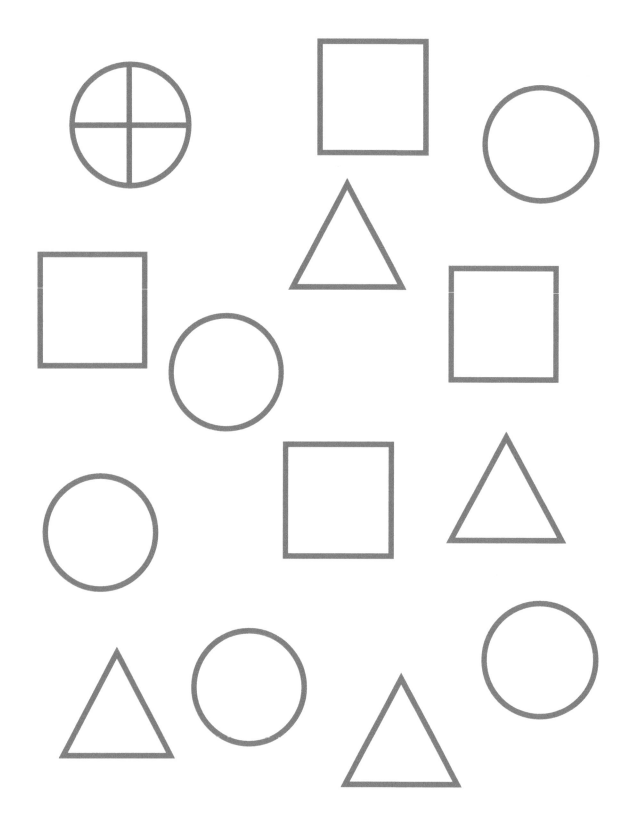

글자 찾기 1

◈ 다음 글자들 중에서 '마'를 5개 찾아 색칠하세요.

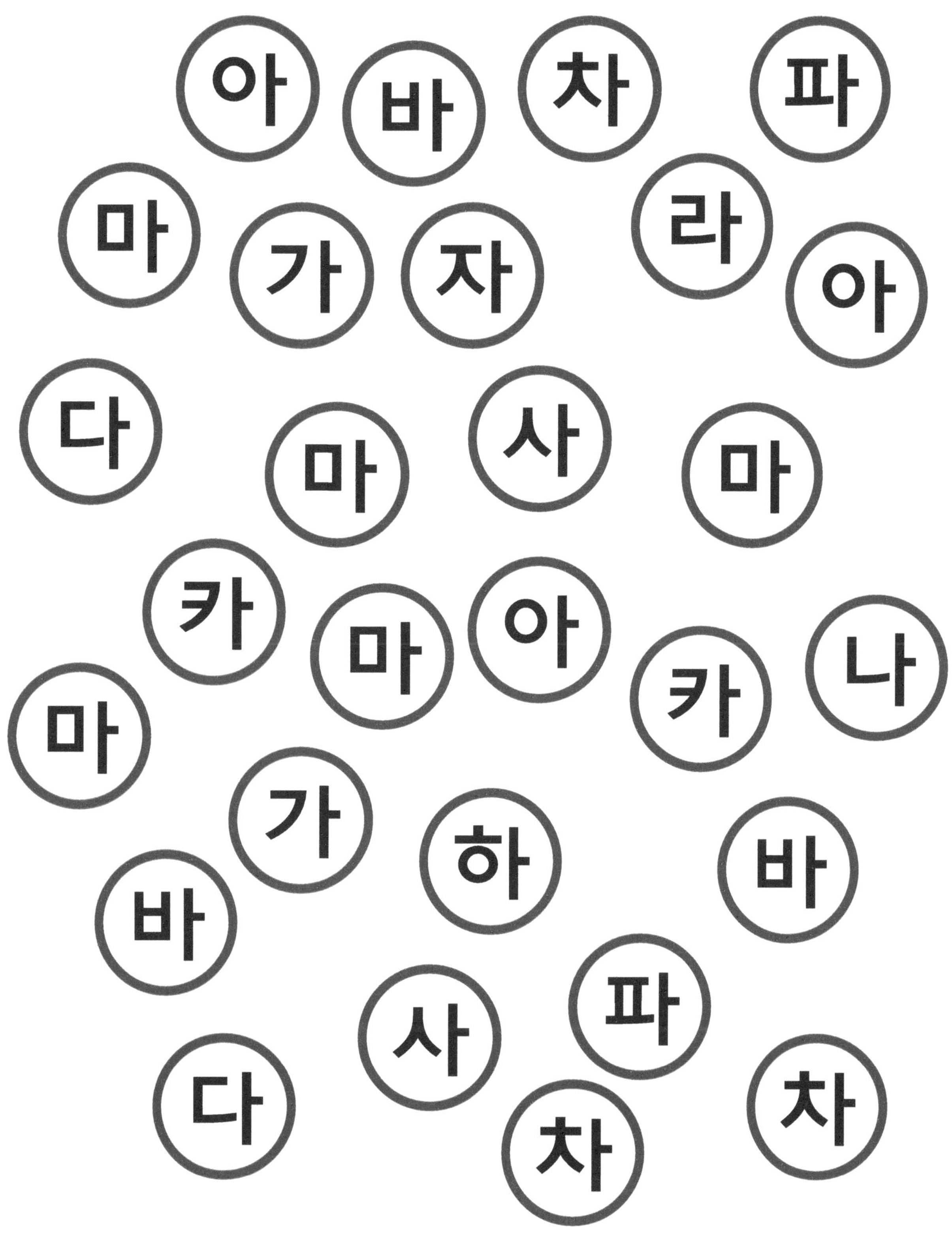

글자 찾기 2

◈ 다음 글자들 중에서 '아'를 5개 찾아 색칠하세요.

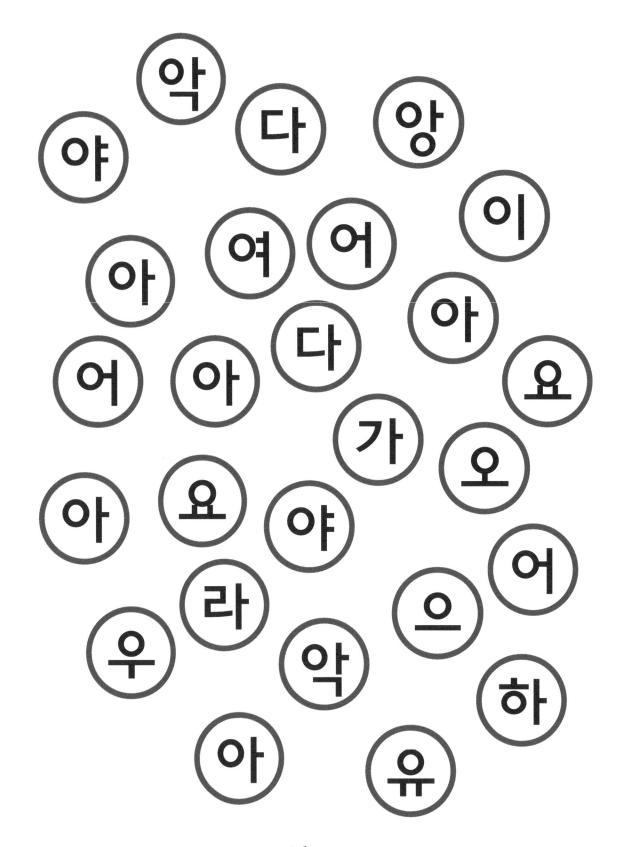

글자 찾기 3

◈ 다음 제시된 글에서 글자 '요'를 찾아 O표시 하세요.

엄마 엄마 이리와 요것 보셔요
병아리 떼 뿅뿅뿅뿅 놀고간 뒤에
미나리 파란 싹이 돋아났어요
미나리 파란 싹이 돋아났어요

엄마 엄마 요기 좀 바라보셔요
노랑나비 호랑나비 춤추는 곳에
민들레 예쁜 꽃이 피어났어요
민들레 예쁜 꽃이 피어났어요

단어 찾기 4

◈ 다음 제시된 글에서 단어 '개구리'를 찾아 O표시 하세요.

개굴 개굴 개구리 노래를 한다

아들 손자 며느리 다모여서

밤새도록 하여도 듣는이 없네

듣는 사람 없어도 날이 밝도록

개굴 개굴 개구리 노래를 한다

개굴개굴 개구리 목청도 좋다

인지기능 훈련과제

아주 쉬운 단계

모양 찾기

◈ 다음에서 △ 모양을 찾아서 표시하세요(5개).

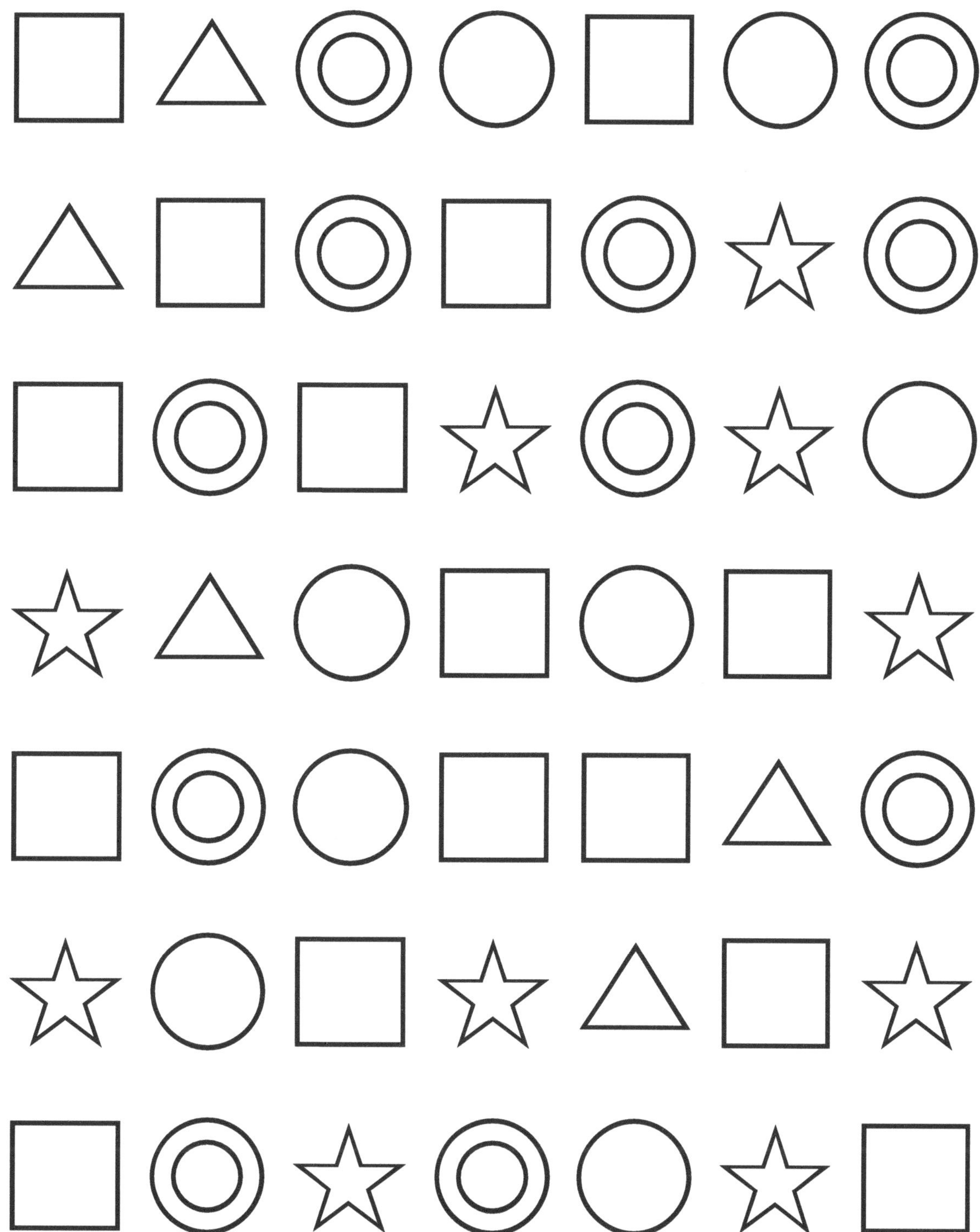

순서대로 숫자 쓰기

1		3	4	
6	7			10
	12		14	
16		18		20
	22	23		
26		28		30
31	32			35
	37		39	
41			44	
		48		

숫자 연결하기 1

◈ 1~15까지 숫자를 순서대로 이어주세요.

1 13

12

14

15

2 10

3 11

8

9

4

5 7

6

숫자 연결하기 2

◈ 1~20까지 숫자를 순서대로 이어주세요.

1 2

5

20

4 19

6

3

18

17

7

16

8 15

9

14

13

10

11 12

바둑판에 바둑알 그리기

◈ 왼쪽의 바둑판과 똑같은 위치에 바둑알을 그려 넣으세요.

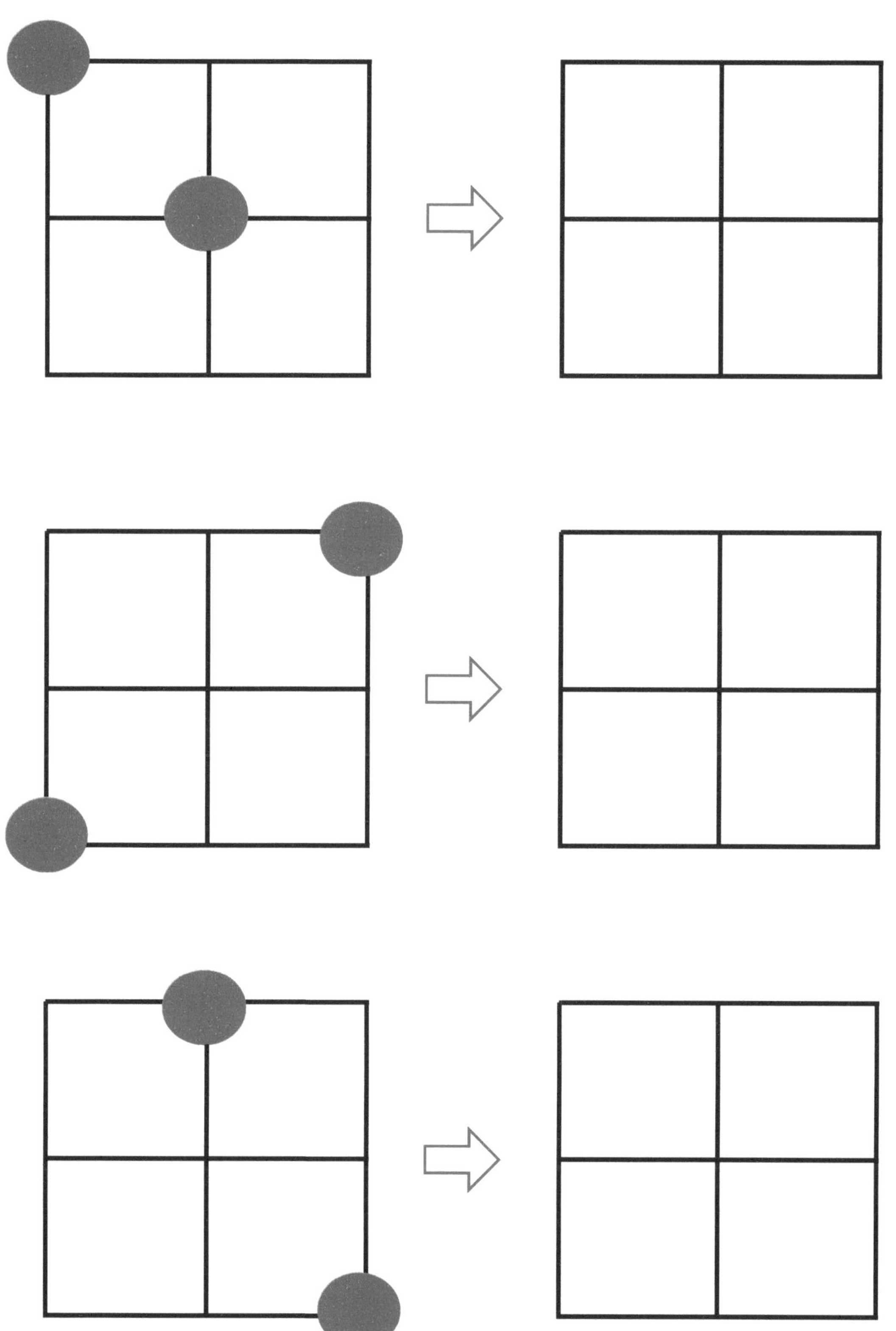

바둑판에 선 그리기

◈ 왼쪽의 바둑판과 똑같은 위치에 선을 그려 넣으세요.

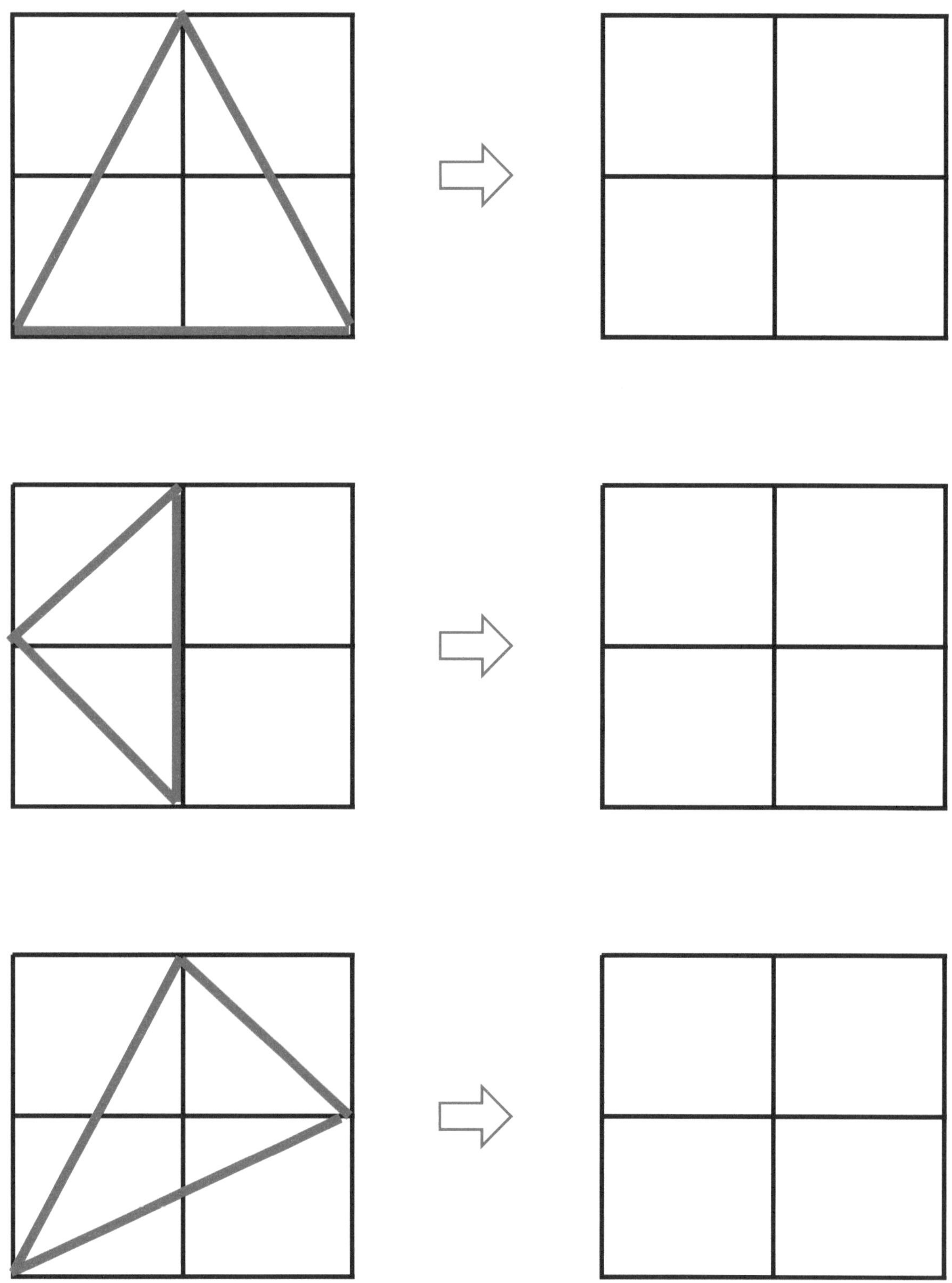

숫자에 맞게 기호 그려 넣기

◈ **숫자와 동일한 기호를 그려 넣으세요.**

1	2	3
○	△	□

3	1	2	1
1	3	2	1
2	3	1	3

낱말 찾기(1)

◈ 다음 낱말을 가로, 세로, 대각선 방향에서 찾아보세요.

달력, 연필, 사과

연	필	파	가
락	도	달	력
언	사	포	서
거	과	미	마

낱말 찾기(2)

◈ 다음 낱말을 가로, 세로, 대각선 방향에서 찾아보세요.

칫솔, 이빨, 치약

오	처	바	이
빠	칫	악	빨
치	억	솔	수
약	보	상	피

방향 파악하기

◈ 다음 사진을 보고 사진과 맞는 설명을 한 문장에 ○ 표시하세요.

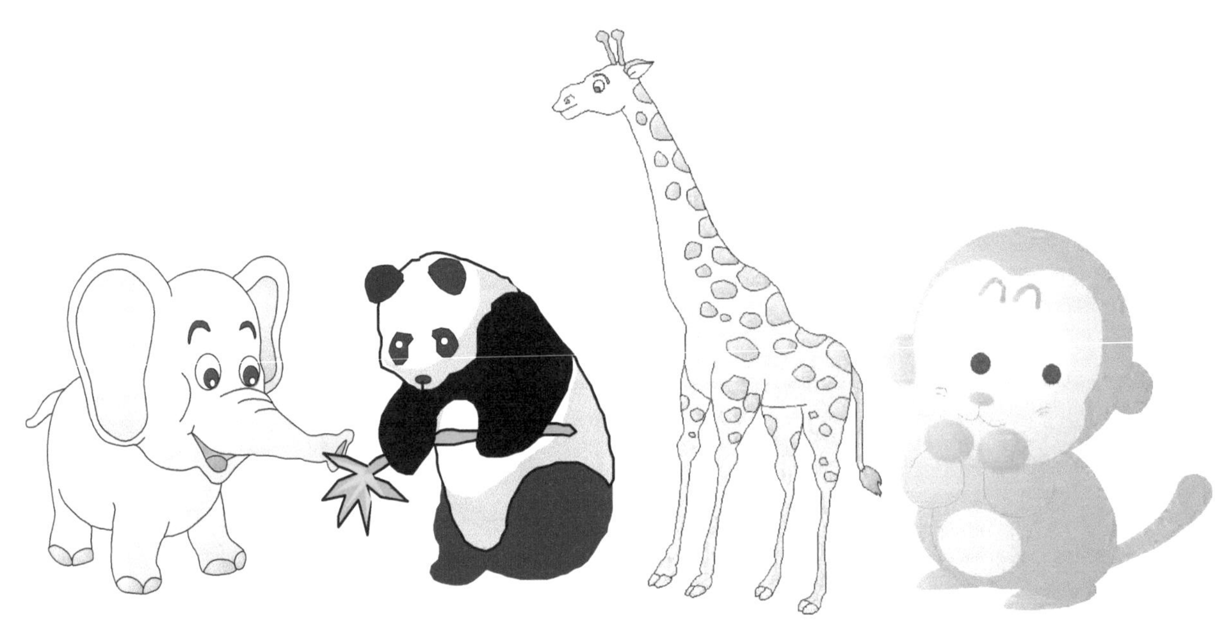

코끼리의 오른쪽에 판다가 있습니다.	
기린과 원숭이 사이에 코끼리가 있습니다.	
원숭이의 왼쪽에 기린이 있습니다.	
판다와 원숭이 사이에 코끼리가 있습니다.	

동전 계산하기

◈ 다음 그림에서 동전이 모두 합쳐 얼마인지 계산하세요.

500 100 __________원	100 100 10 __________원
10 10 10 __________원	100 100 100 100 __________원

해당하는 단어 찾기

◈ '색깔'에 해당하는 단어에 색칠하세요.(5개)

짜장면	김밥	초록	거미	잠자리	물티슈
거위	오리	사자	빨강	가자미	진달래
개미	노랑	공구	구리	지폐	파일
햇빛	목걸이	달력	검정	지우개	치약
거울	청소기	사람	거리	신호등	파랑

시간, 장소, 사람에 대해 알아보기

1. 나의 이름은 ______________________________입니다.

2. 나의 나이는 _______________________살입니다.

3. 나는 지금 ________________________에 있습니다.

4. 지금 계절은 ____________________________입니다.

5. 오늘 나의 기분은 _______________________입니다.

달력 보기

◈ 다음 달력을 보고 질문에 O 또는 X로 대답하세요.

2024년 4월						
일	월	화	수	목	금	토
	1	2	3	4	5	6
7	8	9	10	11	12	13
14	15	16	17	18	19	20
21	22	23	24	25	26	27
28	29	30				

• 4월은 31일까지 있습니다.	
• 4월의 첫날은 월요일입니다.	
• 4월 18일은 목요일입니다.	
• 4월은 일요일이 네 번 있습니다.	

상관없는 단어 찾기

◈ 다음 단어들 중에 연관성이 가장 적은 단어 하나를 찾으세요.

1) 빨강, 노랑, 시계, 초록, 보라

2) 축구, 야구, 가구, 농구, 배구

3) 월, 수, 목, 토, 공

4) 하나, 셋, 둘, 여덟, 사자, 아홉

5) 소방차, 사진, 버스, 경찰차, 자동차

생각하는 계산 문제

1. 빨간 버스가 5대가 지나가고, 파란 버스가 3대가 지나갔습니다. 지나간 버스는 총 몇 대입니까?

2. 연필이 7자루 있습니다. 친구가 볼펜을 3자루를 더 주었습니다. 필기구는 총 몇 자루입니까?

3. 빵이 그릇 위에 9개 있습니다. 배가 고파서 빵을 4개를 먹었습니다. 그릇 위에 남아있는 빵은 총 몇 개입니까?

인지기능 훈련과제

쉬운 단계

모양 찾기

◈ 다음에서 ☆ 모양을 찾아서 표시하세요(15개).

짝수 숫자 쓰기

2	4	6		10
	14		18	
22		26		30
	34		38	
42		46		50
	54		58	
62		66		70
	74		78	
82		86		90
	94		98	100

홀수 숫자 쓰기

1	3	5		9
	13		17	
21		25		29
	33		37	
41		45		49
	53		57	
61		65		69
	73		77	
81		85		89
	93		97	99

숫자 연결하기 1

◈ **숫자를 순서대로 이어주세요.**

3 2

4 6 8 1

9

5

7 10

14 12

13 11

21

15 20 23

17

22 24

16

18 19 25

27 26

28

29 30

숫자 연결하기 2

◈ **1부터 50까지의 숫자를 순서대로 이어주세요.**

3 2

4 39 8 1

6 9

40 38

5 7 10

14 12

13 37

41 21

17 36 11

15 20

42 22 23

43 35

16 24

18 19

50 25 24

44

28 27 26

45 30

29 49

31 46

48 32

47 33

바둑판에 바둑알 그리기

◈ 왼쪽의 바둑판과 똑같은 위치에 바둑알을 그려 넣으세요.

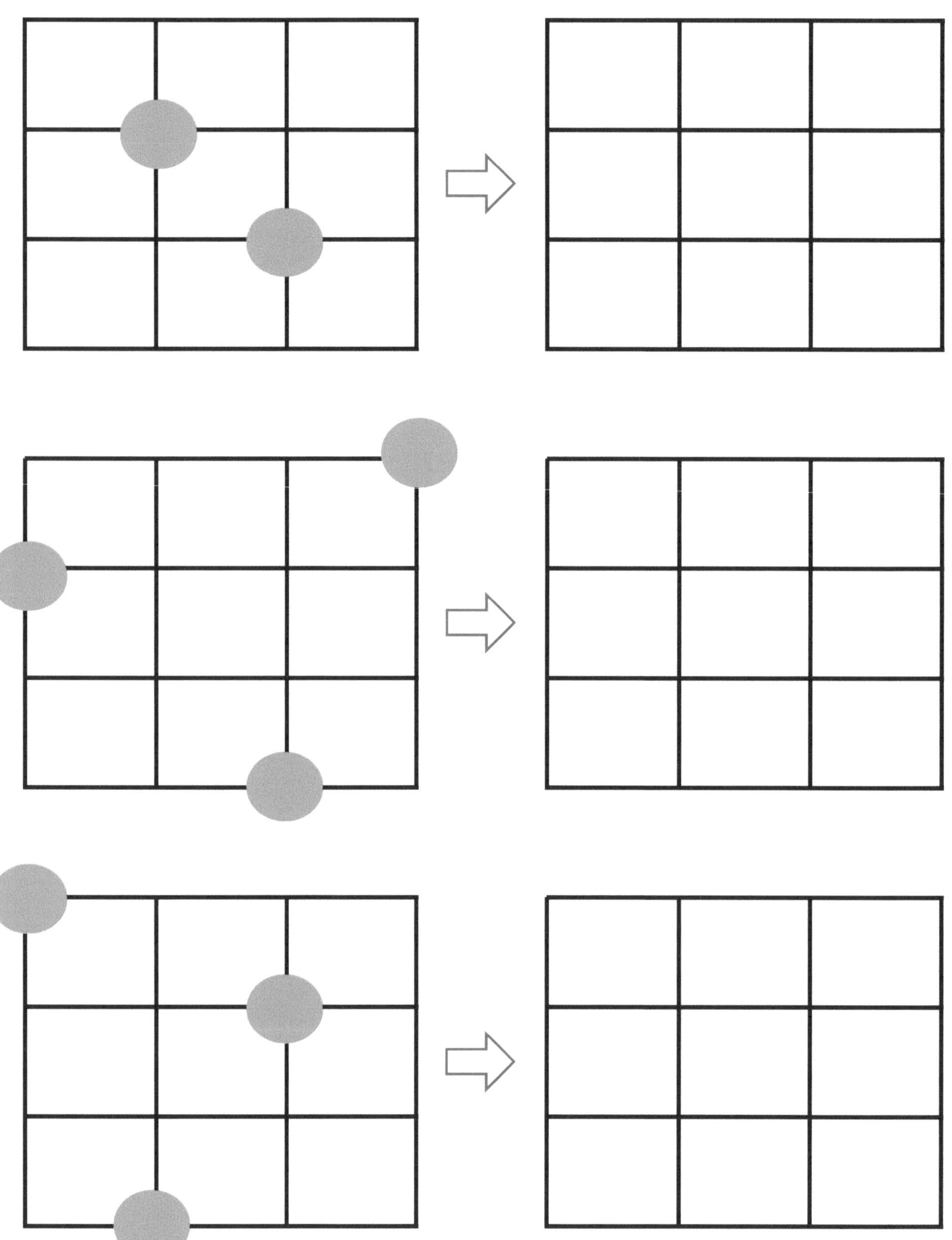

바둑판에 선 그리기

◈ 왼쪽의 바둑판과 똑같은 위치에 선을 그려 넣으세요.

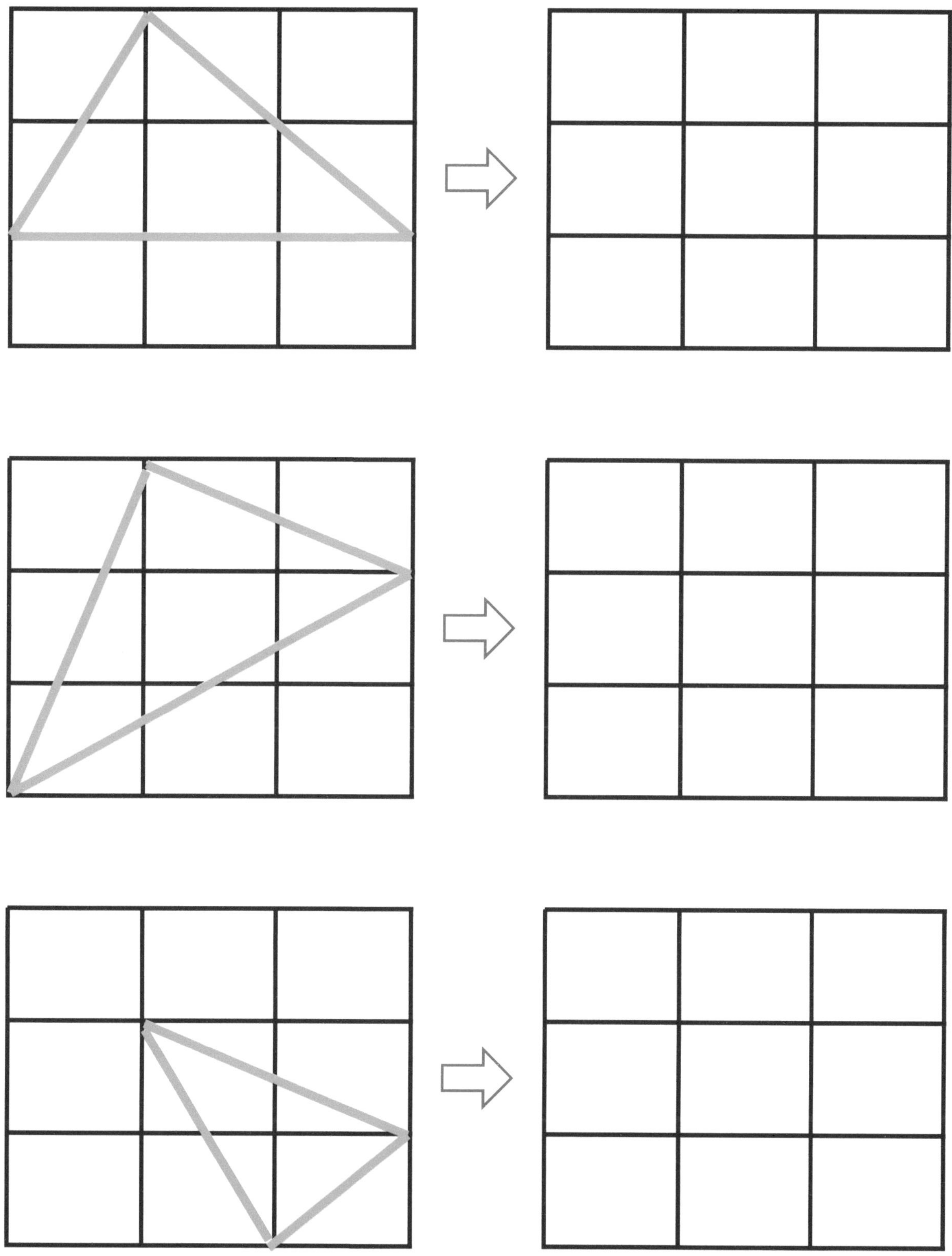

숫자에 맞게 기호 그려 넣기

◈ 숫자와 동일한 기호를 그려 넣으세요.

1	2	3
○	△	□

1	2	3	1	1	2
3	2	2	1	2	1
2	3	1	3	1	2
2	1	3	2	1	3

낱말 찾기(1)

◈ 다음 낱말을 가로, 세로, 대각선 방향에서 찾아보세요.

의사, 가방, 병원, 진달래

치	오	자	의	사
소	가	으	코	로
퍼	쿠	방	주	진
병	시	대	노	달
원	이	도	배	래

낱말 찾기(2)

◈ 다음 낱말을 가로, 세로, 대각선 방향에서 찾아보세요.

아버지, 지붕, 학교, 개나리, 소리

아	고	토	진	바
버	마	학	교	휴
지	붕	이	개	사
구	라	나	치	조
소	리	버	사	호

블록 개수 세기

◈ 블록을 몇 개 쌓았는지 개수를 써 보세요.

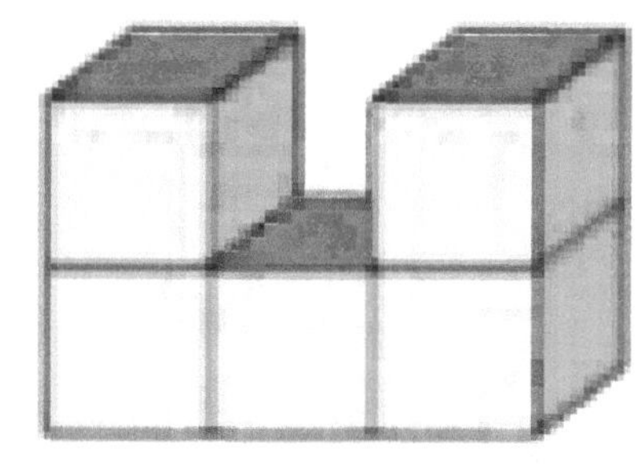

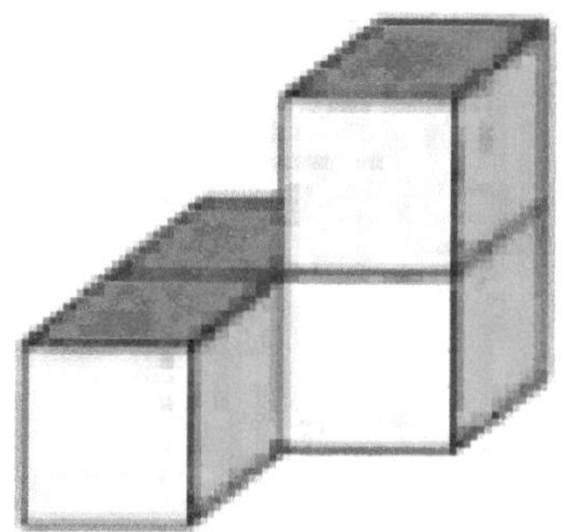

__________개 __________개

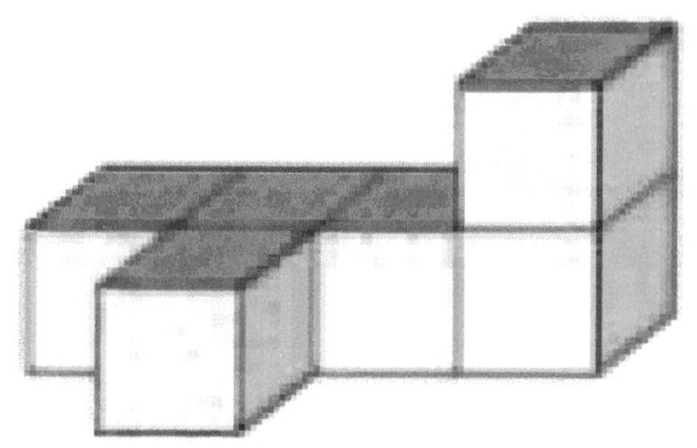

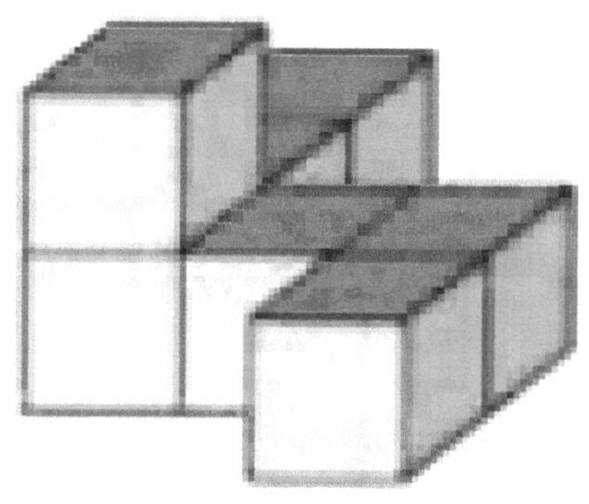

__________개 __________개

방향 파악하기

◈ 다음 사진을 보고 사진과 맞는 설명을 한 문장에 ○ 표시하세요.

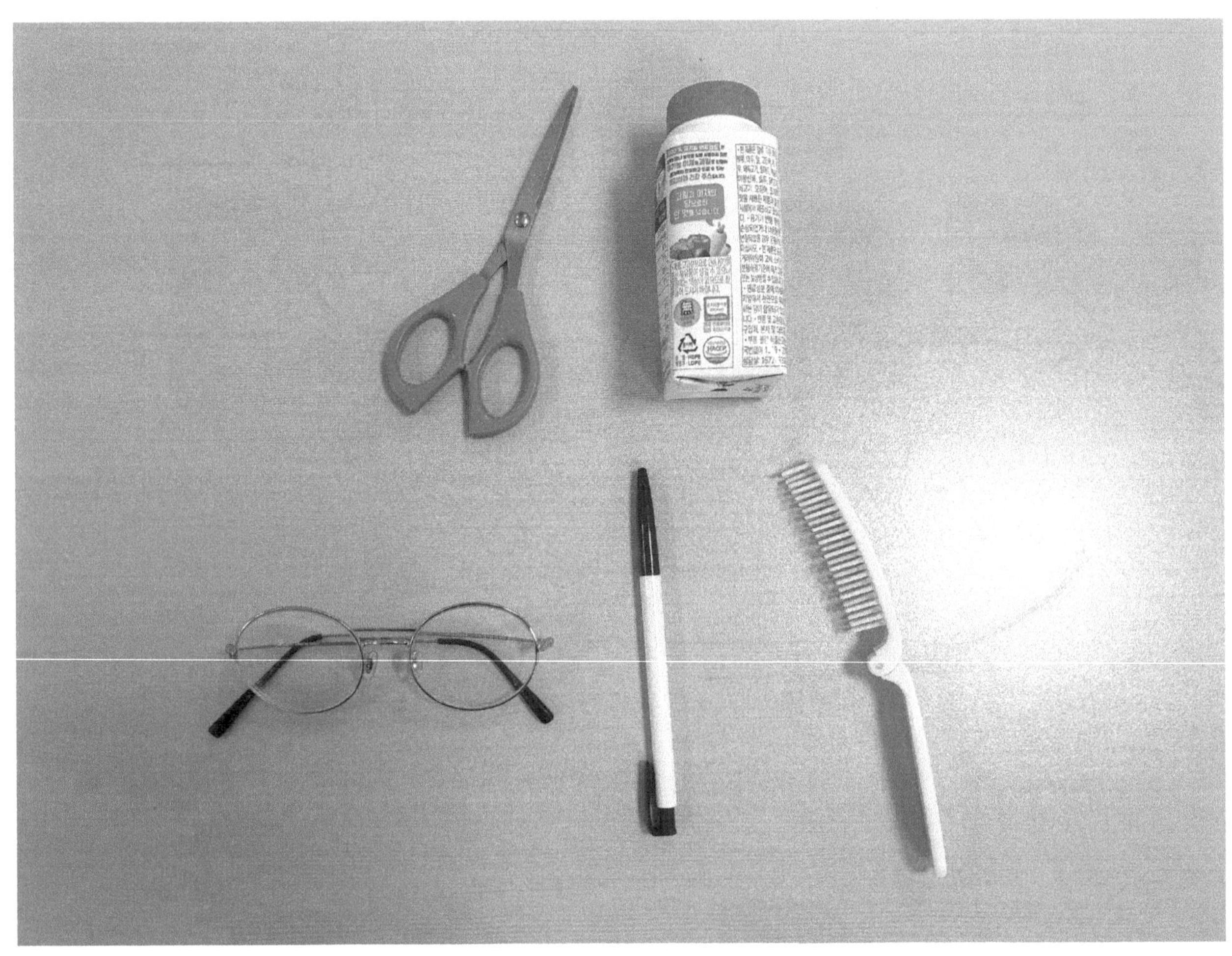

볼펜의 옆에 빗이 있습니다.	
안경의 옆에 볼펜이 있습니다.	
빗과 볼펜 사이에 안경이 있습니다.	
볼펜 위에 음료수가 있습니다.	
음료수 아래에 가위가 있습니다.	
가위 아래에 안경이 있습니다.	

순서 이어가기

◈ 다음 제시된 도형의 순서에 맞게 이어서 그리세요.

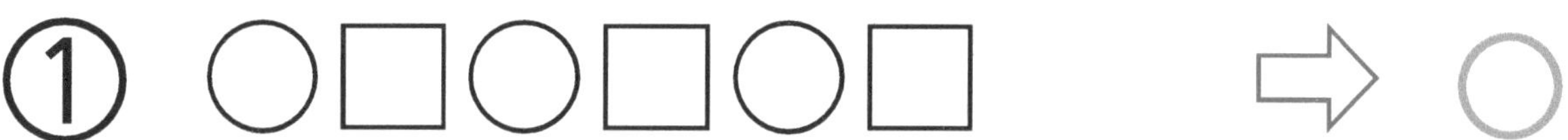

② ↑→↑→↑→ ⇨

③ ㉵㉻㉵㉻㉵ ⇨

④ ☆◇☆◇☆◇☆ ⇨

⑤ ⇇⇊⇇⇊⇇⇊⇇ ⇨

⑥ − + = − + = − ⇨

⑦ 가 나 다 라 마 ⇨

계산하기 ▷ 한 자리 수 더하기

2 + 4	3 + 4	0 + 9	2 + 5	7 + 2
9 + 2	5 + 8	3 + 8	1 + 7	7 + 7
8 + 2	7 + 3	1 + 8	5 + 5	1 + 9

계산하기 ▷ 세 숫자 더하기

6	2	7	3	5
1	2	0	4	2
+ 1	+ 2	+ 1	+ 1	+ 1
4	3	6	5	4
9	5	3	1	7
+ 2	+ 8	+ 8	+ 7	+ 7

6 + 1 + 2 =	2 + 5 + 2 =
4 + 2 + 1 =	0 + 4 + 9 =
2 + 2 + 2 =	4 + 2 + 7 =

계산하기 ▷ 한 자리 수 빼기

7 − 2	4 − 3	9 − 0	5 − 2	8 − 3
9 − 4	8 − 5	8 − 1	7 − 4	7 − 7
8 − 2	7 − 3	9 − 1	5 − 4	7 − 6

계산하기 ▷ 곱셈

$2 \times 5 =$ 10　　$3 \times 7 =$

$8 \times 4 =$　　$5 \times 5 =$

$4 \times 3 =$　　$2 \times 9 =$

$6 \times 7 =$　　$8 \times 8 =$

$2 \times 2 =$　　$5 \times 3 =$

$4 \times 7 =$　　$8 \times 5 =$

$9 \times 3 =$　　$3 \times 3 =$

$4 \times 6 =$　　$8 \times 7 =$

동전 계산하기

◈ 다음 그림에서 동전이 모두 합쳐 얼마인지 계산하세요.

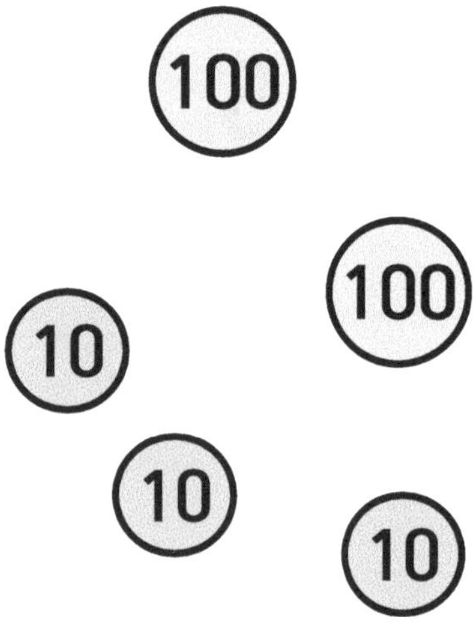

100 100 10 10 10 ________원	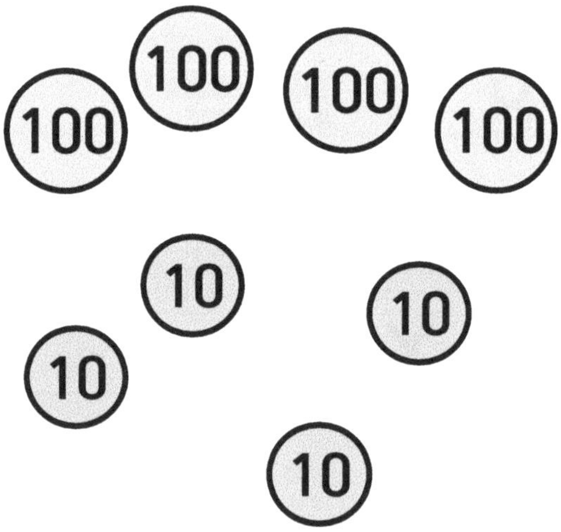 100 100 100 100 10 10 10 10 ________원
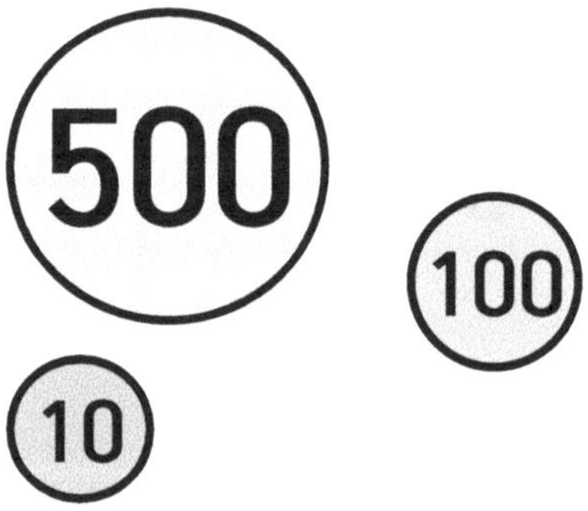 500 100 10 ________원	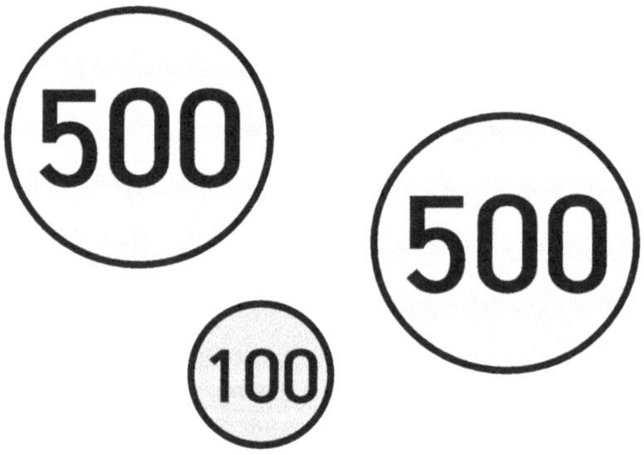 500 500 100 ________원

지폐 계산하기

◈ 다음 그림에서 지폐가 모두 합쳐 얼마인지 계산하세요.

1,000 1,000 5,000 ______원	10,000 1,000 ______원
10,000 5,000 ______원	5,000 1,000 5,000 ______원

해당하는 단어 찾기

◈ '동물'에 해당하는 단어에 색칠하세요.(5개)

장미	잡채	코끼리	양말	쑥갓	신발	토마토	비빔밥
연노랑	참외	부추	돈벌레	금색	김밥	옷장	책상
우주선	쟁반	국수	튤립	너구리	외투	깐풍기	소방차
로션	갈비찜	다리미	백합	면도기	풍뎅이	딸기	된장국
김치	지하철	깍두기	바지	밥그릇	전화기	색연필	장난감
사과	수건	로켓	소	노랑	코알라	승용차	공
무	악어	마늘	육개장	국화	스웨터	할미꽃	가지

시간, 장소, 사람에 대해 알아보기

1. 오늘은 ________년 ____월 _____일 ___요일입니다.

2. 지금은 (오전/오후) ______시 _______분입니다.

3. 우리 집 주소는 ______시 _____구 ____동입니다.

4. 나의 (집/휴대폰) 전화번호는 _____________입니다.

5. 오늘 날씨는 ______________________________.

6. 나는 (혼자 /_____________)와 살고 있습니다.

7. 나의 생일은 _______년 _____월 ______일입니다.

달력 보기

◈ 달력을 보고 다음 질문에 대답하세요.

2024년 3월						
일	월	화	수	목	금	토
					1	2
3	4	5	6	7	8	9
10	11	12	13	14	15	16
17	18	19	20	21	22	23
24	25	26	27	28	29	30
31						

- 3월 둘째 주 금요일은 며칠입니까? ____________
- 3월 셋째 주 수요일은 며칠입니까? ____________
- 3월 25일은 무슨 요일입니까? ____________
- 3월의 마지막 날은 무슨 요일입니까? ____________

시계 보기

◈ 시계와 시간을 바르게 연결하세요.

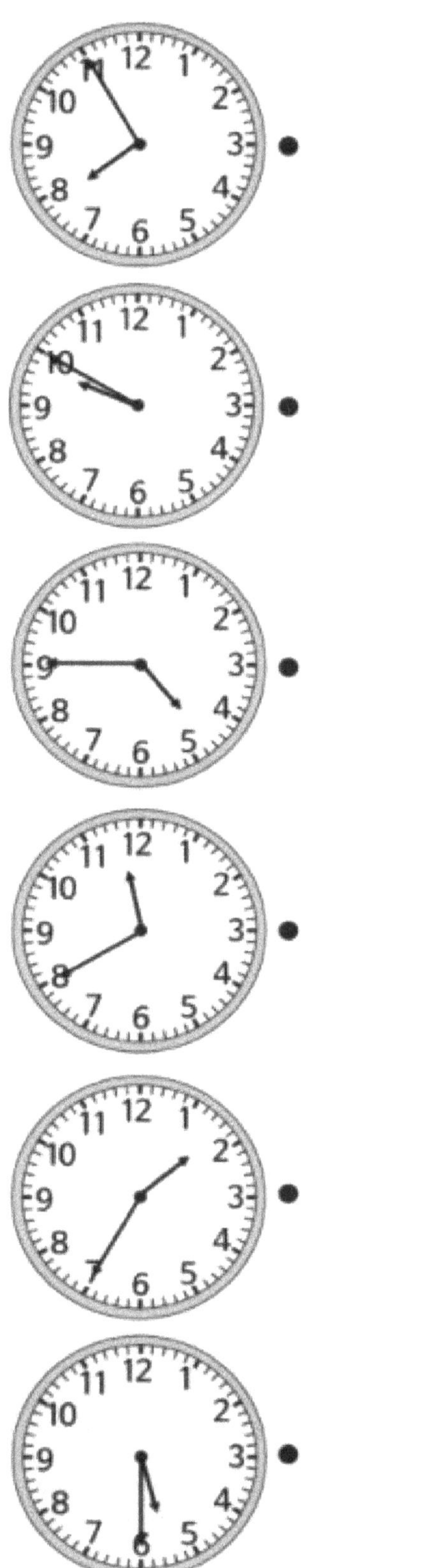

- 7:55
- 4:45
- 5:30
- 11:40
- 9:50
- 1:35

공휴일 및 기념일 알아보기

◈ 공휴일 및 기념일의 이름과 날짜를 선으로 연결하세요.

스승의 날	•	•	5월 5일
제헌절	•	•	8월 15일
성탄절	•	•	1월 1일
신정	•	•	5월 15일
근로자의 날	•	•	7월 17일
식목일	•	•	3월 1일
현충일	•	•	4월 5일
광복절	•	•	6월 6일
삼일절	•	•	10월 3일
어린이날	•	•	10월 9일
개천절	•	•	5월 8일
어버이날	•	•	12월 25일
한글날	•	•	5월 1일

전화번호 찾기

◈ 다음 전화번호부를 보고 문제에 답하세요.

상상 미용실	02-856-4329	동작 주민센터	064-642-5321
동백 은행	031-232-5675	하늘 세탁소	063-675-5839
파란 한의원	051-432-3433	예쁜 커튼집	051-285-3892
한국 병원	02-3242-7843	싱싱 마트	043-382-3983
도담 어린이집	032-435-9090	싸다 휴대폰 판매점	033-299-0300
무지개 미술학원	052-796-0400	맛있는 분식집	052-192-5029
패션 백화점	043-342-0999	황실 중화요리	02-1392-5918
튼튼 치과	033-281-0502	소문난 떡집	055-201-2918
보라매 우체국	055-212-2222	맛나 빵집	032-291-1010
화장품 판매점	054-239-5752	반짝 안경점	031-298-2958
블랙 커피숍	063-1255-6321	씽씽 카센타	02-1838-2030
멍멍 애견샵	062-348-0382	하얀 문구점	054-209-2039
보라매 동사무소	044-2938-0201	박 신발 판매점	062-707-4938

1. 싸다 휴대폰 판매점의 전화번호는 무엇입니까?

2. 패션 백화점의 전화번호는 무엇입니까?

3. 싱싱 마트의 전화번호는 무엇입니까?

4. 멍멍 애견샵의 전화번호는 무엇입니까?

5. 한국 병원의 전화번호는 무엇입니까?

6. 반짝 안경점의 전화번호는 무엇입니까?

우리나라 지도

◈ 다음 지도를 보고 문제에 답하세요.

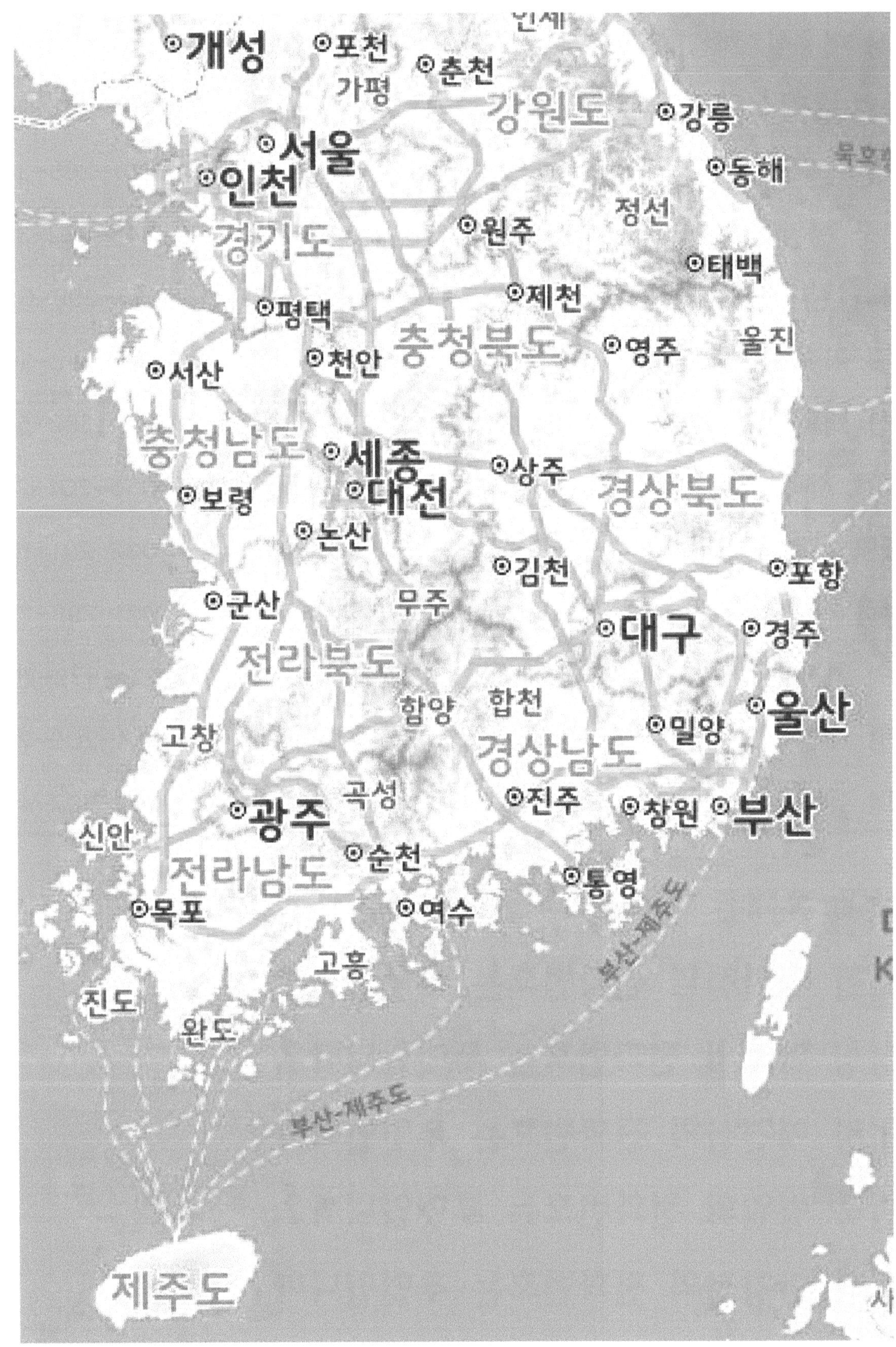

우리나라 행정구역은 17개의 시와 도가 있습니다.

특별시 (1개)	서울
광역시 (6개)	부산 , 대구 , 인천 광주 , 대전 , 울산
도 (8개)	경기 , 강원 , 충북 , 충남 전북 , 전남 , 경북 , 경남
특별자치시 (1개)	세종
특별자치도 (1개)	제주

1. 우리나라 행정구역은 몇 개의 시와 도로 이루어져 있습니까?

2. 우리나라 특별자치시의 이름은 무엇입니까?

3. 우리나라의 광역시는 몇 개입니까?

4. 제주도는 어떤 행정구역에 포함됩니까?

5. 충청북도는 어떤 행정구역에 포함됩니까?

봄에 어울리는 단어 찾기

◈ 봄에 어울리는 단어를 찾아 표시하세요.

따뜻한 봄		
눈썰매	수박	고드름
새싹	군밤	스키
빙수	부채	개나리
털모자	아지랑이	송편
단풍	벚꽃	추석
선풍기	성탄절	진달래

여름에 어울리는 단어 찾기

◈ 여름에 어울리는 단어를 찾아 표시하세요.

더운 여름		
눈썰매	수박	홍수
새싹	군밤	스키
참외	부채	개나리
털모자	아지랑이	송편
단풍	벚꽃	추석
선풍기	성탄절	장마

가을에 어울리는 단어 찾기

◈ 가을에 어울리는 단어를 찾아 표시하세요.

시원한 가을		
눈썰매	수박	홍시
새싹	군밤	스키
천고마비	부채	국화
털모자	한가위	선풍기
단풍나무	벚꽃	추석
송편	성탄절	장마

겨울에 어울리는 단어 찾기

◈ 겨울에 어울리는 단어를 찾아 표시하세요.

추운 겨울		
눈썰매	수박	홍시
귤	군밤	스키
크리스마스	부채	팥빙수
털모자	한가위	선풍기
단풍나무	고드름	추석
군고구마	성탄절	눈사람

애국가 1절 따라 쓰기

동해물과 백두산이 마르고 닳도록
하느님이 보우하사 우리나라 만세
무궁화 삼천리 화려 강산
대한 사람 대한으로 길이 보전하세

순서에 맞는 단어 쓰기

◈ 다음 순서에 맞는 단어를 아래의 예시에서 찾아서 써보세요.

1) 봄 여름 가을 ____

2) 가 나 다 ____

3) 아 야 어 ____

4) 하나 둘 셋 넷 ____

5) 동 서 남 ____

6) 월 화 수 목 ____

7) 일 이 삼 사 ____

◁ 예 시 ▷						
다섯	북	여	겨울	오	금	라

물건 세는 단위

◈ 다음 물건의 단위를 밑의 예시에서 찾아서 써보세요.

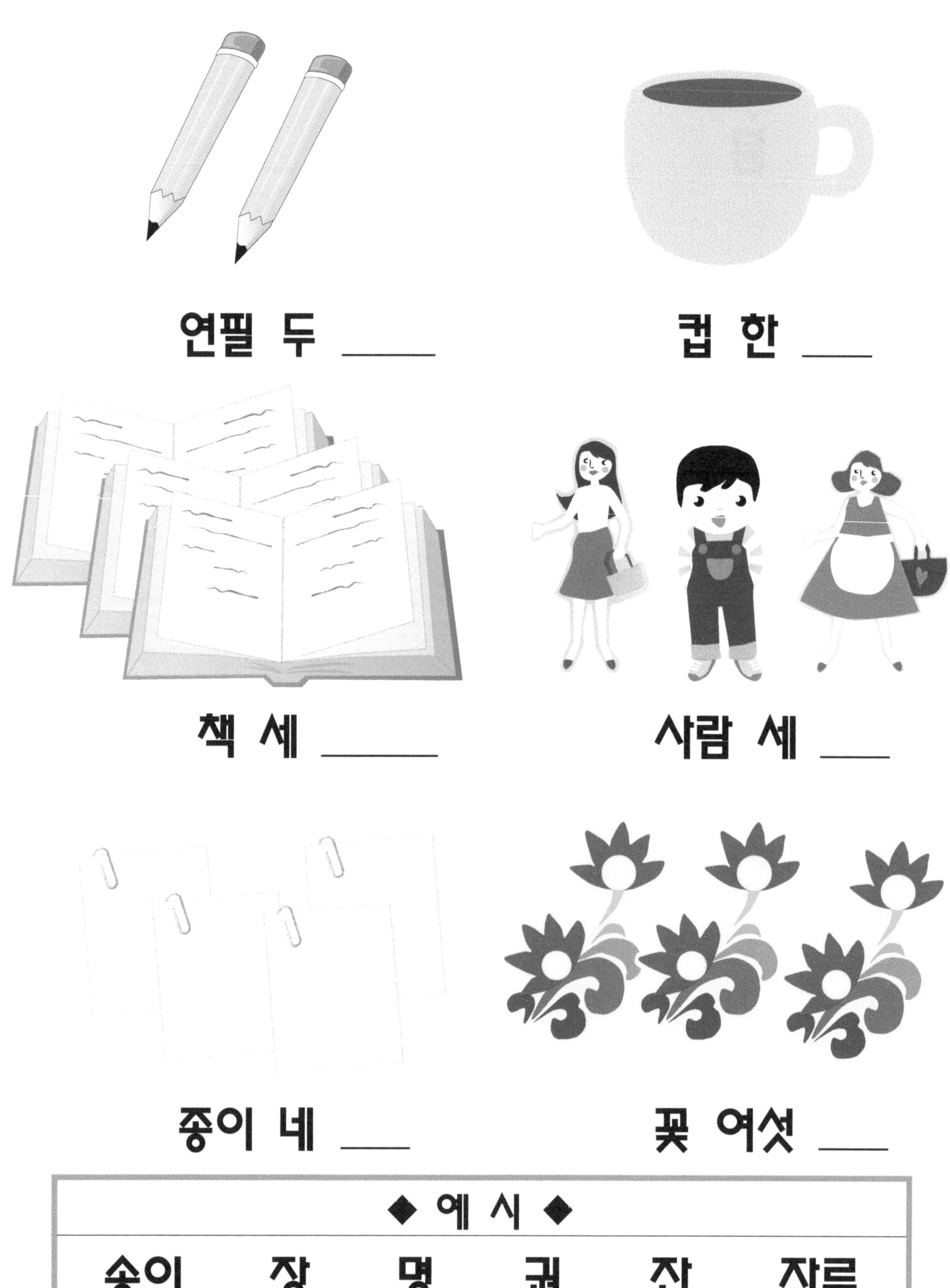

연필 두 ____

컵 한 ___

책 세 _____

사람 세 ___

종이 네 ___

꽃 여섯 ___

◆ 예 시 ◆
송이, 장, 명, 권, 잔, 자루

끝말잇기

◈ 다음 규칙에 따라 끝말을 이어서 써보세요.

1) 가마 ⇨ 마차 ⇨ 차도 ⇨ 도________

2) 나비 ⇨ 비상 ⇨ 상자 ⇨ 자________

3) 종이 ⇨ 이사 ⇨ 사기 ⇨ 기________

4) 가수 ⇨ 수도 ⇨ 도구 ⇨ 구________

5) 인물 ⇨ 물건 ⇨ 건전지 ⇨ 지________

6) 연필 ⇨ 필수 ⇨ 수조 ⇨ 조________

7) 가자미 ⇨ 미백 ⇨ 백수 ⇨ 수________

단어만들기 ▷ 받침 없는 글자 제시

◈ 다음 제시된 글자로 시작하는 단어를 써보세요.

예) 가족, 가오리

1	나		11	거
2	이		12	타
3	자		13	포
4	구		14	허
5	머		15	아
6	바		16	개
7	사		17	해
8	두		18	모
9	주		19	새
10	초		20	지

쌍자음이 들어가는 단어 쓰기

◈ 다음 제시된 쌍자음이 들어가는 단어를 찾아 쓰세요.

1) ㅆ ⇒ 싸움 , 쌍둥이 , 썰물 , ________

2) ㄲ ⇒ 꼬리, 까치, 깔때기 , ________

3) ㄸ ⇒ 딸, 땅콩, 떡 , ________

4) ㅃ ⇒ 뾰루지, 빵, 뻥튀기, ________

5) ㅉ ⇒ 짜장, 찐빵, 찌개, ________

반대말 찾기

◈ 밑줄 친 부분의 반대말을 예시에서 찾아보세요.

풍선이 <u>크다</u>	⇄	하늘이 <u>맑다</u>	⇄
학교에 <u>가다</u>	⇄	연필이 <u>짧다</u>	⇄
그릇이 <u>무겁다</u>	⇄	학생이 <u>적다</u>	⇄
선생님 <u>뒤</u>	⇄	물이 <u>차다</u>	⇄
산이 <u>높다</u>	⇄	<u>가까운</u> 거리	⇄
기분이 <u>좋다</u>	⇄	문을 <u>닫다</u>	⇄
환한 <u>낮</u>	⇄	길이 <u>좁다</u>	⇄
주머니 <u>속</u>	⇄	공을 <u>던지다</u>	⇄

◆ 예 시 ◆

많다 작다 길다 넓다 먼 겉
앞 밤 받다 낮다 오다 열다
나쁘다 가볍다 뜨겁다 흐리다

의성어•의태어 찾아서 쓰기

◈ 아래 표에서 빈칸에 맞는 말을 예시에서 찾아서 쓰세요.

깡충깡충	응애응애
야옹야옹	멍멍
데굴데굴	쨍그랑
꿀꿀	반짝반짝
짹짹	삐뽀삐뽀

1. 고양이가 ______________ 웁니다.
2. 돼지가 ________ 소리를 냅니다.
3. 참새가 ______________ 지저귑니다.
4. 공이 ____________ 굴러갑니다.
5. 강아지가 ___________ 짖어댑니다.
6. 구급차가 _____________ 달려갑니다.
7. 별이 ______________ 빛납니다.
8. 토끼가 ____________ 뛰어갑니다.
9. 그릇이 __________ 깨졌습니다.
10. 아기가 ___________ 웁니다.

어울리는 단어 찾기

◈ 밑의 예시에서 가장 어울리는 단어를 찾아보세요.

아들과 ________ 숟가락 ________

시침 ________ 콜라와 ________

우산과 ________ 목도리와 ________

나비와 ________ 할아버지와 ________

남자와 ________ 남편과 ________

◆ 예 시 ◆

장갑, 젓가락, 꽃, 딸, 장화 사이다, 할머니, 여자, 분침, 아내

상관없는 단어 찾기

◈ 다음 단어들 중에 연관성이 가장 적은 단어 하나를 찾으세요.

1) 바지, 양말, 셔츠, 후라이팬, 티셔츠

2) 사자, 토끼, 말, 호랑이, 딸기

3) 팔, 사탕, 머리, 다리, 발, 손

4) 피망, 개미, 잠자리, 나비, 장수풍뎅이

5) 장미, 무궁화, 초콜릿, 벚꽃, 매화

초성 게임

◈ 다음 예시와 같이 초성이 같은 단어를 찾아 쓰세요.

<예시>

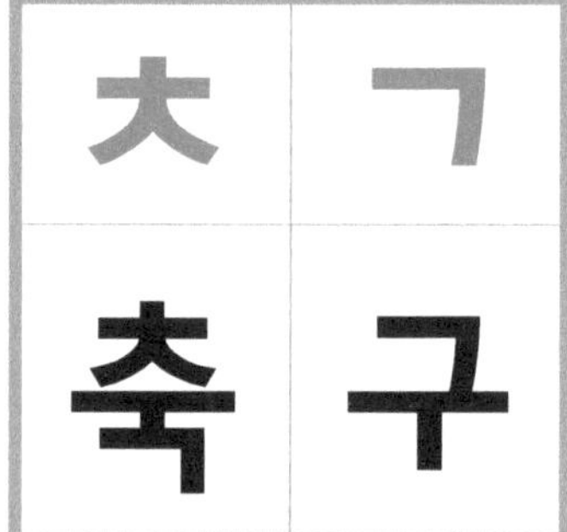

ㄱ	ㅅ	ㄷ	ㄹ
ㅅ	ㅈ	ㅇ	ㄱ

단어 바르게 만들기

1. 장면자 ⇨ 자장면
2. 등신호 ⇨
3. 기화전 ⇨
4. 젓락가 ⇨
5. 기탁세 ⇨
6. 컴터퓨 ⇨
7. 노피아 ⇨
8. 거자전 ⇨
9. 동차자 ⇨
10. 계시벽 ⇨
11. 렁탕설 ⇨
12. 궁창경 ⇨
13. 수허비아 ⇨
14. 스레파크 ⇨
15. 개치김찌 ⇨
16. 전텔비레 ⇨
17. 등교초학 ⇨
18. 켓슈마퍼 ⇨
19. 속스버고 ⇨
20. 모하니카 ⇨

공통점과 차이점 설명하기

◈ 다음 단어들의 공통점과 차이점에 대해 설명하세요.

예 : 비행기와 헬리콥터의 차이점은 날개의 수가 다르다.
비행기와 헬리콥터의 둘 다 하늘을 날 수 있다.

설탕과 소금
차이점 :
공통점 :
연필과 볼펜
차이점 :
공통점 :
장미와 카네이션
차이점 :
공통점 :

속담 완성하기

◈ 다음 빈 칸에 맞는 글자를 쓰세요.

1. 가는 □이 고와야 오는 말이 곱다.
2. 강 건너 □구경하듯 한다.
3. 계란으로 □□치기
4. 남의 말 하기는 식은 □ 먹기
5. 낮말은 □가 듣고 밤말은 쥐가 듣는다.
6. 도둑이 제 □ 저리다.
7. □다리도 두드려 보고 건너라
8. 티끌 모아 □□
9. 가는 □이 장날
10. 믿는 □□에 발등 찍힌다.

도끼, 말, 바위, 불, 돌, 죽, 새, 태산, 날, 발

음료 주문하기

◈ 다음 메뉴를 보고 질문에 답하세요.

음료	가격
커피	3,000원
오렌지주스	3,500원
유자차	4,000원
코코아	4,500원
우유	2,000원
녹차	2,500원
홍차	2,500원
쌍화차	4,500원
미숫가루	5,000원

1) 커피와 미숫가루를 주문한 가격은 얼마인가요?

2) 홍차 2잔을 주문한 가격은 얼마인가요?

3) 쌍화차, 유자차, 우유를 주문한 가격은 얼마인가요?

4) 미숫가루 2잔, 코코아 2잔을 주문한 가격은 얼마인가요?

5) 오렌지주스 2잔, 커피 2잔, 쌍화차 2잔을 주문한 가격은 얼마인가요?

백화점에서 쇼핑하기

◈ 백화점 층수 안내를 보고 질문에 답하세요.

매장 안내	
9층	문화센터
8층	영화관
7층	전문 식당가
6층	전자제품
5층	가구
4층	남성복 / 아동복
3층	속옷 / 스포츠용품
2층	여성복 / 구두
1층	화장품 / 가방
지하 1층	식료품 / 생활잡화
지하 2층	주차장

1) 테니스 라켓, 야구공은 어느 층에서 사야 할까요?

2) 스킨, 로션은 어느 층에서 사야 할까요?

3) 화장지, 치약은 어느 층에서 사야 할까요?

4) 라면, 우유, 식빵은 어느 층에서 사야 할까요?

5) 남성 자켓, 정장 바지는 어느 층에서 사야 할까요?

6) 팬티, 내복은 어느 층에서 사야 할까요?

7) 다리미, 냉장고, 밥솥, 세탁기는 어느 층에서 사야 할까요?

8) 쌀, 파, 두부, 비누, 세수대야는 어느 층에서 사야 할까요?

대통령 이름 기억하기

◈ 우리나라 현직 및 역대 대통령의 이름에 O표 하세요.(13명)

윤봉길	안창호	이승만	노태우
김유신	이순신	강감찬	박근혜
정몽주	김영삼	이사부	윤석열
김대중	한석봉	문재인	정약용
최규하	윤보선	문익점	박정희
전두환	노무현	방정환	김시민
곽재우	김대건	이명박	한명회

대통령 순서 맞추기

◈ 다음 순서에 맞게 밑의 예시에서 이름을 찾아서 써보세요.

제 1~3대 대통령 (1948년 ~ 1960년)	이승만
⇓	
제 4대 대통령 (1960년 ~ 1962년)	윤보선
⇓	
제 5~9대 대통령 (1963년 ~ 1979년)	
⇓	
제 10대 대통령 (1979년 ~ 1980년)	최규하
⇓	
제 11~12대 대통령 (1980년 ~ 1988년)	
⇓	
제 13대 대통령 (1988년 ~ 1993년)	
⇓	
제 14대 대통령 (1993년 ~ 1998년)	김영삼
⇓	
제 15대 대통령 (1998년 ~ 2003년)	
⇓	
제 16대 대통령 (2003년 ~ 2008년)	노무현
⇓	
제 17대 대통령 (2008년 ~ 2013년)	
⇓	
제 18대 대통령 (2013년 ~ 2017년)	박근혜
⇓	
제 19대 대통령 (2017년 ~ 2022년)	
⇓	
제 20대 대통령 (2022년 ~ 2027년)	

◆ 예 시 ◆

이명박 문재인 김대중 전두환 윤석열 노태우 박정희

세계 국가와 수도 연결하기

◈ 다음 제시된 국가의 수도를 밑의 예시에서 찾아 쓰세요.

한국	________	프랑스	________
미국	________	이탈리아	________
중국	________	태국	________
일본	________	필리핀	________
영국	________	러시아	________

◆ 예 시 ◆

모스크바, 런던, 동경(도쿄), 북경(베이징)
방콕, 로마, 워싱턴, 서울, 파리, 마닐라

인물 이름 맞추기

◈ 다음 설명에 맞게 밑의 예시에서 이름을 찾아서 써보세요.

설명	이름
조선의 왕으로 훈민정음(한글)을 창제한 왕	
3•1운동에 참가해 만세운동을 일으켰고, 19세에 순국한 여성 독립운동가	
임진왜란에서 거북선을 이용하여 조선의 승리를 이끈 조선시대 영웅	
조선 최고의 어머니이자 아내, 예술가로 존경받고 있으며, 대한민국 5만원권 화폐의 주인공	
일제 강점기에 대한민국 임시 정부에서 활동했던 독립운동가이자 정치가. 호는 '백범'	
남북 전쟁을 승리로 이끌었고, 노예 해방을 선언한 미국의 제 16대 대통령	
영국으로부터 인도의 독립운동을 지도한 인도의 정신적, 정치적 지도자	
1909년에 만주 하얼빈 역에서 조선 침략의 주동자였던 이토 히로부미를 살해한 독립운동가	
사랑의 선교 수녀회를 만들어 평생 가난하고 병든 사람들을 돌보며 살았던 인도의 수녀. 1979년 노벨평화상 수상	
6•25 전쟁때 UN군 최고사령관으로 한국전쟁에 참전하여 인천상륙작전을 지휘한 미국인 장군	

◆ 예 시 ◆

맥아더	유관순	세종대왕	김구	신사임당
간디	테레사	링컨	안중근	이순신

지하철 노선도

◈ 지하철 노선도를 보고 다음 문제에 답하세요.

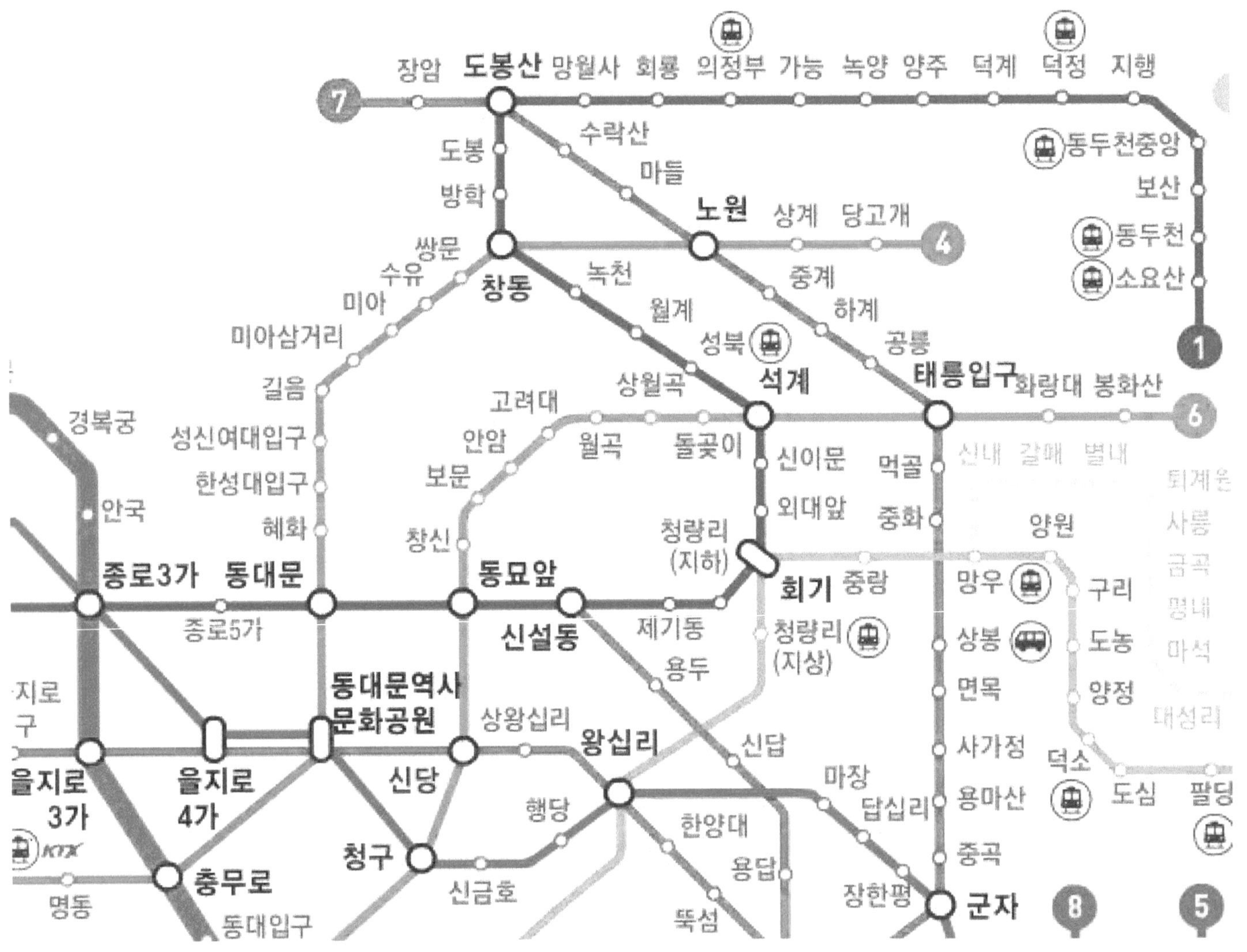

1. 고려대역은 몇 호선 입니까?

2. 미아역은 몇 호선 입니까?

3. 사가정역은 몇 호선 입니까?

4. 월계역은 몇 호선 입니까?

생각하는 계산 문제

1. 상희는 과자 7개를 먹었고, 영수는 상희보다 5개 더 많이 먹었다. 상희와 영수가 먹은 과자는 총 몇 개입니까?

2. 콘서트 공연장에 월요일에는 18명이 왔고, 화요일에는 월요일보다 3명 더 적게 왔다. 화요일에 콘서트에 간 인원수는 몇 명입니까?

3. 오리 2마리와 강아지 한 마리가 있다. 오리와 강아지의 다리 개수를 다 합치면 몇 개입니까?

4. 보라매병원 앞에서 출발한 버스에 첫 번째 정류장에서 승객 2명이 타고, 두 번째 정류장에서 1명이 하차했다. 현재 6명의 승객들이 남아있다고 하면 처음에 출발 시 버스에 타고 있던 승객의 인원수는 총 몇 명입니까?

5. 어떤 수에 5을 뺐더니 13이 되었다. 어떤 수는 무엇입니까?

가로세로 낱말퍼즐

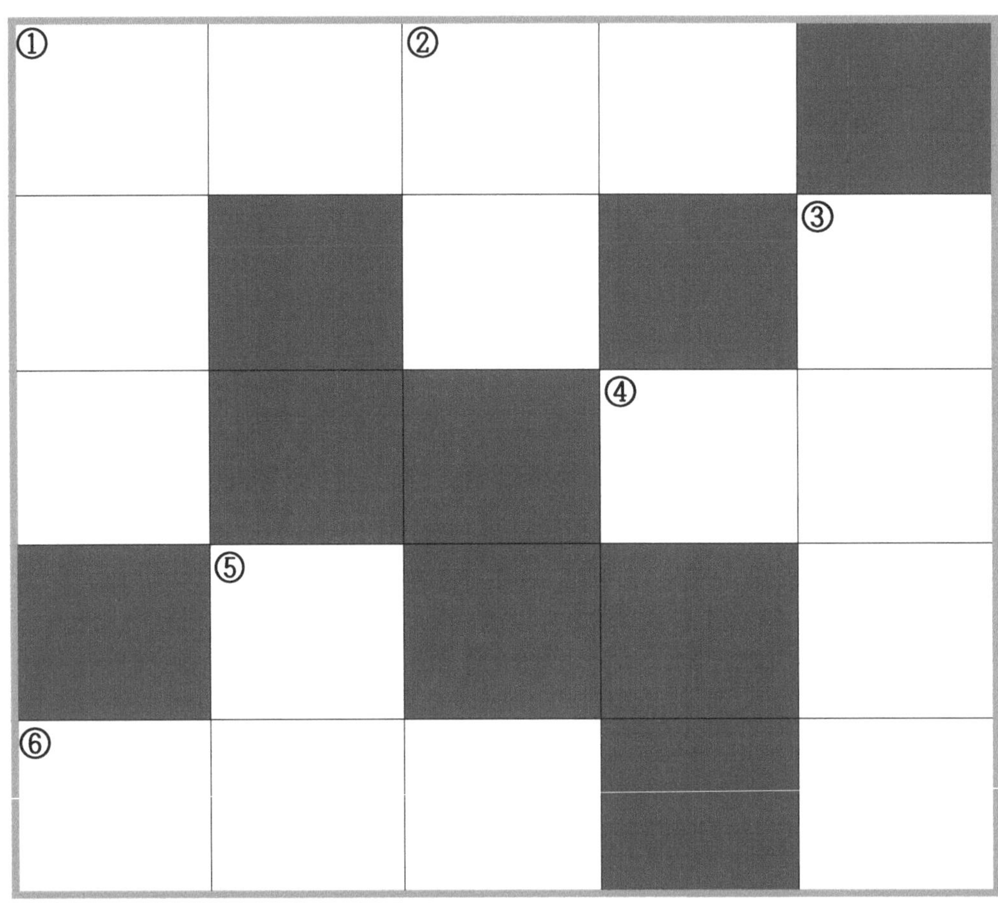

가로 열쇠

(글자 수)

① 어버이날에 부모님의 가슴에 달아드리는 꽃입니다.

④ 세면대나 대야에 물을 가득 받아놓고 비누칠해서 얼굴을 깨끗이 닦는 것입니다.

⑥ 더운 여름날 이것을 틀어놓으면 날개가 돌아가며 바람이 나와서 매우 시원합니다.

세로 열쇠

(글자 수)

① 세 글자로 된 사진을 찍는 기구를 말하는 단어입니다.

② 모든 짐을 싸서 사는 곳을 옮기는 것을 말합니다.

③ 가을 들판에 참새들이 다 익은 벼에서 쌀을 빼먹지 못하도록 지키는 역할을 하는 것입니다.

⑤ 가을이 되면 나뭇잎이 빨간색이나 노란색으로 예쁘게 물드는 것을 말합니다.

뉴스 기사 부분 파악하기 1

입 안 유익균, 구취·치주질환 등 원인 세균 억제

장처럼 입 안에도 유산균이 살고 있다. 일부에서는 700여 종 100억 마리에 이른다고 하는데, 이들 세균은 유익균과 유해균으로 나눠 공존하고 균형을 유지한다. 하지만 스트레스나 잘못된 치아 관리와 식습관, 화학 성분의 가글과 항생제 남용 등으로 균형이 깨지면 유해균이 번식해 구취는 물론이고 치주 질환, 충치 등 구강 질환의 원인이 된다.

지난해 외래 진료 1위 질환이었던 치주 질환의 원인은 치태와 치석에 있는 세균이다. 이 세균은 치아 주변의 잇몸에 염증을 일으키고, 염증이 치아를 지지하는 조직을 파괴해 치아가 흔들리고 빠지게 된다.

아침에 일어나 겪는 텁텁함과 입 냄새도 밤사이 번식한 세균 때문이다. 잠들기 전 이를 닦아도 자는 동안 입속 깊은 곳에 살아남은 유해균이 증식해 휘발성 황 화합물을 내뿜어 불쾌한 입 냄새를 만든다.

구강 세균은 입 안에서만 문제를 일으키는 것이 아니다. 치주 질환의 원인 세균은 혈류를 타고 몸속 중요 장기에 침투해 치매·심혈관질환·당뇨병·뇌졸중 등 심각한 전신질환을 일으킨다는 연구 결과가 적지 않다. 입 안 유해균을 우습게 볼 일이 아닌 것이다.

◈ 위의 기사의 한 부분을 읽고 문제를 풀어보세요.

1. 유산균은 두 가지로 나눠 공존하고 균형을 유지합니다. 두 가지는 무엇입니까?

2. 지난해 외래 진료 1위 치주질환의 원인은 무엇입니까?

3. 입 안의 유해균은 혈류를 타고 어떠한 질환들을 일으킵니까? 3가지 이상 나열하세요.

뉴스 기사 부분 파악하기 2

귀에서 들리는 '삐' 소리 방치하면.. 치매 찾아옵니다

보라매병원 이비인후과 김영호 교수·핵의학과 김유경 교수 연구팀은 만성 이명으로 진단된 23명의 환자를 경도인지장애(MCI) 진단 여부에 따라 두 그룹으로 나누고, 그룹별로 양전자단층촬영(PET)과 자기공명영상(MRI) 결과를 비교해 만성 이명 환자의 뇌에서 나타나는 대사 및 구조적 변화를 분석했다.

연구 결과, 만성 이명을 가진 경도인지장애그룹은 이명 없이 경도인지장애만을 가진 대조군보다 대뇌 회백질의 부피가 적은 것으로 나타났다. 특히 우뇌 측두엽에 위치한 '선엽' 부위에서 회백질 부피가 크게 감소해 있었다. 또한 우측 측두엽 및 좌측 방추 부위에서는 포도당 대사 기능이 현저히 낮아진 것도 확인할 수 있었다.

이에 연구진은 노인성 질환인 만성 이명이 인지기능 저하를 가속할 가능성이 있다고 판단했다.

◈ 위의 기사의 한 부분을 읽고 맞으면 O, 틀리면 X로 표시해주세요.

김유경 교수 연구팀은 만성 이명으로 진단된 23명의 환자를 경도인지장애(MCI) 진단 여부에 따라 세 그룹으로 나누어 분석했다.	
연구 결과, 만성 이명을 가진 경도인지장애그룹은 이명 없이 경도인지장애만을 가진 대조군보다 대뇌 회백질의 부피가 적은 것으로 나타났다.	
우측 측두엽 및 좌측 방추 부위에서는 탄수화물 대사 기능이 현저히 낮아진 것을 확인할 수 있었다.	
연구진은 아동 질환인 만성 이명이 인지기능 저하를 가속할 가능성이 있다고 판단했다.	
귀에서 들리는 '삐'소리를 방치하면 치매가 찾아온다.	

뉴스기사 부분 파악하기 3

유산균이 구강 건강 돕는다?

실제로 유익균이 입 냄새나 치주질환, 충치 등의 원인균을 찾아 활동을 억제하는 역할을 한다는 연구 결과가 여럿 나왔다. 보라매병원 가정의학과의 오범조 교수도 구강 유산균이 입 안 건강에 영향을 미친다고 했다.

오 교수는 "구강에도 위장이나 대장처럼 좋은 균과 나쁜 균이 있다"며 "유익균은 충치나 치주염 등이 일어나는 부위에 세균이 달라붙지 못하게 하거나 제거하는데 도움을 준다. 항균 작용을 해서 구취를 없애기도 한다"고 말했다.

그는 "장과 마찬가지로 구강 건강도 유익균과 유해균이 균형을 이루는 게 중요하다"며 "그런데 센 가글이나 나쁜 식습관 및 치아 관리로 좋은 균까지 죽으면서 균형이 깨져 문제가 생기게 된다"고 했다.

오 교수는 다만 구강 유산균이 만병통치약은 아니라고 했다. 오 교수는 "구강 유산균은 장 유산균보다 평소 먹는 것에 영향을 많이 받는다"며 "매운 음식을 먹으면 입 안에 당장 영향을 미친다. 특히 탄산이나 설탕 등을 자주 먹으면 구강 유산균 균형에 심각한 악영향을 미친다"고 말했다. 그는 "평소 건강한 식습관과 올바른 치아 관리를 기본으로 하는 가운데 구강 유산균을 먹으면 입 냄새나 치주질환 등이 개선되는 것이다"고 강조했다.

◈ 위의 기사의 한 부분을 읽고 문제를 풀어보세요.

1. 구강 유익균은 입 안에서 어떤 역할을 합니까?

2. 구강의 좋은 균을 죽이는 행동은 무엇입니까?

3. 구강 유산균 균형에 심각한 악영향을 미치는 대표적인 음식은?

4. 구강과 같이 좋은 균과 나쁜 균이 있는 우리 몸의 부위는 어디입니까?

5. 구강 유산균과 장 유산균의 차이점은 무엇입니까?

스도쿠 (1)

◈ 다음 규칙을 따라 빈 칸을 채워보세요.

가로줄과 세로줄에 1~3까지 숫자가 겹치지 않도록 숫자를 써보세요.

예시

1	3	2
3	2	1
2	1	3

문제 1

2	1	
	3	
3		1

문제 2

	1	2
1		3
	3	

스도쿠 (2)

◈ **다음 규칙을 따라 빈 칸을 채워보세요.**

가로줄과 세로줄에 4,5,6 숫자가 겹치지 않도록 숫자를 써보세요.

예시

5	6	4
6	4	5
4	5	6

문제 1

6		
5		4
	5	6

문제 2

5		4
	4	
4		

스도쿠 (3)

◈ 다음 규칙을 따라 빈 칸을 채워보세요.

가로줄과 세로줄에 7,8,9 숫자가 겹치지 않도록 숫자를 써보세요.

예시

8	7	9
7	9	8
9	8	7

문제 1

	7	8
7		
	9	

문제 2

8		
		7
7	9	

인지기능 훈련과제

중간 단계

글자 찾기

◈ 다음에서 가 모양을 찾아서 표시하세요.(15개)

가 마 나 아 다 카 파 나 사 타 타

아 차 하 나 타 라 카 아 하 마 차

라 마 자 나 파 타 라 차 다 카 마

파 자 하 타 파 마 타 나 타 하 라

카 차 사 가 아 하 카 가 가 타 파

아 나 마 라 자 마 마 아 차 가 자

다 하 사 파 가 타 하 파 타 나 마

파 아 가 차 아 나 자 라 차 사 사

마 나 마 사 하 아 사 마 가 아 마

나 카 자 라 카 마 자 카 바 차 나

하 사 마 마 가 아 다 아 차 라 파

라 카 파 자 사 가 아 아 파 다 하

하 다 자 차 가 마 자 사 가 자 사

가 사 마 하 사 다 카 파 아 사 다

마 자 다 파 라 사 가 마 하 카 가

짝수 숫자 쓰기

2		6		
	14			
22				30
			38	
42				50
			58	
	64			
		76		
82		86		90
			98	

홀수 숫자 쓰기

1		5		
			17	
21		25		
	33			
		45		49
			57	
61				69
	73			
		85		
	93		97	

숫자 연결하기

◈ **숫자와 글자를** 번갈아서 **쓰세요.** (1 → 가 → 2 → 나 → 3....)

1 ⇨ 가 ⇨ 2 ⇨

⇩

라 ⇦ ⇦ ⇦ 3

⇩

⇨ ⇨ 6 ⇨

⇩

⇦ 8 ⇦ ⇦

⇩

⇨ 자 ⇨ ⇨

⇩

⇦ ⇦ ⇦ 11

⇩

⇨ 파 ⇨ ⇨ 하

바둑판에 바둑알 그리기

◈ 왼쪽의 바둑판과 같은 위치에 바둑알을 그려 넣으세요.

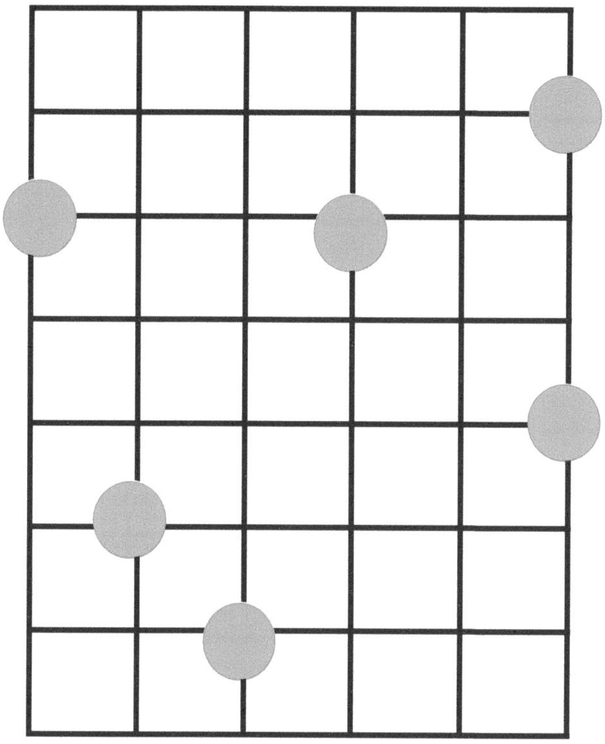

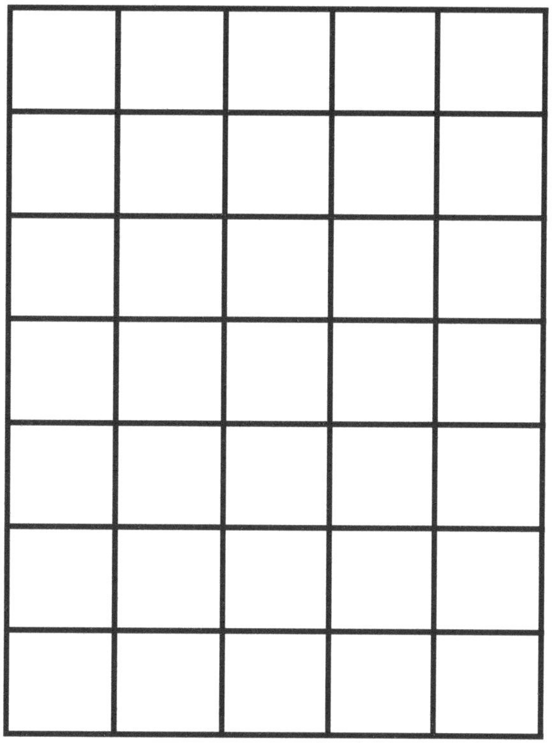

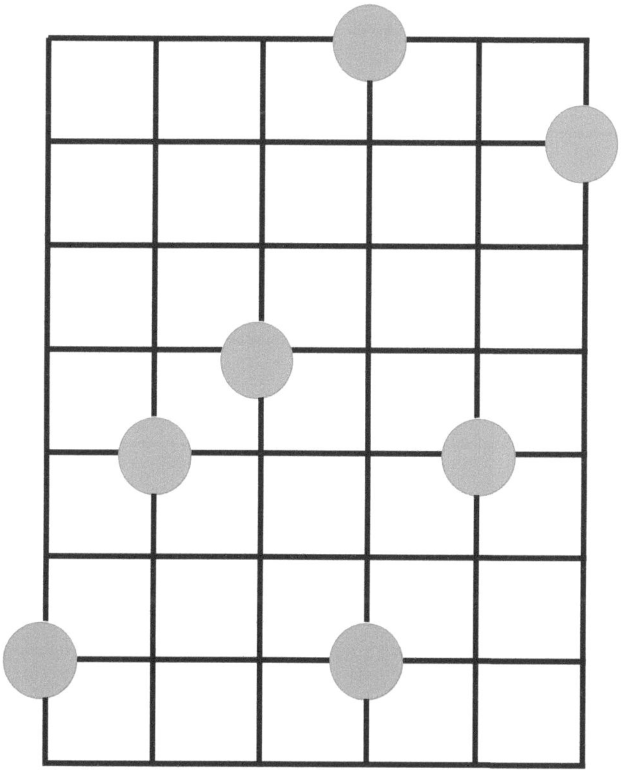

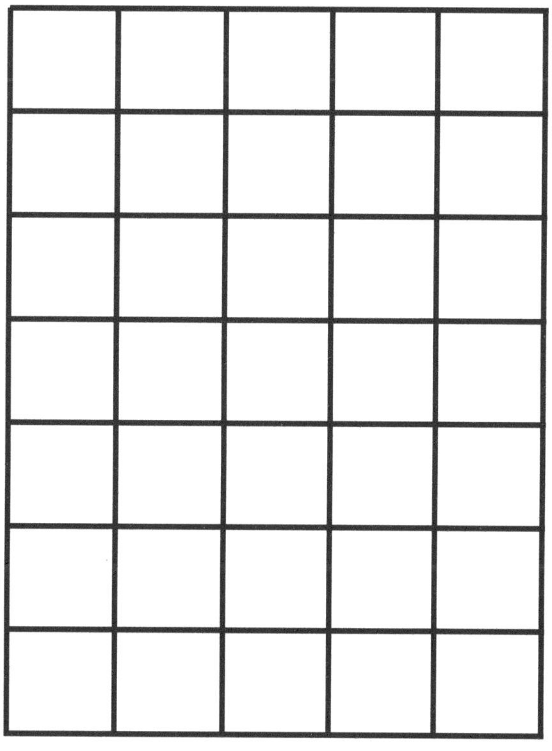

바둑판에 선 그리기

◈ 왼쪽의 바둑판과 같은 위치에 선을 그려 넣으세요.

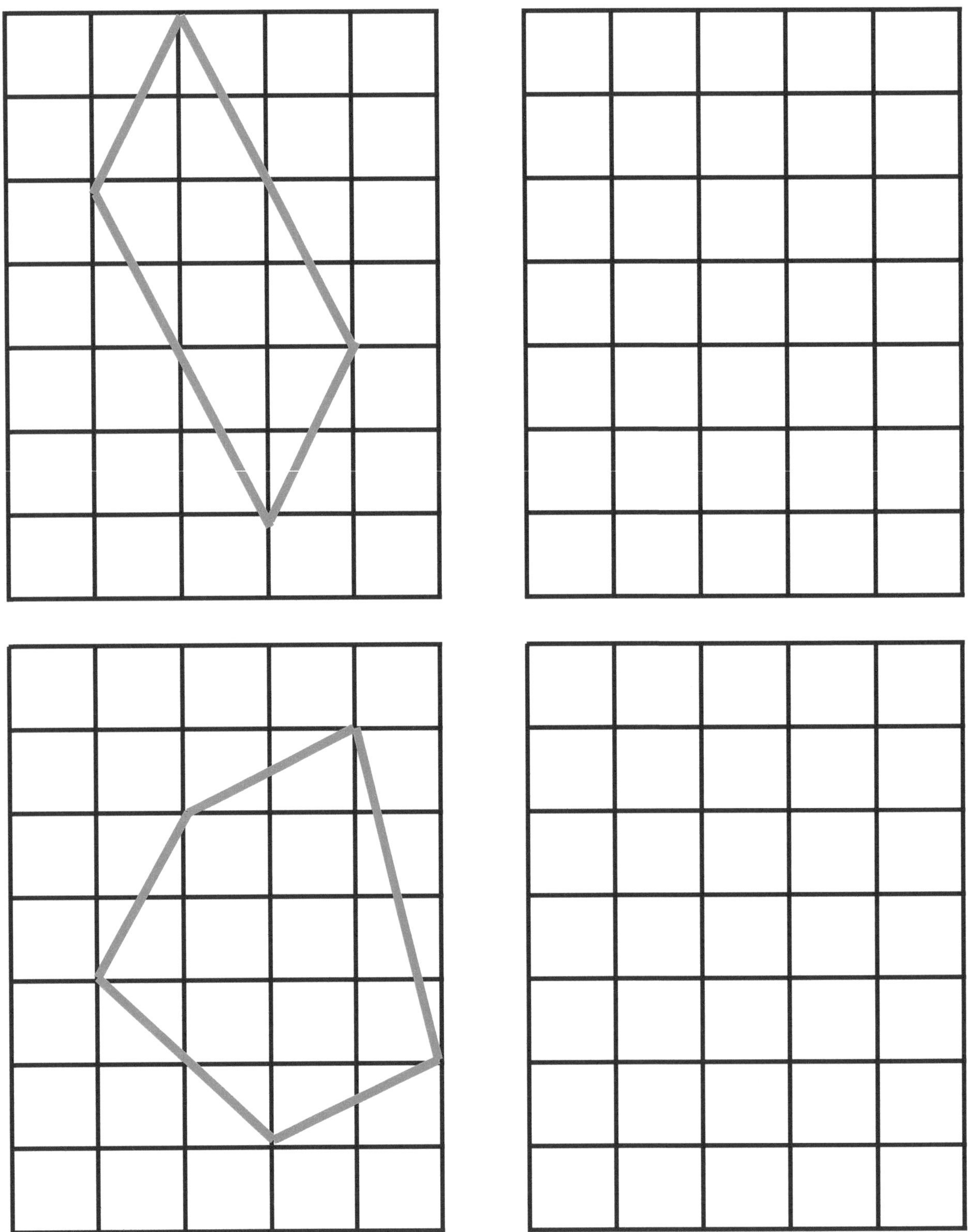

숫자에 맞게 기호 그려 넣기

◈ 숫자와 동일한 기호를 그려 넣으세요.

1	2	3	4	5
☆	□	○	◇	◎

1	5	2	3	4	2	3	2
☆	◎						
2	4	3	2	5	1	2	5
1	5	3	2	5	3	4	4
3	2	4	5	1	1	3	2
1	4	2	3	2	1	4	3

낱말 찾기 1

◈ **다음 낱말을 가로, 세로, 대각선 방향에서 찾아보세요.**

나무, 대한민국, 축구, 학교, 교실

나	유	오	야	보	호	요
무	조	바	무	투	코	하
강	대	한	민	국	유	늘
주	아	루	나	우	뇨	추
축	구	야	도	학	튜	피
자	도	바	교	소	초	호
노	수	모	실	노	이	후

낱말 찾기 2

◈ **다음 낱말을 가로, 세로, 대각선 방향에서 찾아보세요.**

바구니, 학교, 토마토, 소나무, 이불, 부엉이

참	방	토	마	토	배	모
노	학	좀	낭	학	카	고
이	바	콩	종	교	재	부
디	죠	구	노	포	캐	엉
쥬	고	로	니	호	케	이
소	나	무	당	또	이	꾸
조	타	바	병	찌	불	후

블록 개수 세기

◈ 다음 그림에서 블록을 몇 개 쌓았는지 개수를 써 보세요.

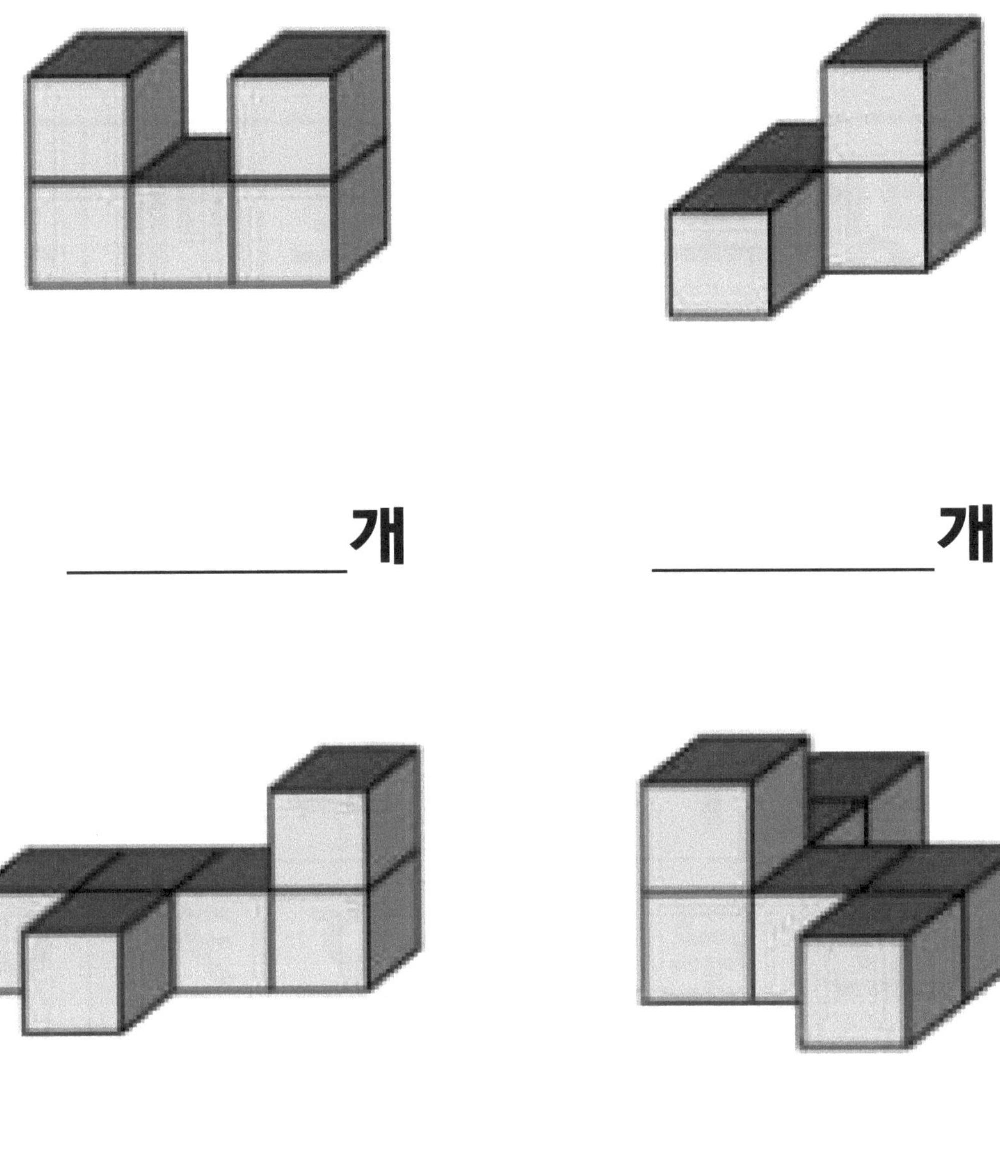

________개　　　　________개

방향 파악하기

◈ 다음 사진을 보고 사진과 맞는 설명을 한 문장에 ○ 표시하세요.

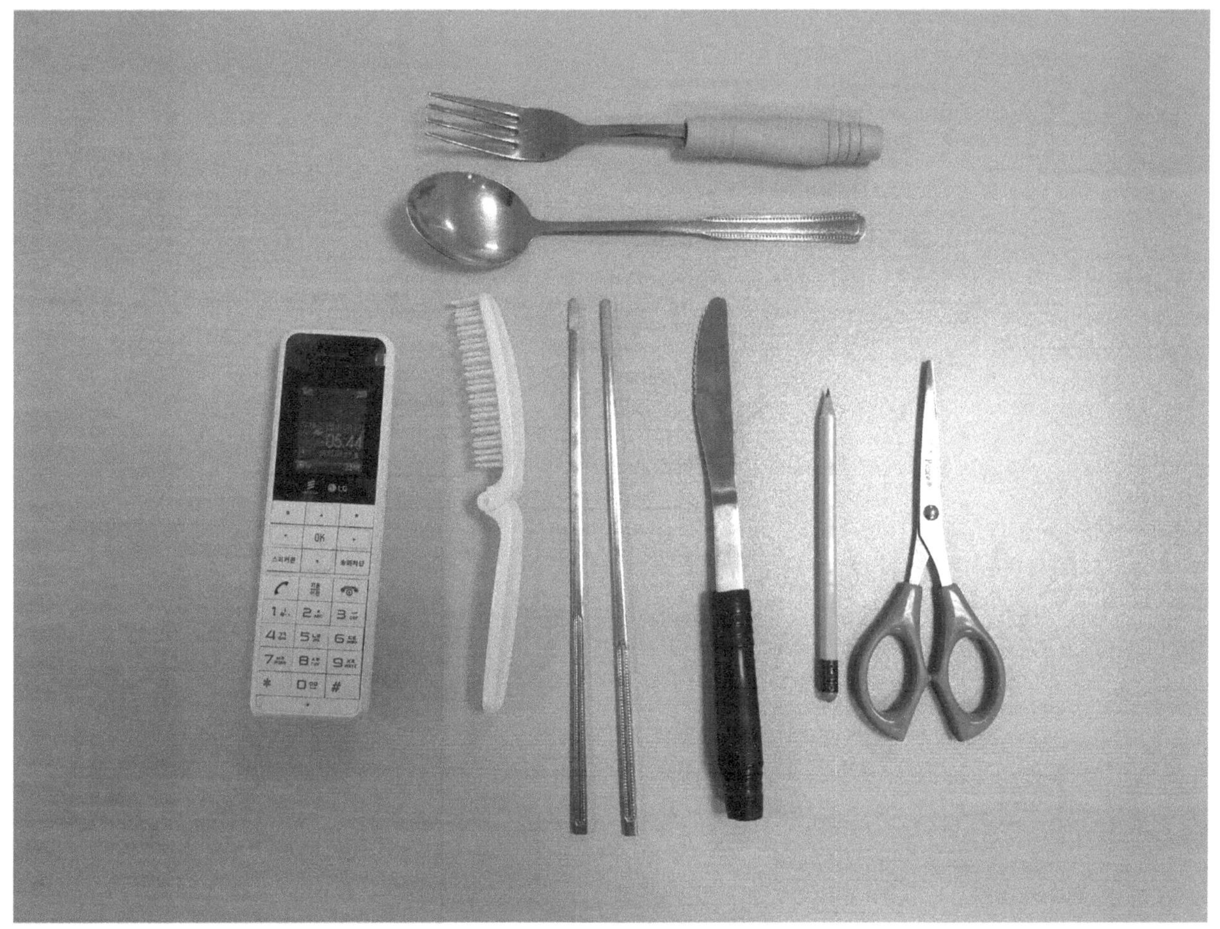

연필의 왼쪽에 칼이 있습니다.	
빗의 오른쪽에 전화기가 있습니다.	
칼과 빗 사이에 젓가락이 있습니다.	
숟가락 아래에 젓가락이 있습니다.	
포크 위에 숟가락이 있습니다.	
젓가락의 오른쪽에 포크가 있습니다.	

순서 이어가기

◈ 다음 제시된 도형의 순서에 맞게 이어서 그리세요.

① 1 1 2 1 1 2 ⇨ 1

② → ⇒ ⭆ → ⇨

③ ㉧㉭㉦㉧㉭㉦㉧ ⇨

④ ⊂ ∪ ⊃ ⊂ ∪ ⊃ ⊂ ⇨

⑤ → ↓ ↑ → ↓ ↑ → ↓ ⇨

⑥ ● ◆ ■ ◎ ● ◆ ⇨

⑦ 9 8 7 6 5 ⇨

계산하기 ▷ 두 자릿수와 한 자릿수 더하기

1 24 + 8 32	16 + 4	25 + 7	14 + 9
55 + 7	33 + 9	42 + 8	41 + 9
14 + 8	15 + 5	23 + 8	26 + 5

계산하기 ▷ 두 자릿수에서 한 자릿수 빼기

17 − 2	14 − 3	19 − 8	15 − 2	18 − 3
19 − 4	18 − 5	16 − 9	17 − 9	17 − 7
18 − 6	12 − 3	11 − 4	15 − 6	13 − 6

계산하기 ▷ 두 자릿수에서 한 자릿수 빼기(2)

97 − 9	59 − 6	86 − 8	64 − 7
53 − 9	75 − 8	94 − 8	54 − 7
89 − 6	29 − 3	94 − 7	95 − 8

1. 하루에 50원씩 4일 동안 모으면 얼마인가요?

_______ × _______ = _______원

2. 하루에 100원씩 4일 동안 모으면 얼마인가요?

_______ × _______ = _______원

3. 하루에 500원씩 3일 동안 모으면 얼마인가요?

_______ × _______ = _______원

4. 하루에 1,000원씩 7일 동안 모으면 얼마인가요?

_______ × _______ = _______원

동전 계산하기

◈ 다음 그림에서 동전이 모두 합쳐 얼마인지 계산하세요.

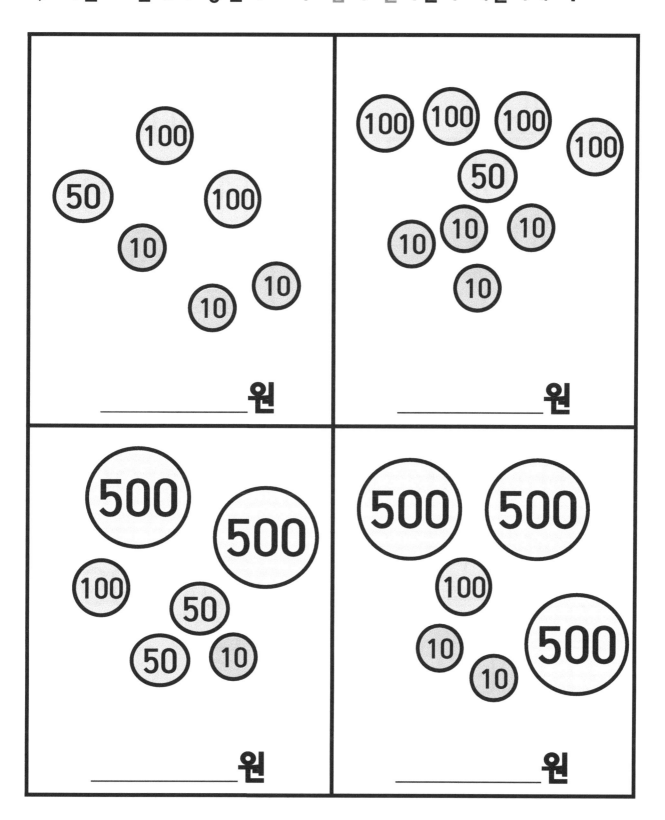

100, 50, 100, 10, 10, 10 ________원	100, 100, 100, 100, 50, 10, 10, 10, 10, 10 ________원
500, 500, 100, 50, 50, 10 ________원	500, 500, 100, 10, 10, 500 ________원

지폐 계산하기

◈ 다음 그림에서 지폐가 모두 합쳐 얼마인지 계산하세요.

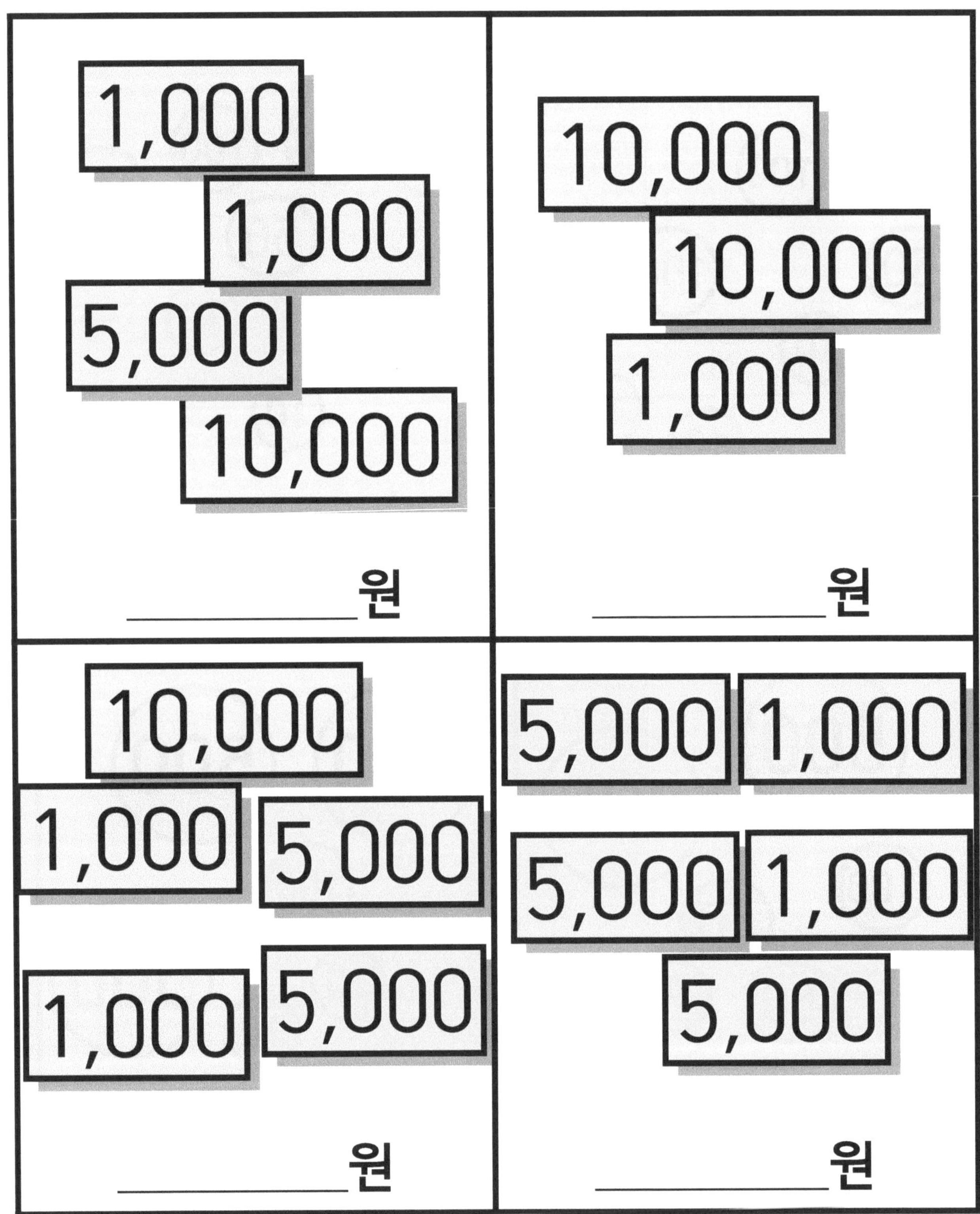

해당하는 단어 찾기

◈ '과일'에 해당하는 단어에 색칠하세요.

장미	잡채	코끼리	양말	쑥갓	신발	토마토	비빔밥
연노랑	참외	부추	돈벌레	금색	김밥	옷장	책상
우주선	쟁반	국수	튤립	거미	외투	깐풍기	소방차
로션	갈비찜	다리미	백합	면도기	풍뎅이	딸기	된장국
김치	지하철	깍두기	바지	밥그릇	전화기	색연필	장난감
사과	수건	로켓	소	노랑	코알라	승용차	공
무	악어	마늘	육개장	국화	스웨터	할미꽃	가지
포크	경찰차	거울	비누	칼국수	호랑이	빨강	송충이
신발	불고기	은색	여우	감	운동복	호박꽃	코뿔소
살색	보라	자전거	오이	컵	백조	접시	감자
지게차	샐러리	개미	메론	멧돼지	배	연분홍	잠자리
개	해장국	싱크대	사마귀	변기	사자	탕수육	나팔꽃
검정	라일락	물개	수국	팔보채	오렌지	주황	짬뽕

시간, 장소, 사람에 대해 알아보기

1. 오늘은 ________년 _____월 ____일 ____요일입니다.

2. 지금은 (오전/오후) _______시 ________분입니다.

3. 우리 집 주소는 _____시 _____구 _____동입니다.

   (나머지 주소) ________________________________

4. 나의 (집/휴대폰) 전화번호는 _____________입니다.

5. 오늘 날씨는 ________________________________.

6. 나는 (혼자/_______________________)와 살고 있습니다.

7. 나의 생일은 ________년 ______월 _______일입니다.

8. 나는 오늘 ________________________________을(를)

   할 예정입니다.

달력 보기

◈ 달력을 완성하고, 다음 질문에 대답하세요.

2024년 3월						
일	월	화	수	목	금	토
					1	2
3	4	5	6	7	8	9
10	11	12	13	14	15	16
17	18	19	20	21	22	23
24	25	26	27	28	29	30

- 3월 11일은 무슨 요일입니까? ____________
- 3월 셋째주 목요일은 며칠입니까? ____________
- 3월 27일은 무슨 요일입니까? ____________
- 3월은 일요일이 총 몇 번 있습니까? ____________

시계 보기

◈ 다음 시계를 보고 몇 시 몇 분인지 쓰세요.

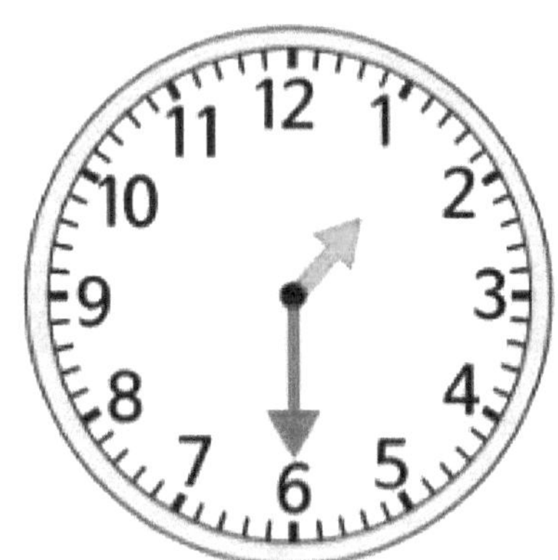

______시 ______분

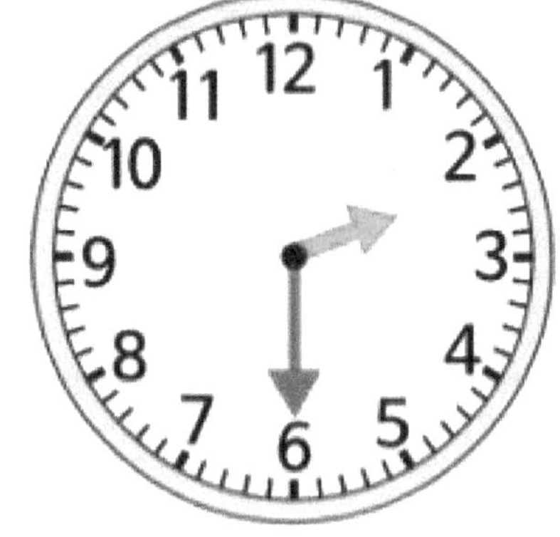

______시 ______분

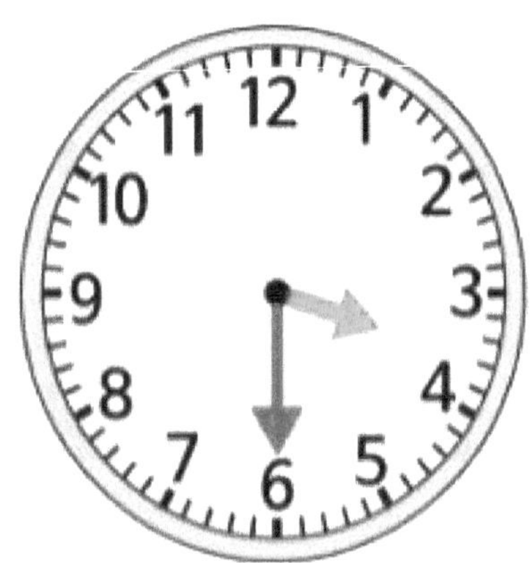

______시 ______분

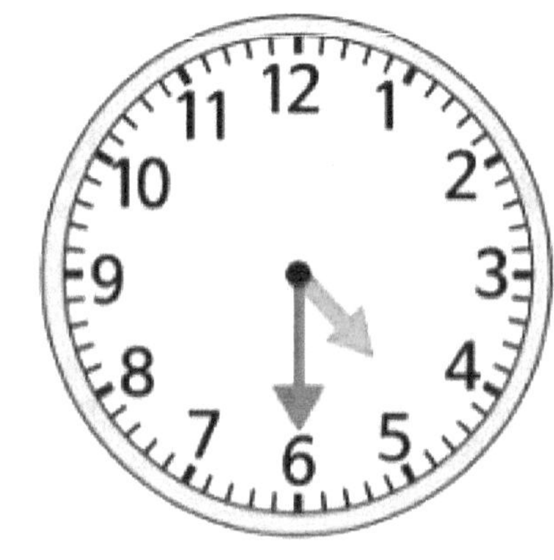

______시 ______분

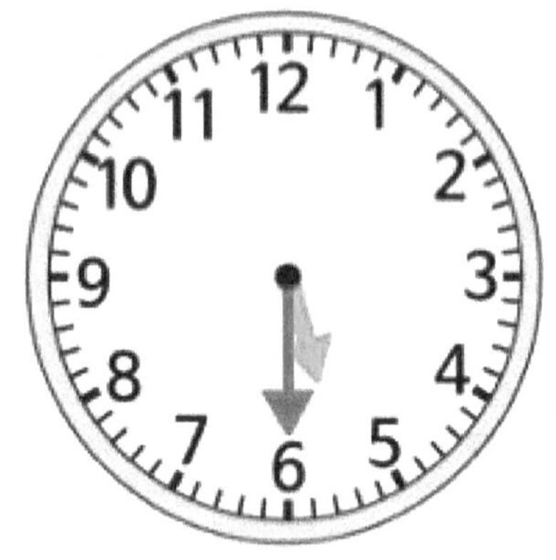

______시 ______분

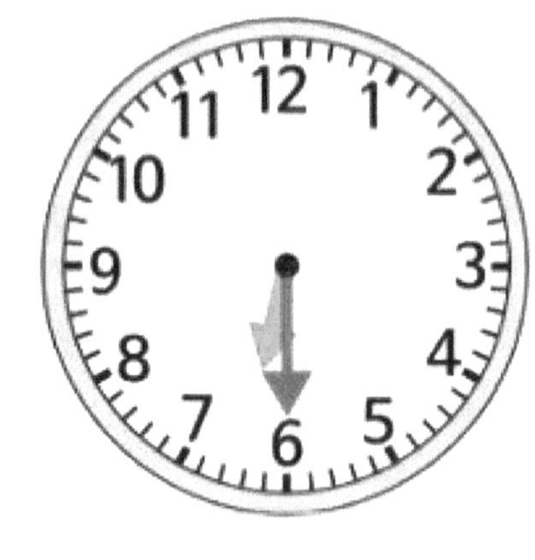

______시 ______분

장소 파악하기

◈ 다음 제시된 설명에 맞는 장소를 예시에서 찾아서 쓰세요.

1. 불이 나거나 사고, 재난이 발생했을 때 이곳에 전화합니다.

2. 도둑이 들거나 사건, 사고가 생겼을 때 이곳에 전화합니다.

3. 우편물을 배달, 보관하고 돈과 관련된 금융 업무도 하는 곳입니다.

4. 돈을 저축하고, 필요할 때 돈을 찾거나 빌리는 곳입니다.

5. 학생들이 친구와 함께 선생님께 학문을 배우고 공부하는 곳입니다.

6. 의사가 환자를 진찰 및 치료를 하는 곳입니다.

7. 커트, 파마, 염색 등을 하여 머리를 예쁘게 만들어주는 곳입니다.

8. 병원에서 처방을 받은 약을 사는 곳입니다.

〈 예시 〉

미용실, 은행, 우체국, 병원, 약국, 소방서, 경찰서, 학교

공휴일 및 기념일 알아보기

◈ 공휴일 및 기념일의 날짜를 써 보세요.

스승의 날 : 5월 ______일

제헌절 : 7월 ______일

성탄절 : 12월 ______일

신정 : 1월 ______일

근로자의 날 : 5월 ______일

식목일 : 4월 ______일

현충일 : 6월 ______일

광복절 : 8월 ______일

삼일절 : 3월 ______일

어린이날 : 5월 ______일

개천절 : 10월 ______일

어버이날 : 5월 ______일

한글날 : 10월 ______일

전화번호 찾기

◈ 다음 전화번호부를 보고 문제에 답하세요.

상상 미용실	02-856-4329	동작 주민센터	064-642-5321
동백 은행	031-232-5675	하늘 세탁소	063-675-5839
파란 한의원	051-432-3433	예쁜 커튼집	051-285-3892
한국 병원	02-3242-7843	싱싱 마트	043-382-3983
도담 어린이집	032-435-9090	싸다 휴대폰 판매점	033-299-0300
무지개 미술학원	052-796-0400	맛있는 분식집	052-192-5029
패션 백화점	043-342-0999	황실 중화요리	02-1392-5918
튼튼 치과	033-281-0502	소문난 떡집	055-201-2918
보라매 우체국	055-212-2222	맛나 빵집	032-291-1010
화장품 판매점	054-239-5752	반짝 안경점	031-298-2958
블랙 커피숍	063-1255-6321	씽씽 카센타	02-1838-2030
멍멍 애견샵	062-348-0382	하얀 문구점	054-209-2039
보라매 동사무소	044-2938-0201	박 신발 판매점	062-707-4938

1. 신발을 사려 합니다. 어디에 전화해야 하며, 전화번호는 무엇입니까?

2. 휴대폰을 개통하려 합니다. 어디에 전화해야 하며, 전화번호는 무엇입니까?

3. 짜장면과 짬뽕을 시키려 합니다. 어디에 전화해야 하며, 전화번호는 무엇입니까?

4. 이빨이 아파서 치료받으려 합니다. 어디에 전화해야 하며, 전화번호는 무엇입니까?

5. 미술을 배우고 싶습니다. 어디에 전화해야 하며, 전화번호는 무엇입니까?

우리나라 지도

◈ **다음 지도를 참고하여 표에 알맞게 '시 또는 군'을 쓰세요.**

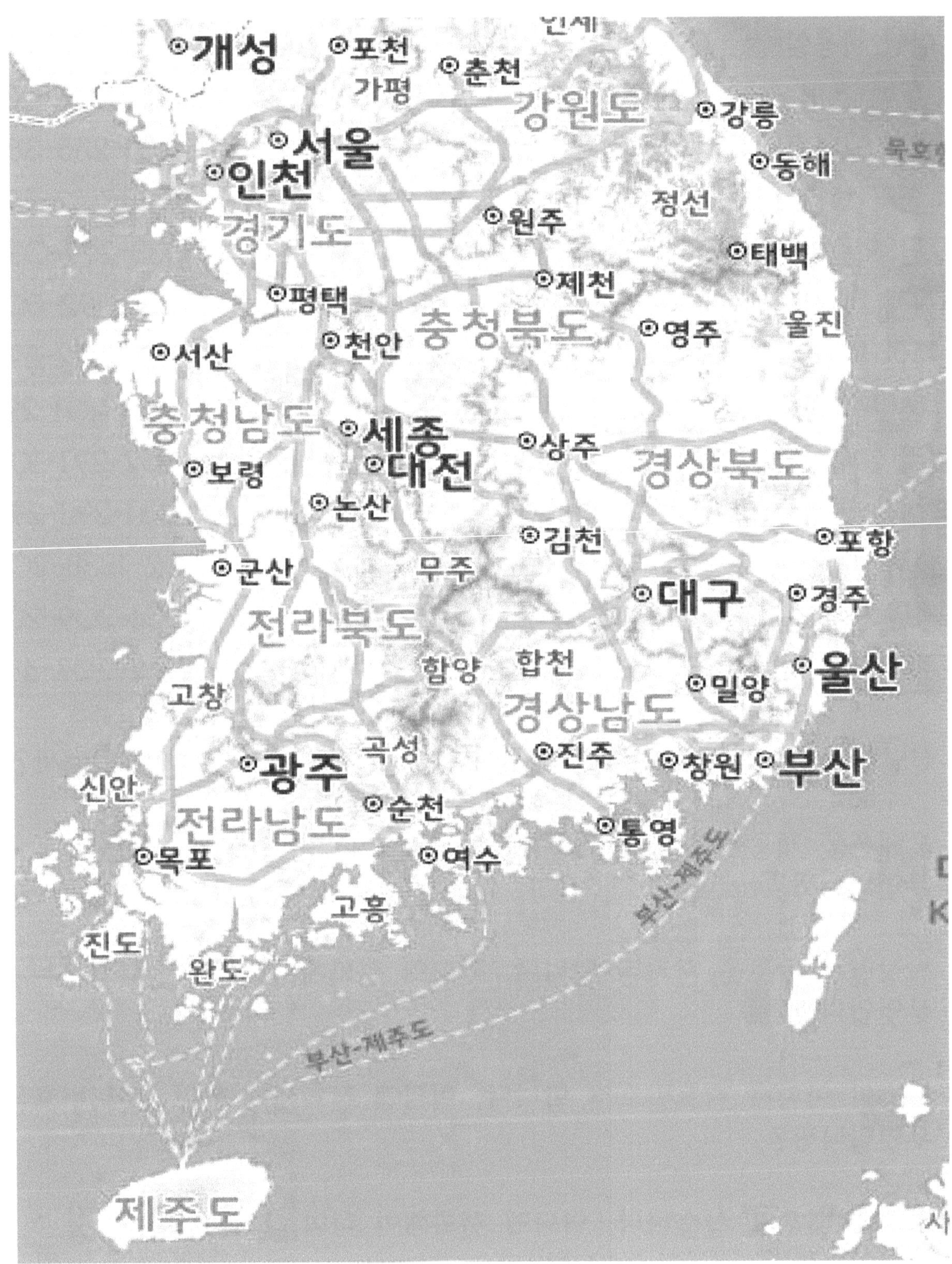

경기도	안성, 광명, 안양, _____ , _____
강원도	평창, 속초, 정선, _____ , _____
충청북도	청주, 충주, 단양, _____ , _____
충청남도	홍성, 청양, 서산, _____ , _____
전라북도	정읍, 고창, 남원, _____ , _____
전라남도	순천, 나주, 강진, _____ , _____
경상북도	문경, 김천, 성주, _____ , _____
경상남도	밀양, 통영, 함안, _____ , _____

봄에 어울리는 단어 찾기

◈ 봄에 어울리는 단어를 찾아 표시하세요.

봄		
눈썰매	수박	고드름
새싹	군밤	스키
빙수	부채	입춘
털모자	세배	송편
단풍	벚꽃	추석
선풍기	성탄절	진달래

여름에 어울리는 단어 찾기

◈ 여름에 어울리는 단어를 찾아 표시하세요.

여름		
눈썰매	참외	모내기
새싹	군밤	스키
빙수	부채	입춘
털모자	세배	수박
단풍	벚꽃	추석
에어컨	성탄절	진달래

가을에 어울리는 단어 찾기

◈ 가을에 어울리는 단어를 찾아 표시하세요.

가을		
입추	참외	모내기
새싹	군밤	은행잎
빙수	부채	입춘
곶감	세배	수박
단풍	벚꽃	추석
에어컨	성탄절	진달래

겨울에 어울리는 단어 찾기

◈ 겨울에 어울리는 단어를 찾아 표시하세요.

겨울		
입추	참외	모내기
새싹	군밤	은행나무
빙수	부채	입동
단감	눈사람	수박
단풍	동지팥죽	추석
에어컨	성탄절	진달래

애국가 1절 빈칸 채우기

동해물과 ______이 마르고 닳도록

______이 보우하사 우리____ 만세

무궁화 ______ 화려 강산

대한 사람 ____으로 길이 ___하세

순서에 맞는 단어 쓰기

◈ 다음 순서에 맞는 단어를 생각해서 써보세요.

1) 봄 여름 ____ 겨울

2) 가 ____ 다 라 ____

3) 아 ____ 어 여 ____

4) 하나 ____ 셋 넷 ____

5) 동 서 ____ ____

6) 월 ____ 수 ____ 금

7) 일 이 ____ 사 ____

8) 수 우 ____ 양 ____

9) 갑 ____ 병 정

물건 세는 단위

◈ 다음 물건의 단위를 생각해서 써 보세요.

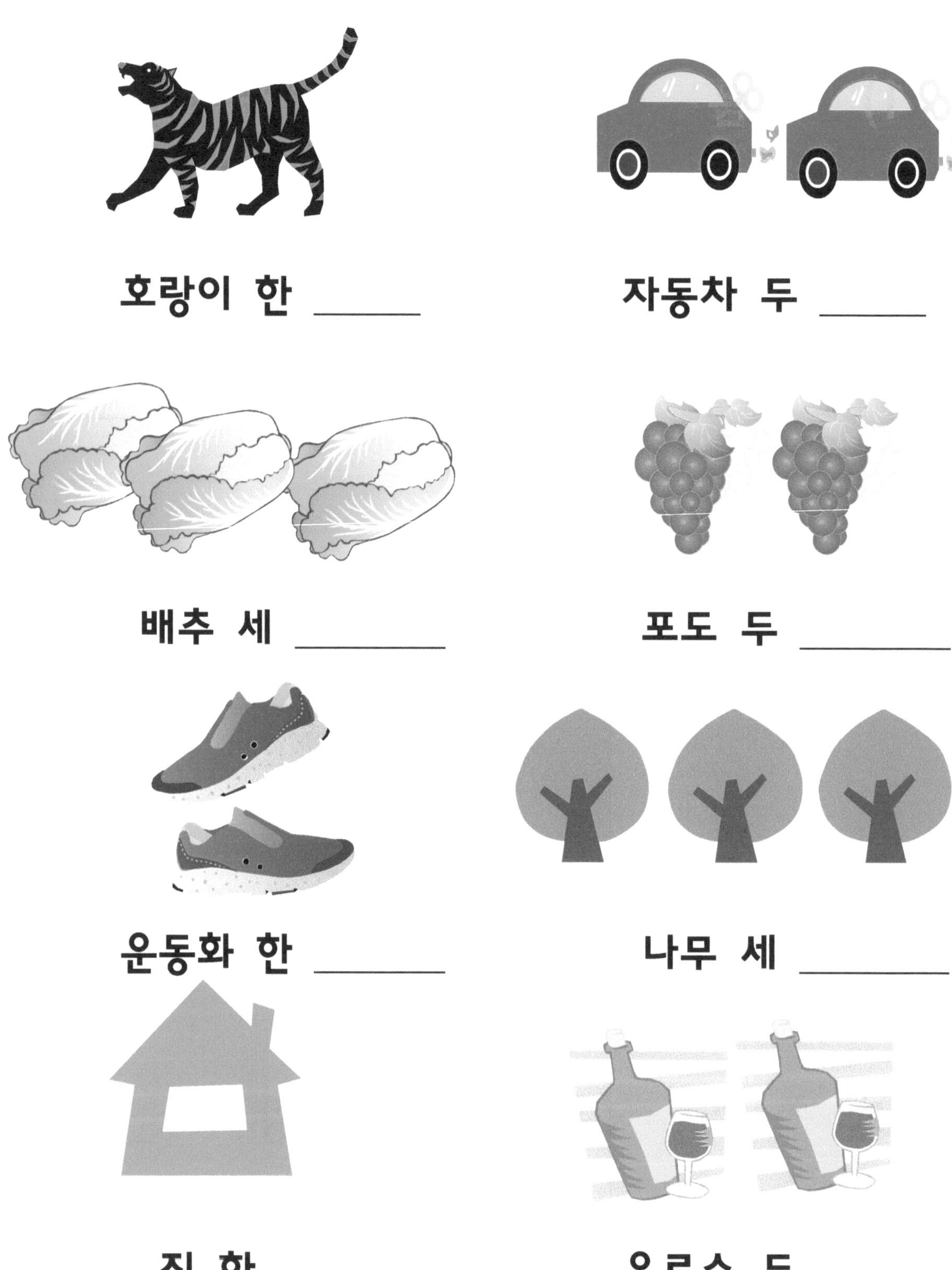

호랑이 한 _____

자동차 두 _____

배추 세 _______

포도 두 _______

운동화 한 ______

나무 세 _______

집 한 _____

음료수 두 ____

끝말잇기

◈ 다음 규칙에 따라 끝말을 이어서 써보세요.

1) 가문 ⇨ 문서 ⇨ 서신 ⇨ 신__________

2) 나방 ⇨ 방송 ⇨ 송진 ⇨ 진__________

3) 종결 ⇨ 결과 ⇨ 과정 ⇨ 정__________

4) 가면 ⇨ 면전 ⇨ 전원 ⇨ 원__________

5) 인정 ⇨ 정신 ⇨ 신작 ⇨ 작__________

6) 감염 ⇨ 염전 ⇨ 전선 ⇨ 선__________

7) 피부 ⇨ 부검 ⇨ 검술 ⇨ 술__________

단어만들기 ▷ 받침 있는 글자 제시

◈ 다음 제시된 글자로 시작하는 단어를 써보세요.

예) 인상, 인쇄소

1	눈	
2	단	
3	만	
4	문	
5	선	
6	손	
7	성	
8	악	
9	음	
10	친	

11	학	
12	말	
13	일	
14	편	
15	중	
16	강	
17	연	
18	임	
19	상	
20	은	

쌍자음이 들어가는 단어 쓰기

◈ 다음 제시된 쌍자음이 들어가는 단어를 찾아 쓰세요.

1) ㅆ ⇒ 씨앗, ______ , ______ , ______

2) ㄲ ⇒ 까마귀, ______ , ______ , ______

3) ㄸ ⇒ 뚜껑, ______ , ______ , ______

4) ㅃ ⇒ 뺨, ______ , ______ , ______

5) ㅉ ⇒ 짬뽕, ______ , ______ , ______

반대말 찾기

◈ 밑의 예시에서 반대말을 찾아보세요.

크다	⇄	맑다	⇄
가다	⇄	짧다	⇄
무겁다	⇄	적다	⇄
뒤	⇄	차다	⇄
높다	⇄	가까운	⇄
좋다	⇄	닫다	⇄
낮	⇄	작다	⇄
속	⇄	던지다	⇄

◆ 예 시 ◆

많다 작다 길다 크다 먼 겉
앞 밤 받다 낮다 오다 열다
나쁘다 가볍다 뜨겁다 흐리다

의성어•의태어 찾아서 쓰기

◈ 아래 표에서 빈칸에 맞는 말을 찾아서 쓰세요.

깡충깡충	뒤뚱뒤뚱	엉엉
보글보글	무럭무럭	멍멍
데굴데굴	찰칵	쨍그랑
꿀꿀	반짝반짝	삐뽀삐뽀
모락모락	딸랑딸랑	짹짹

1. 냄비의 물이 __________ 끓습니다.
2. 돼지가 ________ 소리를 냅니다.
3. 지붕에서 연기가 _________ 피어납니다.
4. 공이 ____________ 굴러갑니다.
5. 아기가 _____________ 자랍니다.
6. 엄마가 딸랑이를 ___________ 흔들어줍니다.
7. 별이 ______________ 빛납니다.
8. 토끼가 ____________ 뛰어갑니다.
9. 카메라로 사진을 _________ 찍습니다.
10. 오리가 _________________ 걸어갑니다.

어울리는 단어 찾기

◈ 밑의 예시에서 가장 어울리는 단어를 찾아보세요.

짜장과	________	스승과	________
토끼와	________	천국과	________
엄마와	________	연상	________
흥부와	________	샴푸와	________
못과	________	유비와	________
콩쥐	________	창과	________
선녀와	________	1박	________
책상과	________	연필과	________

◆ 예 시 ◆

놀부, 방패, 의자, 지옥, 린스
팥쥐, 거북이, 지우개, 연하
제자, 짬뽕, 아빠, 장비, 망치, 2일, 나무꾼

상관없는 단어 찾기

◈ 다음 단어들 중에 연관성이 가장 적은 단어 하나를 찾으세요.

1) 바지, 양말, 셔츠, 필통, 티셔츠, 스카프

2) 사자, 개미, 말, 호랑이, 강아지, 고양이

3) 팔, 귀, 머리, 다리, 지갑, 손가락, 발

4) 메뚜기, 개미, 잠자리, 나비, 하마, 거미

5) 고래, 무궁화, 진달래, 벚꽃, 매화, 튤립

초성 게임

◈ 다음 예시와 같이 초성이 같은 단어를 찾아 쓰세요.

〈예시〉

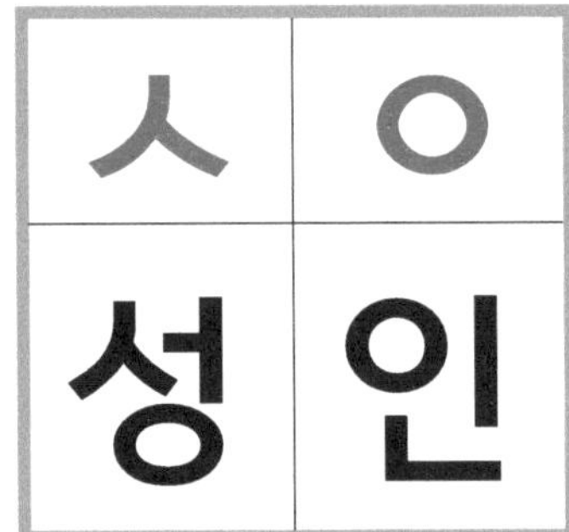

ㄱ	ㅅ	ㄷ	ㄹ
ㅅ	ㅈ	ㅇ	ㄱ
ㅇ	ㅅ	ㄱ	ㅁ

단어 바르게 만들기

1. 도세지계 ⇨ 세계지도
2. 열순선국 ⇨
3. 개찌김치 ⇨
4. 스스모코 ⇨
5. 끄미틀럼 ⇨
6. 강검건진 ⇨
7. 그로램프 ⇨
8. 시요소간 ⇨
9. 일생월년 ⇨
10. 병국군장 ⇨
11. 떡치볶즈이 ⇨
12. 토울방토마 ⇨
13. 아이림스크 ⇨
14. 구난지온화 ⇨
15. 대서학교울 ⇨
16. 기청공정기 ⇨
17. 스레지인가 ⇨
18. 전지자인레 ⇨
19. 리추고자잠 ⇨
20. 레봉지쓰기 ⇨

공통점과 차이점 설명하기

◈ 다음 단어들의 공통점과 차이점에 대해 설명하세요.

사과와 귤	책상과 의자
차이점 :	차이점 :
공통점 :	공통점 :
텔레비전과 청소기	**사자와 얼룩말**
차이점 :	차이점 :
공통점 :	공통점 :
당근과 오이	**손과 발**
차이점 :	차이점 :
공통점 :	공통점 :

속담 완성하기

◈ 다음 빈 칸에 맞는 글자를 쓰세요.

1. 가는 □이 고와야 오는 말이 곱다.
2. 강 건너 □구경하듯 한다.
3. 계란으로 □□치기
4. 구슬이 서 말이라도 꿰어야 □□
5. 남의 말 하기는 식은 □ 먹기
6. 낮말은 □가 듣고 밤말은 쥐가 듣는다.
7. 도둑이 제 □ 저리다.
8. 다 된 □에 재 뿌리기
9. □다리도 두드려 보고 건너라
10. 티끌 모아 □□
11. 가는 □이 장날
12. 목구멍이 □□청
13. 믿는 □□에 발등 찍힌다.
14. 사공이 많으면 □가 □으로 간다.
15. 서당 개 삼 년이면 □□을 읊는다.

돌, 포도, 배, 밥, 날, 바위, 불, 산
보배, 풍월, 죽, 말, 새, 발, 도끼, 태산

음식 주문하기 1

◈ 다음 메뉴를 보고 질문에 답하세요.

면	가격	요리	가격	밥	가격
짬뽕	8,000원	마파두부	8,000원	짜장밥	7,000원
짜장	6,000원	양장피	21,000원	볶음밥	7,000원
울면	9,000원	깐풍기	22,000원	잡채밥	8,000원
해물짜장	15,000원	탕수육	15,000원	잡탕밥	8,000원
차돌짬뽕	10,000원	깐쇼새우	30,000원	유산슬밥	13,000원
굴짬뽕	12,000원	해물잡채	18,000원	누룽지탕밥	10,000원

1) 탕수육, 짜장을 주문한 가격은 얼마인가요?

2) 굴짬뽕, 해물잡채, 유산슬밥을 주문한 가격은 얼마인가요?

3) 울면 2개, 짜장밥, 깐풍기를 주문한 가격은 얼마인가요?

4) 볶음밥, 잡탕밥, 마파두부, 양장피를 주문한 가격은 얼마인가요?

5) 깐쇼새우, 잡채밥 2개, 짬뽕 2개를 주문한 가격은 얼마인가요?

음식 주문하기 2

◈ 다음 메뉴를 보고 질문에 답하세요.

스파게티	가격	피자	가격
토마토 스파게티	15,000원	토마토 피자	16,000원
크림 스파게티	16,000원	버섯 피자	20,000원
오일 스파게티	14,000원	파인애플 피자	19,000원
치즈 스파게티	17,000원	햄 피자	17,000원
먹물 스파게티	17,000원	스테이크 피자	21,000원
버섯 스파게티	19,000원	포테이토 피자	18,000원

1) 햄 피자 2개, 오일 스파게티 1개를 주문한 가격은 얼마인가요?

2) 치즈 스파게티 3개, 버섯 피자 1개를 주문한 가격은 얼마인가요?

3) 버섯 스파게티 4개, 파인애플 피자 1개를 주문한 가격은 얼마인가요?

4) 토마토 피자 2개, 오일 스파게티 2개를 주문한 가격은 얼마인가요?

5) 스테이크 피자 1개, 포테이토 피자 3개를 주문한 가격은 얼마인가요?

백화점에서 쇼핑하기

◈ 백화점 층수 안내를 보고 질문에 답하세요.

매장 안내	
9층	문화센터
8층	영화관
7층	전문 식당가
6층	전자제품
5층	가구
4층	남성복, 아동복
3층	속옷, 스포츠용품
2층	여성복, 구두
1층	화장품, 가방
지하 1층	식료품, 생활잡화
지하 2층	주차장

1) 하늘색 치마는 어느 층에서 사야 할까요?

2) 얼굴에 바르는 크림은 어느 층에서 사야 할까요?

3) 침대 옆에 놓을 협탁은 어느 층에서 사야 할까요?

4) 공기청정기는 어느 층에서 사야 할까요?

5) 핸드백은 어느 층에서 사야 할까요?

6) 점심식사를 하려면 어느 층으로 가야 할까요?

7) 차를 가지고 왔을 때 주차는 어느 층에 해야 할까요?

8) 아기 모자는 어느 층에서 사야 할까요?

역대 대통령 순서 맞추기

◈ 다음 순서에 맞게 밑의 예시에서 이름을 찾아서 써보세요.

제 1~3대 대통령 (1948년 ~ 1960년)	이______
⇓	
제 4대 대통령 (1960년 ~ 1962년)	윤______
⇓	
제 5~9대 대통령 (1963년 ~ 1979년)	박______
⇓	
제 10대 대통령 (1979년 ~ 1980년)	________
⇓	
제 11~12대 대통령 (1980년 ~ 1988년)	________
⇓	
제 13대 대통령 (1988년 ~ 1993년)	노______
⇓	
제 14대 대통령 (1993년 ~ 1998년)	________
⇓	
제 15대 대통령 (1998년 ~ 2003년)	________
⇓	
제 16대 대통령 (2003년 ~ 2008년)	노______
⇓	
제 17대 대통령 (2008년 ~ 2013년)	________
⇓	
제 18대 대통령 (2013년 ~ 2017년)	________
⇓	
제 19대 대통령 (2017년 ~ 2022년)	________
⇓	
제 20대 대통령 (2022년 ~ 2027년)	________

◆ 예 시 ◆

이명박 노무현 문재인 김대중 전두환 노태우
박정희 윤보선 최규하 박근혜 김영삼 이승만 윤석열

세계 국가와 수도 연결하기

◈ 다음 제시된 국가의 수도를 밑의 예시에서 찾아 쓰세요.

한국	________	프랑스	________
미국	________	이탈리아	________
중국	________	태국	________
일본	________	필리핀	________
영국	________	러시아	________
독일	________	인도	________
베트남	________	캐나다	________
그리스	________	오스트리아	________

◆ 예 시 ◆

모스크바, 런던, 동경, 북경, 방콕, 뉴델리
로마, 워싱턴, 서울, 마닐라, 하노이
오타와, 베를린, 아테네, 비엔나, 파리

인물 이름 맞추기

◈ 다음 설명에 맞게 밑의 예시에서 이름을 찾아서 써보세요.

6•25 전쟁때 UN군 최고사령관으로 한국전쟁에 참전하여 인천상륙작전을 지휘한 장군	
3•1운동에 참가해 만세운동을 일으켰고, 19세에 순국한 여성 독립운동가	
조선 최고의 어머니이자 아내, 예술가로 존경받고 있으며, 대한민국 5만원권 화폐의 주인공	
임진왜란에서 거북선을 이용하여 조선의 승리를 이끈 조선시대 영웅	
영국으로부터 인도의 독립운동을 지도한 인도의 정신적, 정치적 지도자	
남북 전쟁을 승리로 이끌었고, 노예 해방을 선언한 미국의 제 16대 대통령	
일제 강점기에 대한민국 임시 정부에서 활동했던 독립운동가이자 정치가. 호는 '백범'	
1909년에 만주 하얼빈 역에서 조선 침략의 주동자였던 이토 히로부미를 살해한 독립운동가	
사랑의 선교 수녀회를 만들어 평생 가난하고 병든 사람들을 돌보며 살았던 인도의 수녀. 1979년 노벨평화상 수상	
조선의 왕으로 훈민정음(한글)을 창제한 왕	

◆ 예 시 ◆

맥아더	허준	세종대왕	김구	신사임당	정약용
간디	테레사	피카소	안중근	이순신	에디슨
링컨	광개토대왕	아인슈타인		김홍도	유관순

지하철 노선도 1

◈ **지하철 노선도를 보고 다음 문제에 답하세요.**

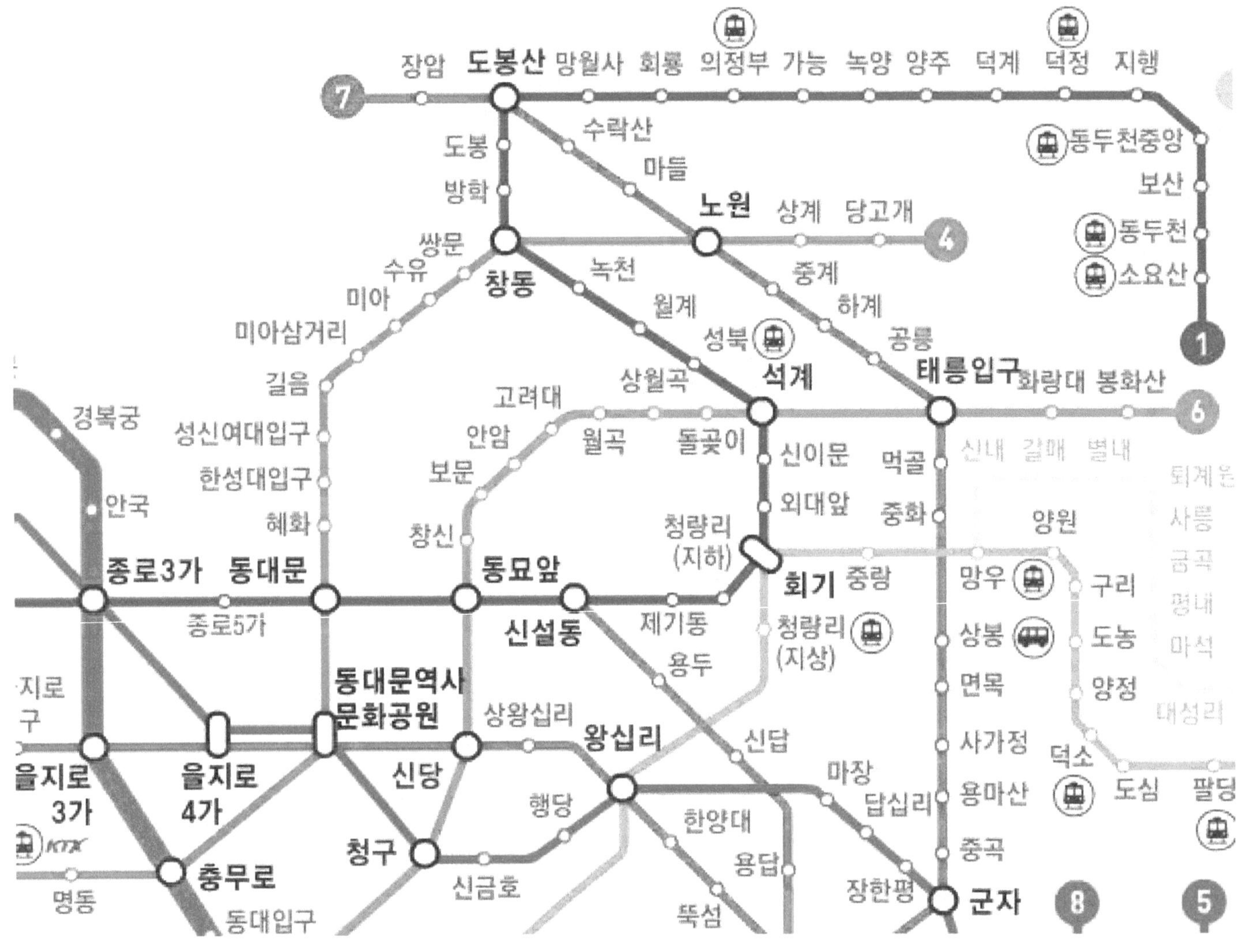

1. 1호선 도봉산에서 회기까지의 정거장 수는 몇 개인가요?

2. 6호선 신당에서 태릉입구까지의 정거장 수는 몇 개인가요?

3. 7호선 노원에서 군자까지의 정거장 수는 몇 개인가요?

4. 4호선 창동에서 동대문까지의 정거장 수는 몇 개인가요?

지하철 노선도 2

◈ **지하철 노선도를 보고 다음 문제에 답하세요.**

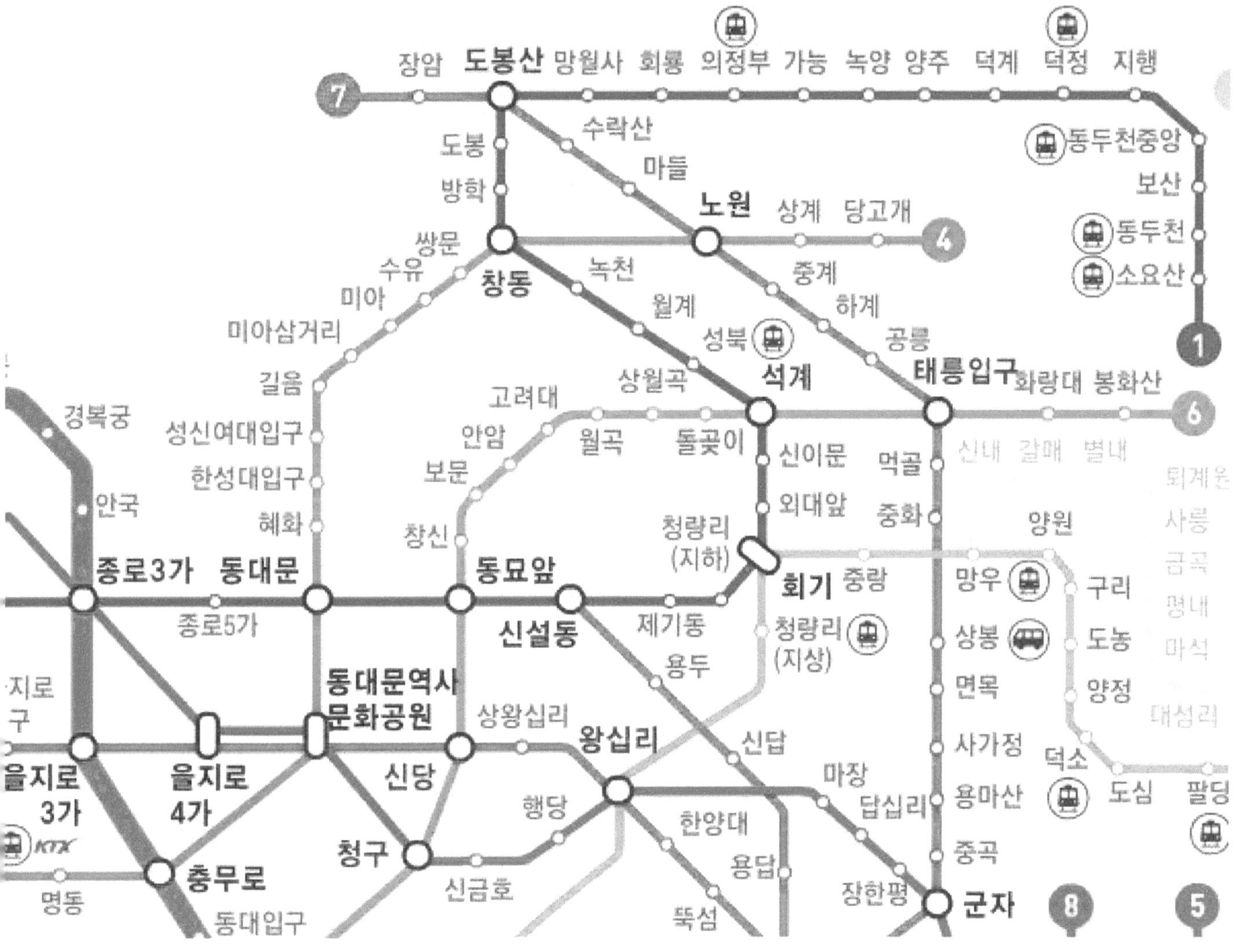

1. **<u>도봉산</u>에서 <u>당고개</u>까지의 가장 빠른 경로의 환승역은?**

2. **<u>상월곡</u>에서 <u>외대앞</u>까지의 가장 빠른 경로의 환승역은?**

3. **<u>중계</u>에서 <u>망월사</u>까지의 가장 빠른 경로의 환승역은?**

4. **<u>안암</u>에서 <u>제기동</u>까지의 가장 빠른 경로의 환승역은?**

생각하는 계산 문제

1. 영숙은 철수의 엄마입니다. 인숙은 영숙의 언니입니다. 인숙과 철수는 어떠한 관계입니까?

2. 수종이는 1983년에 태어났습니다. 지금 몇 살입니까?

3. 봉규는 인철이의 사촌 형입니다. 수철이는 인철이의 동생입니다. 나이 순서에 따라 가장 많은 사람, 중간, 가장 적은 사람 순으로 나열해보세요.

4. 사과는 20개, 배는 12개 있습니다. 또, 귤은 사과보다 11개 더 많고, 참외는 배보다 15개 더 많습니다. 귤과 참외는 모두 몇 개일까요?

5. 귤을 한 주머니에 10개씩 2개의 주머니에 넣고 3개 남았습니다. 귤은 모두 몇 개였을까요?

가로세로 낱말 퍼즐

①				②		
						③
					④	
	⑤					
⑥						

가로 열쇠 (글자 수)

① 가을에 산에서 많이 볼 수 있고, 묵으로 만들어 먹는 열매

② 집의 중심이 되는 공간으로 주로 TV, 소파를 두는 곳

④ 자라서 어른이 된 사람. 만 19세 이상인 사람을 가리키는 말

⑤ 공기 속에 있는 물방울과 햇빛이 만들어내는 아름다운 현상으로 소나기가 내린 뒤에 햇빛이 나면 이것이 하늘 위로 떠오른다.

⑥ 김치와 여러 가지 야채를 넣어 볶은 밥

세로 열쇠

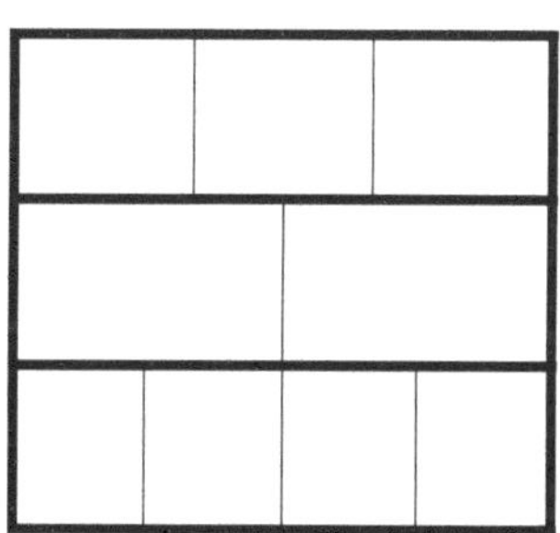

① 책와 자료를 수집하여 정리, 보관해 놓은 곳으로 책을 빌리거나 볼 수 있는 곳

② 줄을 뽑아내서 집을 짓고 먹이를 잡으며, 발이 8개인 절지동물

③ 속살은 노란색이며 아주 달다. 껍데기는 다이아몬드 무늬로 두껍고 질기며 먹지 않는 열대과일

뉴스기사 파악하기 ①

가벼운 우울증도 치매 위험 '3배' 이상 높여

노년기에 흔하게 나타나는 '아증후 우울증'이 치매 발병 위험을 크게 높인다는 연구 결과가 나왔다. 아증후 우울증은 주요 우울장애의 엄격한 진단기준에는 미치지 못하는 비교적 가벼운 우울증상을 말한다. 국내 60세 이상 노인 10명 중 1명 이상이 아증후 우울증을 앓는다.

서울특별시보라매병원 정신건강의학과 오대종 교수·분당서울대병원 정신건강의학과 김기웅 교수 공동 연구팀은 치매나 우울증의 과거력이 없는 60세 이상 노인 4456명을 무작위로 선정했다. 그리고 6년간 2년마다 대상자의 인지기능 변화를 추적 관찰했다.

연구 결과, 아증후 우울증으로 진단된 노인은 정상 노인에 비해 6년 내 치매가 발병할 위험이 3배 이상으로 높았다. 특히 인지기능이 정상인데 아증후 우울증으로 진단된 노인은 오히려 6년 이내 치매 발병 위험이 무려 5배가량 크게 증가하는 것으로 나타났다.

아증후 우울증이 2년 이상 만성화되거나 재발한 경우 치매 발병 위험이 더욱 증가했는데, 인지기능이 정상인 노인에서 만성 아증후 우울증이 진단된 경우 6년 내 치매 발병 위험은 무려 12배 이상, 우울증상의 중증도가 악화된 경우에는 15배에서 최대 46배까지도 증가했다.

오대종 교수는 "이번 연구를 통해 노년기에 우울증상이 비록 가볍더라도 오래 지속되면 치매 발생 위험을 크게 높인다는 사실을 확인했다"며 "기억력을 비롯한 인지기능에 크게 이상이 없더라도, 가벼운 우울증이 2년 이상 지속 또는 재발하거나 그 증상이 악화된다면 전문의의 진료를 통해 우울증상을 조절하고 인지기능에 대한 정기적인 평가를 받아볼 필요가 있다"고 말했다.

◈ 앞의 기사를 읽고 문제를 풀어보세요.

1. 주요 우울장애의 엄격한 진단기준에는 미치지 못하는 비교적 가벼운 우울 증상을 무엇이라고 하나요?

2. 국내 60세 이상 노인 10명 중 몇 명 이상이 '아증후 우울증'을 앓고 있나요?

3. '아증후 우울증(가벼운 우울증)'을 진단받은 노인은 정상 노인에 비해 6년 내 치매가 발병할 위험이 몇 배 더 높은가요?

4. 가벼운 우울증이 2년 이상 지속 또는 재발하거나 그 증상이 악화된다면 어떻게 대처해야 할까요?

뉴스기사 파악하기 ②

고관절 수술 후 '섬망' 증상..치매 경고

서울대학교병원운영 서울특별시보라매병원 정형외과 이승준·재활의학과 이상윤 교수가 노인 수술 후 주요 합병증 중 하나인 섬망이 치매 발생 위험을 크게 높인다는 연구 결과를 최근 발표했다.

섬망이란 신체 질환이나 약물 등으로 인해 뇌에서 전반적인 기능장애가 나타나는 증상을 말한다. 노년층에서 주로 발생하고, 주의력과 인지 기능 저하가 발생한다는 점에서는 치매와 동일하나 섬망은 갑자기 발생하여 대개 1~2주 내 증상이 회복되는 특징이 있다.

보라매병원 공동 연구팀(정형외과 이승준 교수·재활의학과 이상윤 교수)은 2003년부터 2018년까지 고관절 수술 환자에서의 치매 발생 비율을 조사한 전향적 연구 결과들을 바탕으로 메타분석을 실시해 고관절 수술 후 섬망 증세에 따른 치매 발생 위험성을 연구했다.

최종적으로 6건의 연구에 참여한 844명의 임상 지표가 분석에 활용되었으며, 분석 결과 수술 후 섬망 증세가 나타날 경우 치매 발생 위험이 무려 9배 가까이 높은 것으로 확인됐다(Odds ratio: 8.957).

연구팀은 총 844명 중 265명에서 섬망이 진단되었으며, 그 중 101명은 수술 후 평균 6개월의 추적기간 내에 이전에 없었던 치매가 발생한 것으로 분석되어 수술 후 섬망 증세가 치매 발생의 유의한 위험인자로 확인되었다고 밝혔다.

이승준 교수는 "낙상과 골다공증으로 인한 고관절 골절 및 퇴행성 질환은 고관절 수술에 있어서 주요한 부분을 차지한다"며 "이러한 고관절 골절과 퇴행성 질환은 고령 환자가 대부분이기 때문에, 수술 후 섬망 증세가 나타날 경우 치매가 발생할 가능성도 상대적으로 높은 것으로 판단된다."고 전했다.

이상윤 교수는 "이번 연구 결과 섬망은 한번 발생하게 되면 치매로 이어질 가능성이 매우 높은 것으로 확인된다"며 "노년층의 경우, 수술 후 의심 증상이 나타날 경우에는 조기에 적극적인 치료를 받아보는 것이 무엇보다 중요하다."고 강조했다.

◈ 위의 기사를 읽고 문제를 풀어보세요.

1. 노인 수술 후 주요 합병증 중 하나에 속하며, 치매 발생 위험을 크게 높이는 증상의 이름은 무엇입니까?

2. 섬망 증상은 보통 얼마나 지속되었다가 회복됩니까?

3. 섬망 증세가 나타날 경우 치매 발생 위험이 몇 배 높아지나요?

스도쿠 (1)

◈ 다음 규칙을 따라 빈 칸을 채워보세요.

가로줄과 세로줄에 1~6까지 숫자가 겹치지 않도록 숫자를 써보세요.

2		1	3		5
6	5	3		1	4
1		2	5	6	
	2		6		1
4	3	6		5	
	1	5	4		6

스도쿠 (2)

◈ **다음 규칙을 따라 빈 칸을 채워보세요.**

가로줄과 세로줄에 1~6까지 숫자가 겹치지 않도록 숫자를 써보세요.

5	6	1		4	2
	2	4	1	3	5
3	4	2		6	
	1		2		6
1		5	6		4
	5	6		1	

스도쿠 (3)

◈ **다음 규칙을 따라 빈 칸을 채워보세요.**

가로줄과 세로줄에 7~12까지 숫자가 겹치지 않도록 숫자를 써보세요.

	12	7	10	11	
	11	10		8	
	9		12		
11	8		7	9	10
9		11			7
12		9	11		8

맞춤법에 맞게 고치기

◈ **다음 편지에서 틀린 글자 6개를 찾아서 표시하고 고치세요.**

초대합니다!

추운 겨울 어떻게 보내고 게십니까?
여태낀 그러해왔듯이 2021년의 끝자락도
모두 함께하여 기쁜 마음으로 보내주도록
합시다. 보다 더 화먹해지고 정겨운 관계가
될 수 있는 그런 뜻깊은 자리가 될
것입니다.
일상의 활력이 되는 우리 보라매동창회가
있어 얼마나 든든한지 모릅니다.
꼭 참석해주셔서 마음을 나누시기 바랍니다.

인지기능 훈련과제

어려운 단계

단어 찾기

◈ 다음에서 가구 단어를 5개 더 찾아서 표시하세요.

가	구	나	아	다	카	파	나	사	타	타
아	차	하	나	가	라	가	아	하	마	가
라	마	자	나	파	타	라	차	다	카	마
파	가	하	타	파	마	타	나	타	하	라
가	차	사	가	구	하	카	하	가	구	파
아	나	마	라	자	마	마	아	차	카	자
다	하	사	파	다	타	하	파	타	나	가
파	아	가	구	아	나	자	라	가	사	사
마	나	마	사	하	아	사	마	가	아	마
나	카	자	가	카	마	자	카	바	차	나
하	사	마	마	가	아	다	아	차	라	파
라	카	파	자	사	라	아	아	파	다	하
하	다	자	차	하	마	자	사	가	구	사
가	구	마	하	사	다	카	가	아	사	다
마	자	다	가	라	사	가	마	가	카	가

짝수 숫자 쓰기

2				
		16		
				30
	34			
				50
		56		
			78	
82				
				100

홀수 숫자 쓰기

1				9
21				
		45		
				69
71				
		95		

숫자 연결하기

◈ 숫자와 글자를 <u>번갈아서 차례로</u> 이어주세요. (1→가→2→나→3....)

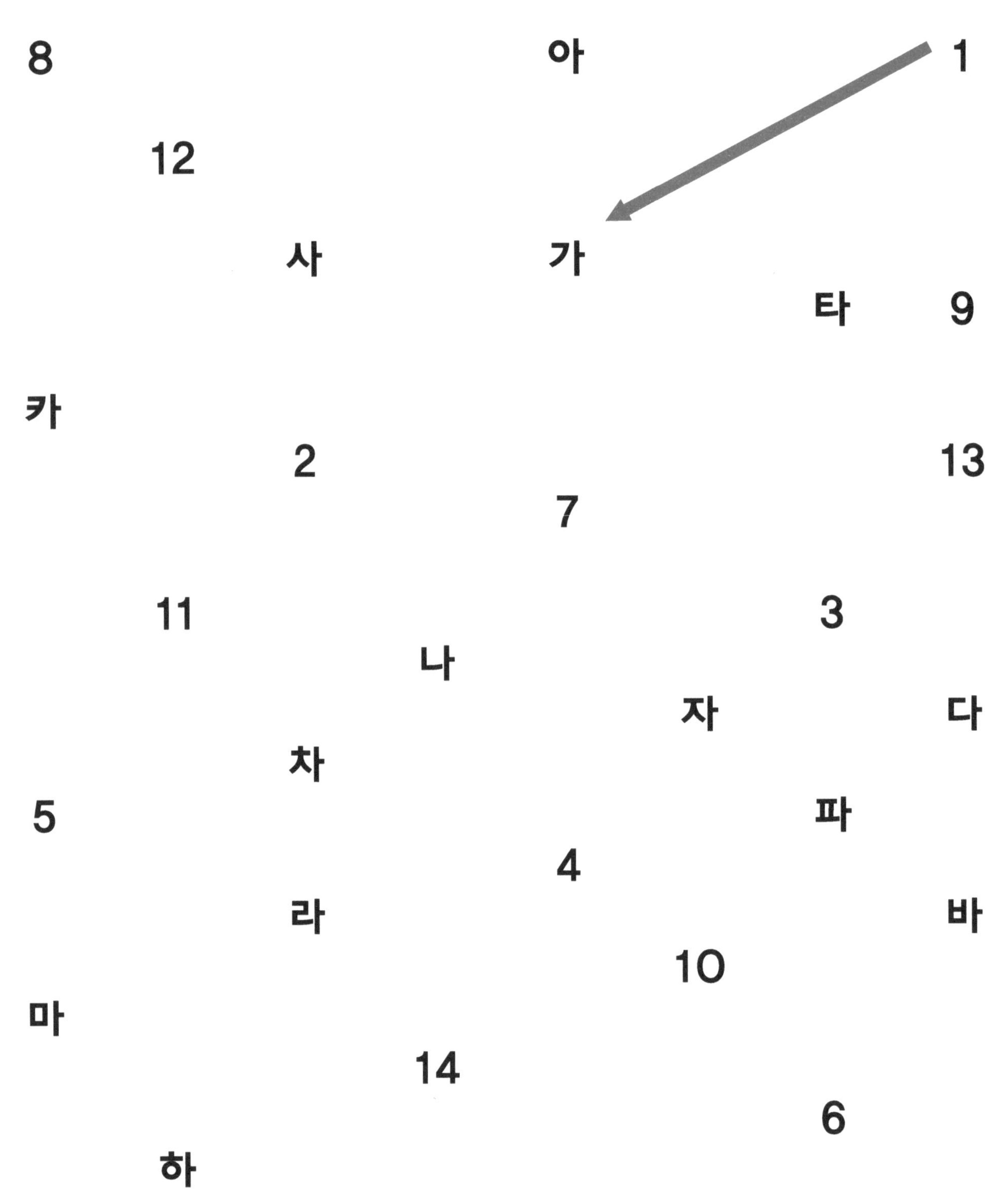

바둑판에 바둑알 그리기

◈ 위의 바둑판과 같은 위치에 바둑알을 그려 넣으세요.

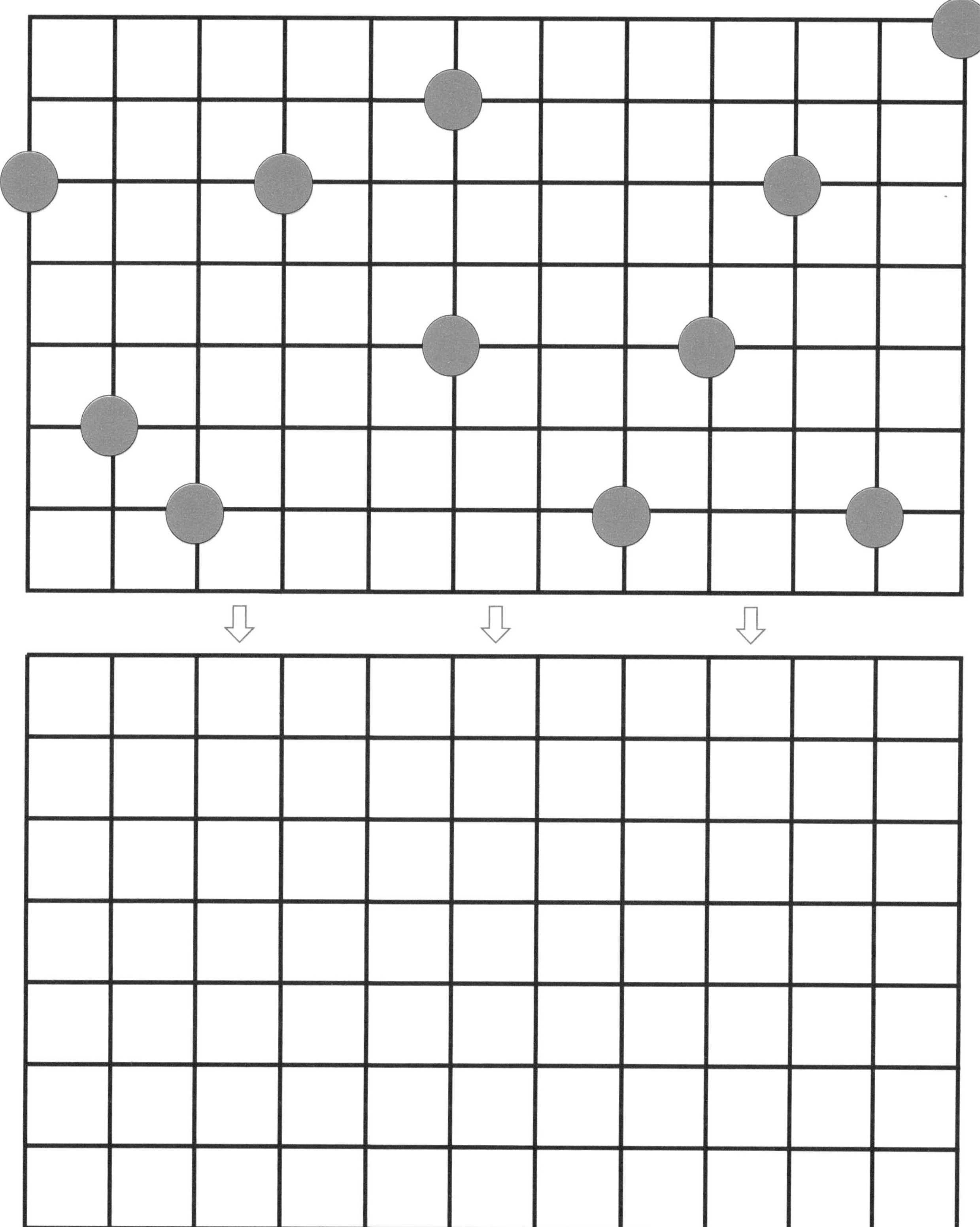

바둑판에 선 그리기

◈ 위의 바둑판과 같은 위치에 선을 그려 넣으세요.

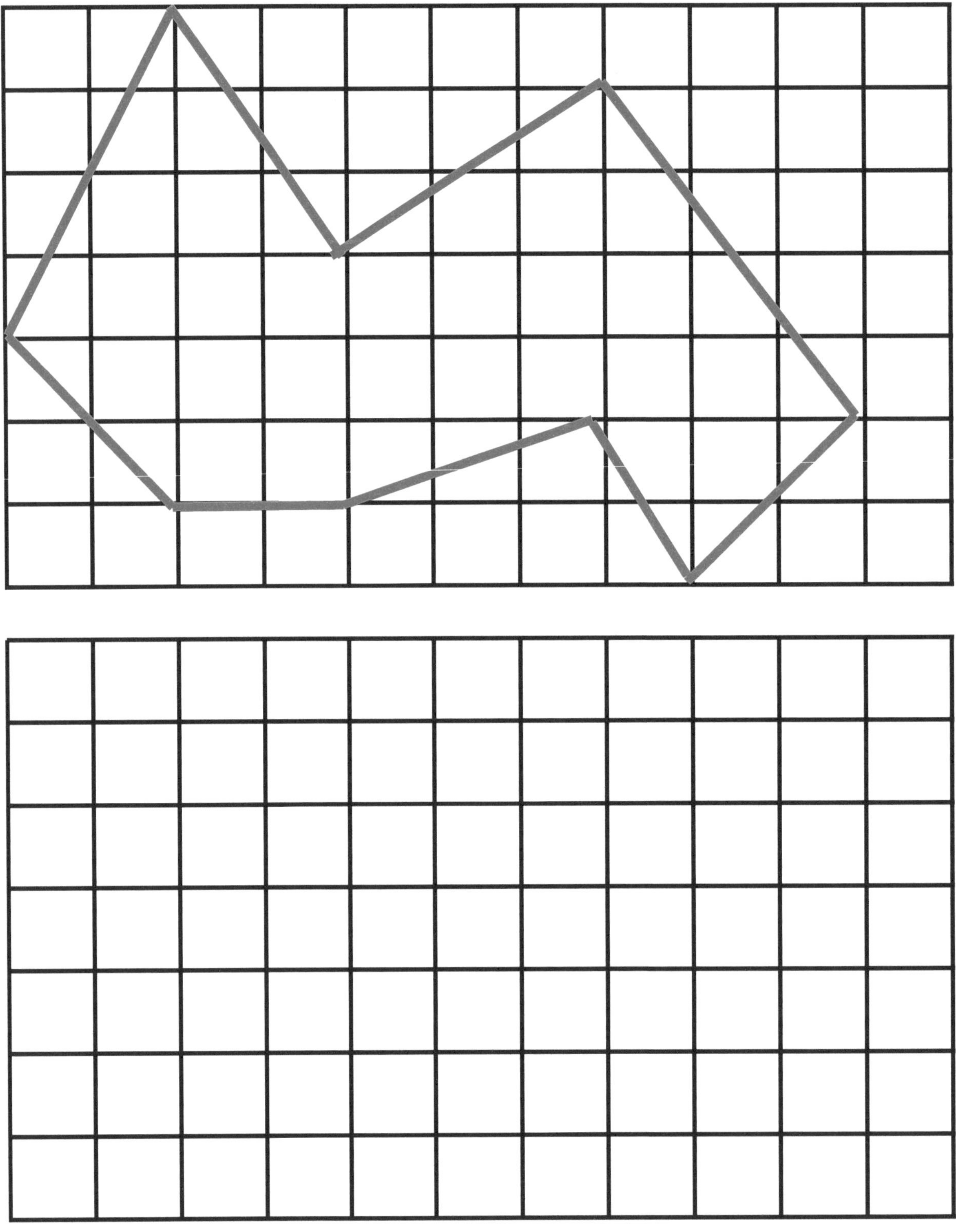

모양에 맞게 글자 쓰기

◈ 모양과 동일한 글자를 써 넣으세요.

♬	¥	▦	◩	◔	☎	♣	⁙	❀
까	슴	교	합	초	북	고	병	학
✕	◉	◪	❄	☺	☂	♤	◐	☃
이	종	원	거	마	생	귀	치	등

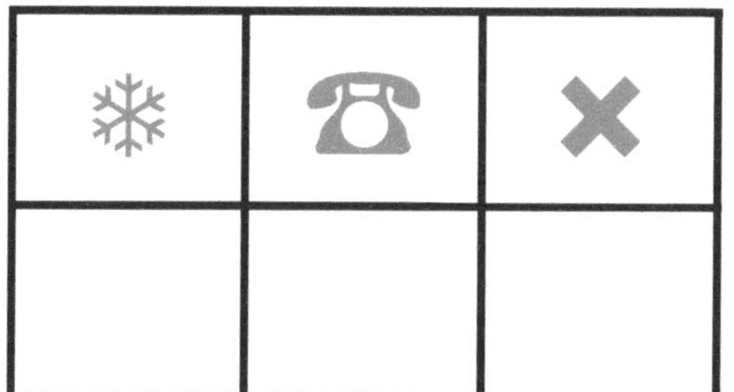

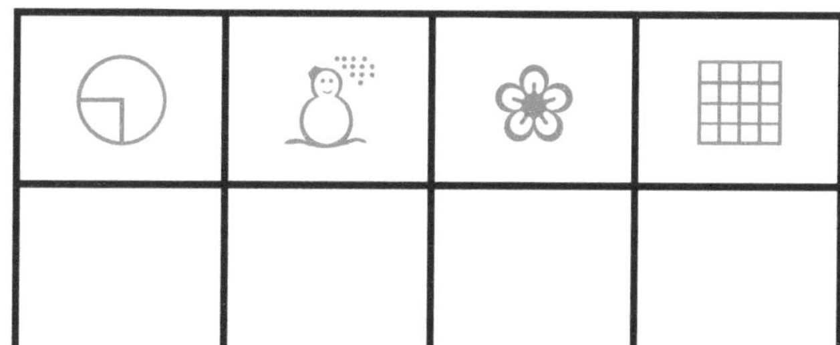

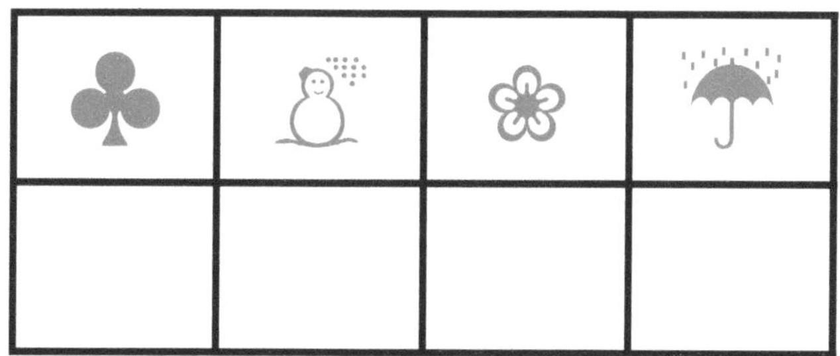

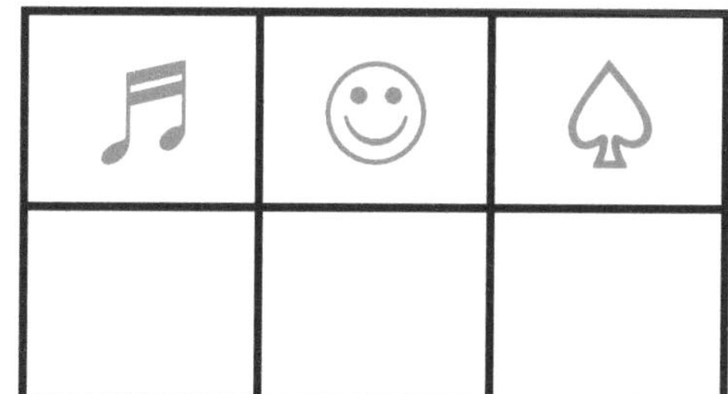

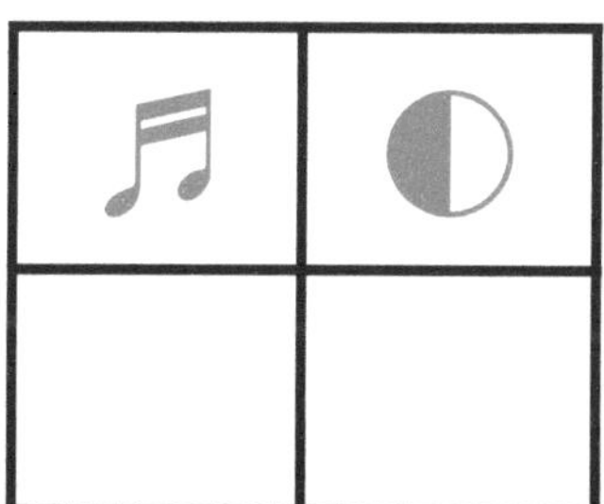

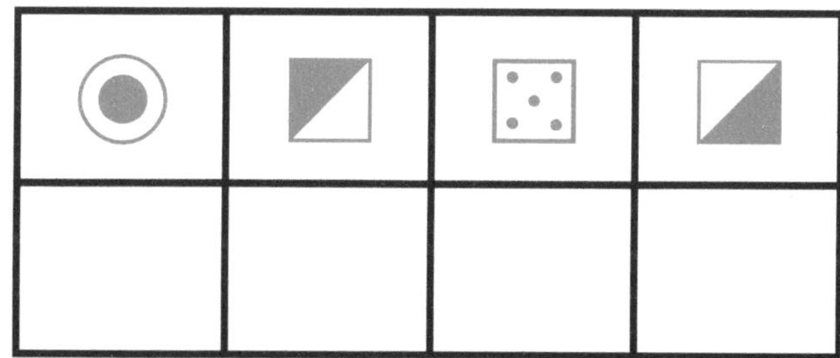

낱말 찾기 1

◈ **다음 낱말을 가로, 세로, 대각선 방향에서 찾아보세요.**

도마, 밥솥, 숟가락, 젓가락, 냉장고, 싱크대, 가스렌지, 쟁반

쟁	반	우	도	여	아	림
랑	다	지	마	렁	도	냉
아	밥	솥	겨	한	크	장
고	어	가	젓	나	아	고
버	기	숟	가	락	름	침
선	가	머	락	들	환	수
싱	크	대	니	밥	량	족
풍	식	울	나	봄	기	기
락	이	비	가	스	렌	지

낱말 찾기 2

◈ **다음 낱말을 가로, 세로, 대각선 방향에서 찾아보세요.**

소파, 텔레비전, 시계, 전화기, 카펫, 진열장, 액자, 달력

액	자	고	사	로	여	진
교	다	소	파	그	너	열
수	호	로	구	랑	리	장
타	텔	레	비	전	피	개
나	마	소	리	타	갑	리
리	전	산	칠	시	계	선
기	화	구	료	당	파	강
산	기	리	장	산	카	펫
종	구	달	력	화	분	수

블록 개수 세기

◈ **다음 그림에서 블록을 몇 개 쌓았는지 개수를 써보세요.**

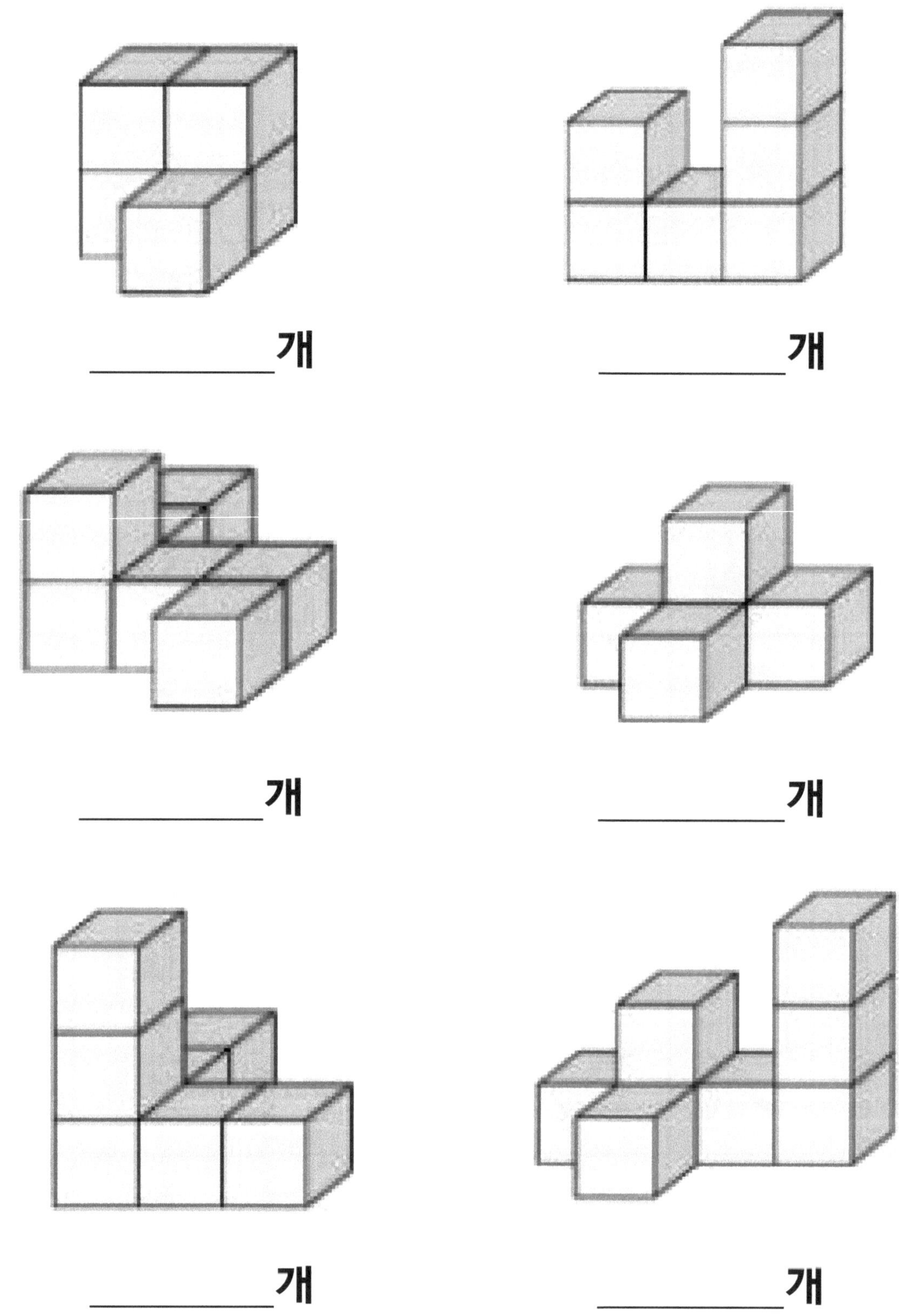

방향 파악하기

◈ 다음 사진을 보고 사진과 맞는 설명을 한 문장에 ○표시하세요.

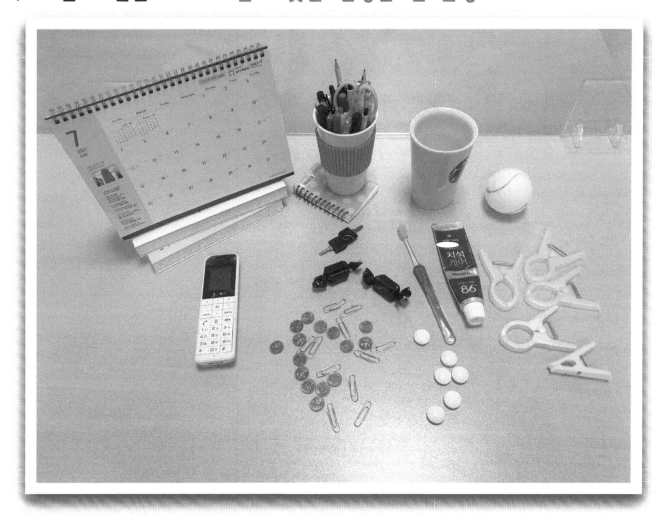

책상 위에 가방이 있습니다.	
책 위에 달력이 있습니다.	
빨래집게의 오른쪽에 치약이 있습니다.	
연필꽂이 안에 필기구가 많이 들어있습니다.	
컵의 오른쪽에 테니스공이 있습니다.	
전화기의 왼쪽에 동전과 클립이 있습니다.	
책상 위에 흰색 바둑알이 7개 있습니다.	
치약은 칫솔과 빨래집게 사이에 있습니다.	

순서 이어가기

◈ 다음 제시된 도형의 순서에 맞게 이어서 그리세요.

① 1 3 2 4 1 3 2 ⇨ 4

② ㅡ = ☰ = ㅡ = ⇨

③ ㉧㉭㉦㉬㉧㉭ ⇨

④ ⊂ ∪ ⊂ ∪ ∪ ⊂ ∪ ∪ ∪ ⇨

⑤ → ↓ ⇉ ⇊ ⇨

⑥ 1 2 3 2 1 2 3 ⇨

⑦ 9 7 5 3 ⇨

계산하기 ▷ 두 자릿수와 두 자릿수 더하기

[1] $\begin{array}{r} 24 \\ +\ 17 \\ \hline 41 \end{array}$	[ ] $\begin{array}{r} 16 \\ +\ 33 \\ \hline \end{array}$	[ ] $\begin{array}{r} 25 \\ +\ 29 \\ \hline \end{array}$	[ ] $\begin{array}{r} 14 \\ +\ 16 \\ \hline \end{array}$
[ ] $\begin{array}{r} 55 \\ +\ 18 \\ \hline \end{array}$	[ ] $\begin{array}{r} 33 \\ +\ 29 \\ \hline \end{array}$	[ ] $\begin{array}{r} 42 \\ +\ 28 \\ \hline \end{array}$	[ ] $\begin{array}{r} 27 \\ +\ 35 \\ \hline \end{array}$
[ ] $\begin{array}{r} 15 \\ +\ 48 \\ \hline \end{array}$	[ ] $\begin{array}{r} 35 \\ +\ 22 \\ \hline \end{array}$	[ ] $\begin{array}{r} 21 \\ +\ 39 \\ \hline \end{array}$	[ ] $\begin{array}{r} 46 \\ +\ 16 \\ \hline \end{array}$

계산하기 ▷ 두 자릿수에서 두 자릿수 빼기(1)

39 − 19	59 − 16	87 − 25	64 − 51
53 − 12	75 − 62	94 − 30	58 − 17
89 − 76	29 − 13	97 − 45	85 − 55

계산하기 ▷ 두 자릿수에서 두 자릿수 빼기(2)

34 − 19	52 − 16	84 − 25	64 − 59
53 − 17	75 − 66	94 − 38	58 − 19
81 − 76	22 − 13	95 − 47	82 − 55

1. 바나나가 4개씩 8묶음 있습니다.
바나나는 총 몇 개일까요?

_______ × ______ = ________ 개

2. 우유가 한 상자에 12갑씩 2줄
들어있습니다. 우유는 모두 몇 갑입니까?

_______ × ______ = ________ 갑

3. 필통에 연필이 세 자루씩 두 묶음,
볼펜은 다섯 자루씩 세 묶음 있습니다.
연필과 볼펜은 총 몇 자루일까요?

(___ × __) + (__ × __) = ______ 자루

4. 100원 짜리가 10개, 500원 짜리가
5개 있습니다. 총 얼마입니까?

(___ × __) + (__ × __) = ______ 원

동전 계산하기

◈ 다음 그림에서 돈이 모두 합쳐 얼마인지 계산하세요.

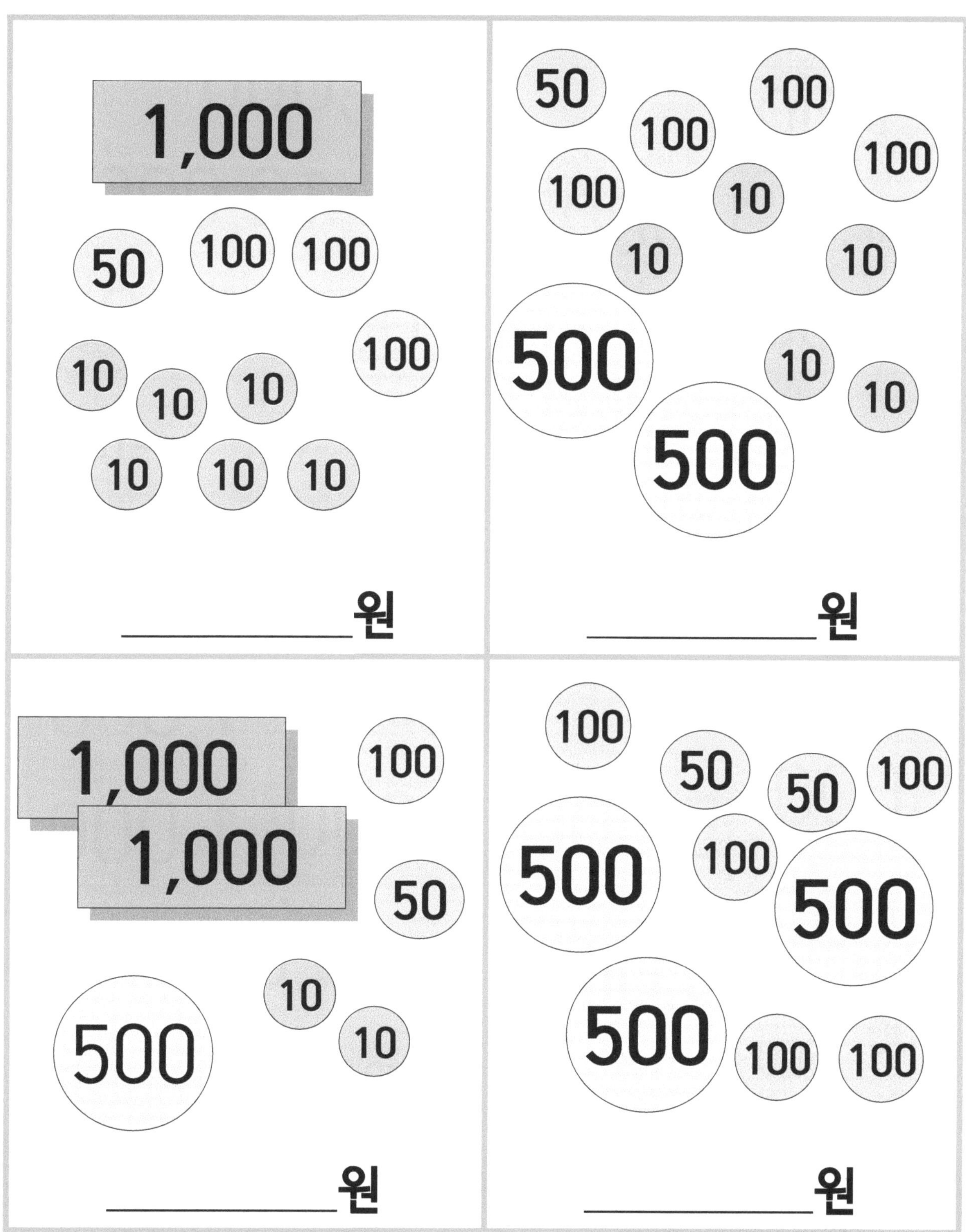

돈 계산하기

◈ 다음 그림에서 지폐와 동전이 모두 합쳐 얼마인지 계산하세요.

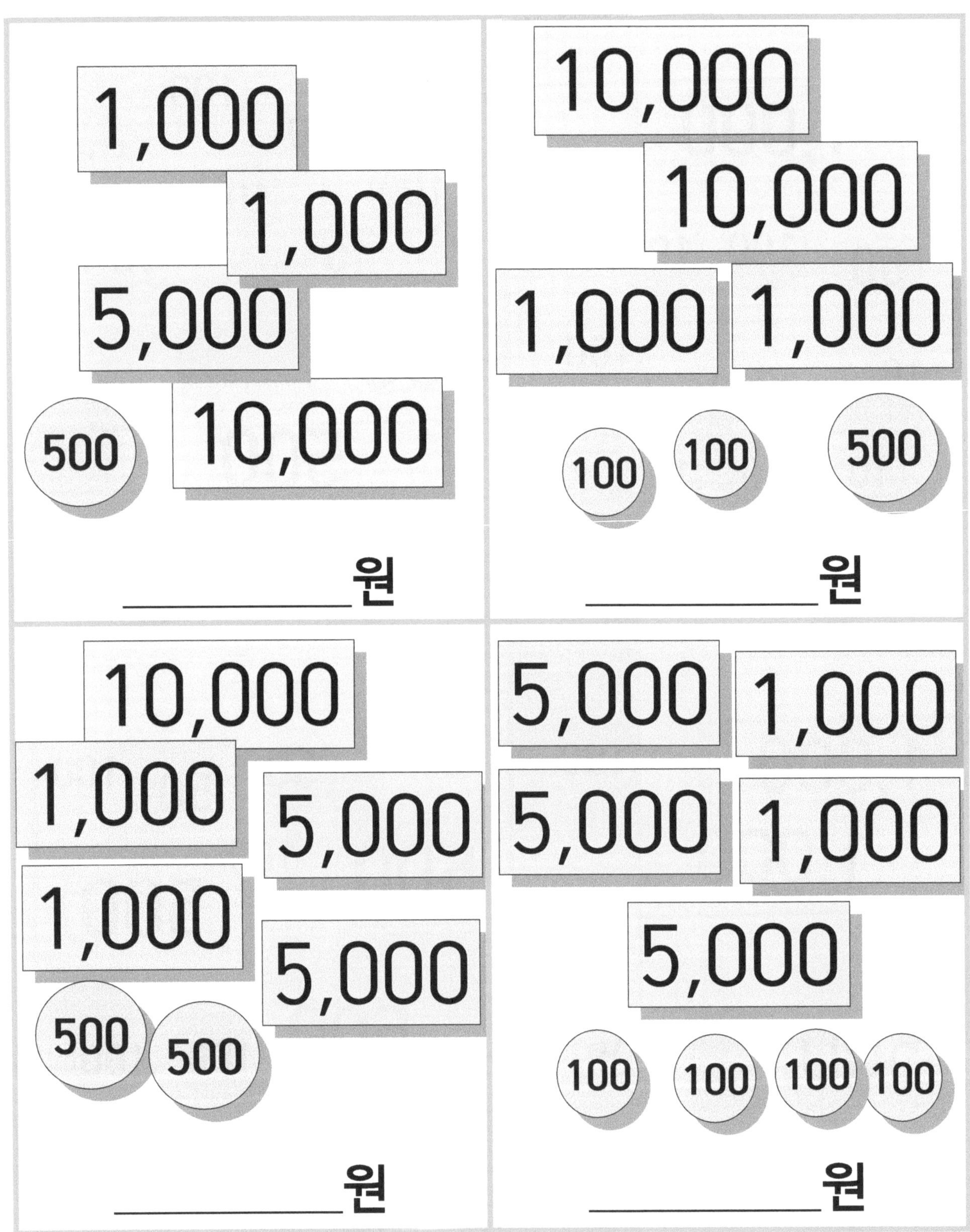

해당하는 단어 찾기

◈ '꽃'에 해당하는 단어에 색칠하세요.

장미	잡채	코끼리	양말	쑥갓	신발	토마토	비빔밥
연노랑	참외	부추	돈벌레	금색	김밥	옷장	책상
우주선	쟁반	국수	튤립	거미	외투	깐풍기	소방차
로션	갈비찜	다리미	백합	면도기	풍뎅이	딸기	된장국
김치	지하철	깍두기	바지	밥그릇	전화기	색연필	장난감
사과	수건	로켓	소	노랑	코알라	승용차	공
무	악어	마늘	육개장	국화	스웨터	할미꽃	가지
포크	경찰차	거울	비누	칼국수	호랑이	빨강	송충이
신발	불고기	은색	여우	감	운동복	호박꽃	코뿔소
살색	보라	자전거	오이	컵	백조	접시	감자
지게차	샐러리	개미	메론	멧돼지	배	연분홍	잠자리
개	해장국	싱크대	사마귀	변기	사자	탕수육	나팔꽃
검정	라일락	물개	수국	팔보채	오렌지	주황	짬뽕
벚꽃	앵두	남색	볶음밥	떡국	목폴라	침대	슬리퍼
치실	말	망아지	불도저	하마	망고	양치컵	보쌈

시간, 장소, 사람에 대해 알아보기

1. 오늘은 ________년 _____월 ____일 ____요일입니다.

2. 지금은 (오전/오후) _______시 ________분입니다.

3. 우리 집 주소는 _____시 _____구 _____동입니다.

   (나머지 주소) ________________________________

4. 나의 (집/휴대폰) 전화번호는 ____________입니다.

5. 오늘 날씨는 __________________________니다.

6. 어제는 __________와 함께 ______________을 했습니다.

7. 오늘 식사는 _____시 ______분에 했습니다.

8. (아침/점심/저녁)으로 ______,___________,________을 먹었습니다(예 : 반찬이나 국 이름).

9. 나는 (혼자/____________________)와 살고 있습니다.

10. 나의 생일은 ________년 ______월 _______일입니다.

11. 나는 ___________띠입니다.(예: 소띠, 쥐띠 등)

12. 우리 집 주변에는 _________,__________,_________가 있습니다(건물이나 상호명).

13. 나는 오늘 ______________________________을(를) 할 예정입니다.

달력 보기 (1)

◈ 다음 규칙을 보고 올해 3월의 달력을 만들어 보세요.

- 오늘은 3월 셋째주 15일 금요일입니다.
- 3월은 31일까지 있습니다.

______년 _____월						
일	__	화	수	목	금	__

달력 보기 (2)

◈ 달력을 보고 다음 질문에 대답하세요.

2021년 3월

일	월	화	수	목	금	토
	1	2	3	4	5	6
7	8	9	10	11	12	13
14	15	16	17	18	19	20
21	22	23	24	25	26	27
28	29	30	31			

2021년 4월

일	월	화	수	목	금	토
				1	2	3
4	5	6	7	8	9	10
11	12	13	14	15	16	17
18	19	20	21	22	23	24
25	26	27	28	29	30	

2021년 5월

일	월	화	수	목	금	토
						1
2	3	4	5	6	7	8
9	10	11	12	13	14	15
16	17	18	19	20	21	22
23/30	24/31	25	26	27	28	29

2021년 6월

일	월	화	수	목	금	토
		1	2	3	4	5
6	7	8	9	10	11	12
13	14	15	16	17	18	19
20	21	22	23	24	25	26
27	28	29	30			

- 4월 10일은 무슨 요일 입니까? ____________
- 5월 셋째주 월요일은 며칠입니까? ____________
- 8일이 화요일인 달은 몇 월입니까? ____________
- 일요일이 5번인 달은 몇 월입니까? ____________

시계 보기

◈ 시계에 맞게 시침과 분침 바늘을 그려보세요.

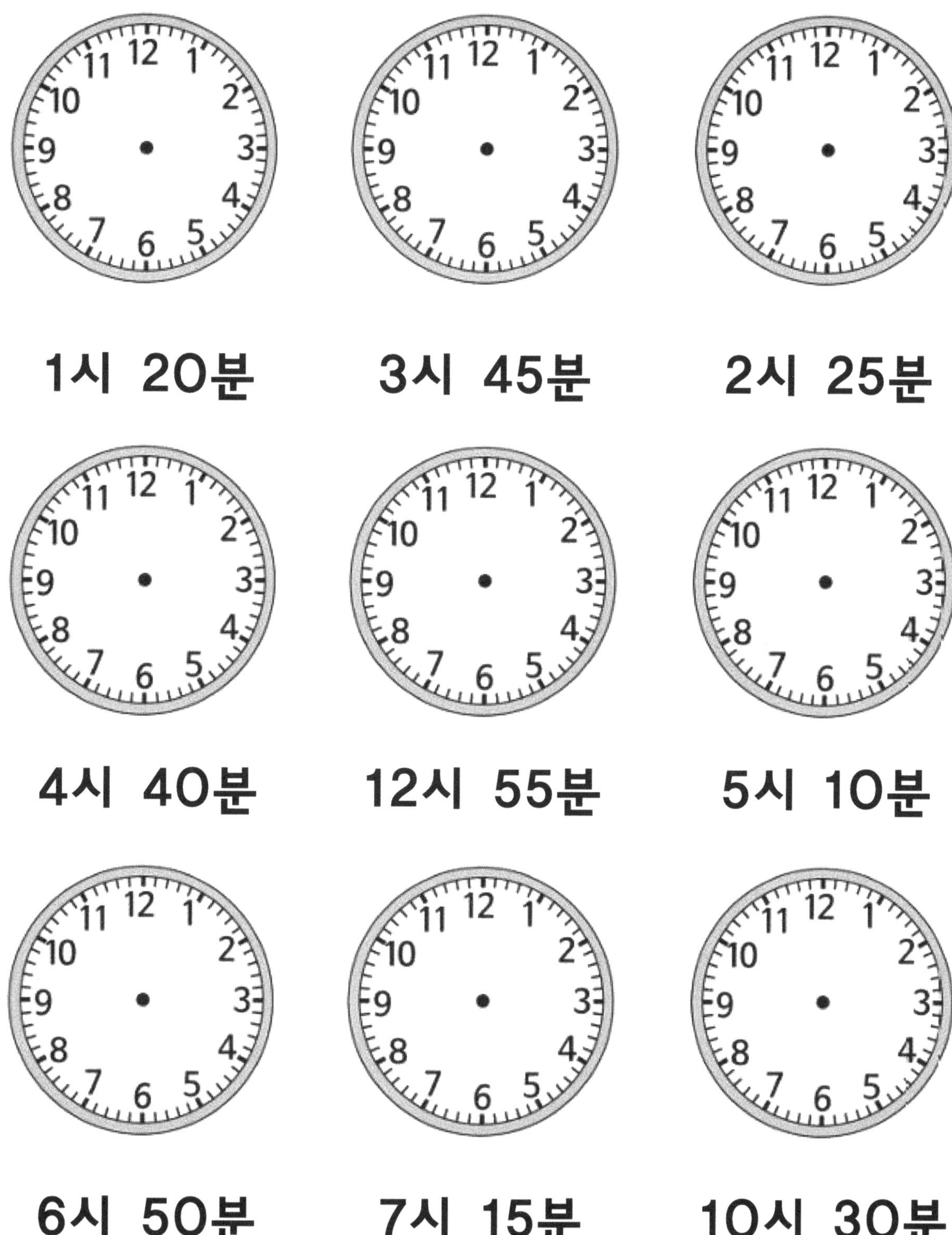

가족관계도

◈ 다음 빈 칸에 알맞은 호칭을 찾아 쓰세요.

1. 어머니의 여동생 :

2. 아버지의 남동생 :

3. 아버지의 어머니 :

4. 어머니의 아버지 :

5. 아버지의 누나 :

6. 어머니의 할머니 :

7. 아버지의 할아버지 :

〈 예시 〉

증조모, 고모, 작은아버지, 할아버지, 할머니, 이모, 증조부

장소 파악하기

◈ 다음 제시된 설명에 맞는 장소를 생각해서 쓰세요.

1. 불이 나거나 사고, 재난이 발생했을 때 이곳에 전화합니다.

2. 도둑이 들거나 사건, 사고가 생겼을 때 이곳에 전화합니다.

3. 우편물을 배달, 보관하고 돈과 관련된 금융 업무도 하는 곳입니다.

4. 돈을 저축하고, 필요할 때 돈을 찾거나 빌리는 곳입니다.

5. 학생들이 친구와 함께 선생님께 학문을 배우고 공부하는 곳입니다.

6. 의사가 환자를 진찰 및 치료를 하는 곳입니다.

7. 커트, 파마, 염색 등을 하여 머리를 예쁘게 만들어주는 곳입니다.

8. 병원에서 처방을 받은 약을 사는 곳입니다.

공휴일 & 기념일 알아보기

◈ 공휴일 & 기념일의 날짜를 써보세요.

스승의 날 : ________월 ________일

제헌절 : ________월 ________일

성탄절 : ________월 ________일

신정 : ________월 ________일

근로자의 날 : ________월 ________일

식목일 : ________월 ________일

현충일 : ________월 ________일

광복절 : ________월 ________일

삼일절 : ________월 ________일

어린이날 : ________월 ________일

개천절 : ________월 ________일

어버이날 : ________월 ________일

한글날 : ________월 ________일

전화번호 찾기

◈ 다음 전화번호부를 보고 문제에 답하세요.

상상 미용실	02-856-4329	동작 주민센터	064-642-5321
동백 은행	031-232-5675	하늘 세탁소	063-675-5839
파란 한의원	051-432-3433	예쁜 커튼집	051-285-3892
한국 병원	02-3242-7843	싱싱 마트	043-382-3983
도담 어린이집	032-435-9090	싸다 휴대폰 판매점	033-299-0300
무지개 미술학원	052-796-0400	맛있는 분식집	052-192-5029
패션 백화점	043-342-0999	황실 중화요리	02-1392-5918
튼튼 치과	033-281-0502	소문난 떡집	055-201-2918
보라매 우체국	055-212-2222	맛나 빵집	032-291-1010
화장품 판매점	054-239-5752	반짝 안경점	031-298-2958
블랙 커피숍	063-1255-6321	씽씽 카센타	02-1838-2030
멍멍 애견샵	062-348-0382	하얀 문구점	054-209-2039
보라매 동사무소	044-2938-0201	박 신발 판매점	062-707-4938

서울	02	광주	062	경기	031	전북	063	제주	064	충남	041
부산	051	대전	042	강원	033	전남	061	인천	032	경남	055
대구	053	울산	052	충북	043	경북	054	세종	044		

1. 한국병원은 어느 지역에 있습니까?

2. 소문난 떡집은 어느 지역에 있습니까?

3. 도담 어린이집은 어느 지역에 있습니까?

4. 블랙 커피숍은 어느 지역에 있습니까?

5. 하얀 문구점은 어느 지역에 있습니까?

우리나라 지도

◈ 다음 지도를 보고 표에 알맞게 쓰세요.

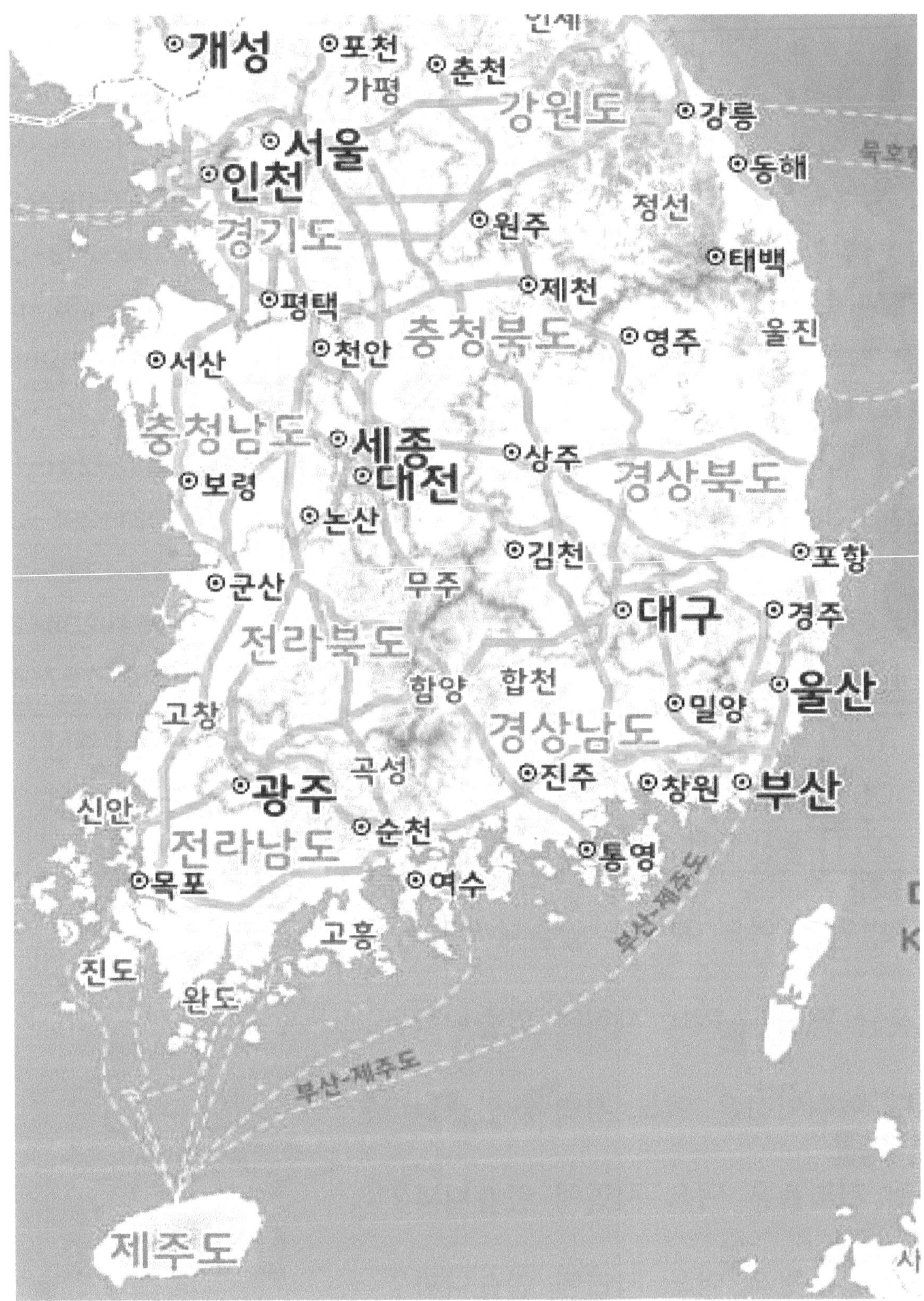

우리나라 행정구역(17개)

구분	
특별시	
광역시 (6개)	
도 (8개)	
특별자치시	
특별자치도	

봄에 어울리는 단어 찾기

◈ 봄에 어울리는 단어를 찾아 표시하세요.

봄		
눈썰매	수박	경칩
새싹	군밤	스키
제비	부채	입춘
털모자	목련	송편
춘곤증	한가위	폭설
단풍	벚꽃	추석
선풍기	성탄절	진달래

여름에 어울리는 단어 찾기

◈ 여름에 어울리는 단어를 찾아 표시하세요.

여름		
눈썰매	하지	경칩
새싹	군밤	스키
제비	홍수	입춘
말복	목련	송편
춘곤증	한가위	폭설
단풍	열대야	무더위
선풍기	성탄절	진달래

가을에 어울리는 단어 찾기

◈ 가을에 어울리는 단어를 찾아 표시하세요.

가을		
눈썰매	하지	경칩
새싹	군고구마	홍시
제비	홍수	입춘
국화	추풍낙엽	송편
춘곤증	목련	폭설
천고마비	열대야	입추
추수	성탄절	진달래

겨울에 어울리는 단어 찾기

◈ 겨울에 어울리는 단어를 찾아 표시하세요.

겨울		
눈썰매	하지	경칩
입동	동지	홍시
엄동설한	홍수	입춘
국화	추풍낙엽	김장
춘곤증	동백꽃	폭설
천고마비	열대야	입추
추수	설경	진달래

애국가 1절 빈칸 채우기

_______과 _______이 마르고 닳도록

_______이 _____하사 우리_____ 만세

_________ _________ 화려 ______

_____ 사람 _____으로 길이 ____하세

순서에 맞는 단어 쓰기

◈ 다음 순서에 맞는 단어를 생각해서 써보세요.

1) 자 축 인 ____ 진 ____ 오 (띠)

2) 가 ____ 다 ____ 마 바 ____

3) 아 야 ____ 여 오 ____ ____

4) 하나 ____ 셋 ____ 다섯 ____ ____

5) 동 ____ ____ 북 (방향)

6) 월 ____ 수 ____ 금 ____ ____

7) 일 이 ____ 사 ____ 육 ____

8) 수 우 ____ 양 가 (성적)

9) 갑 을 ____ ____ 무 기 경 (십간)

10) 도 개 ____ ____ 모 (윷놀이)

11) 도 ____ 미 파 ____ 라 시 (음계)

12) 빨 주 ____ 초 ____ 남 보 (무지개)

물건 세는 단위

◈ 다음 물건의 단위를 생각해서 써보세요.

물건	단위
집	채
꽃	
배추	
자동차	
고양이	
종이	
포도	
음료수	
연필	
책	
컵(커피)	
사람	
신발	
나무	
지우개	

끝말잇기

◈ 다음 단어의 끝말을 이어서 계속 써보세요.

1) 가지 ⇨ ______ ⇨ ______ ⇨ ______

2) 라디오 ⇨ ______ ⇨ ______ ⇨ ______

3) 서울 ⇨ ______ ⇨ ______ ⇨ ______

4) 검사 ⇨ ______ ⇨ ______ ⇨ ______

5) 인간 ⇨ ______ ⇨ ______ ⇨ ______

6) 감시 ⇨ ______ ⇨ ______ ⇨ ______

7) 노인 ⇨ ______ ⇨ ______ ⇨ ______

단어만들기 ▷ 받침 있는 글자 제시

◈ 다음 제시된 글자로 끝나는 단어를 써보세요.

예) 단 : 계단, 합창단

1	민		11	학	
2	단		12	말	
3	액		13	일	
4	문		14	편	
5	선		15	중	
6	신		16	강	
7	성		17	연	
8	악		18	인	
9	음		19	상	
10	칙		20	은	

겹받침이 들어가는 단어 쓰기

◈ 다음 제시된 겹받침이 들어가는 말을 찾아 쓰세요.

1) ㄹ ㄱ ⇒ 닭, 밝기, ______

2) ㄱ ㅅ ⇒ 품삯, 넋, ______

3) ㅂ ㅅ ⇒ 값, 가엾다, ______

4) ㄹ ㅁ ⇒ 앎, 삶, ______

5) ㄹ ㅎ ⇒ 싫증, 속앓이, ______

반대말 쓰기

크다	⇄	맑다	⇄
가다	⇄	짧다	⇄
무겁다	⇄	적다	⇄
뒤	⇄	차다	⇄
높다	⇄	가까운	⇄
좋다	⇄	닫다	⇄
낮	⇄	작다	⇄
가다	⇄	던지다	⇄

의성어•의태어 찾아서 쓰기

◈ 아래 표에서 빈칸에 맞는 말을 찾아서 쓰세요.

오물오물	덩실덩실	기웃기웃
펄럭펄럭	성큼성큼	벌컥벌컥
퐁당퐁당	달그락달그락	쓱쓱
바스락바스락	시들시들	푸드득푸드득
보글보글	싹둑싹둑	따르릉

1. 아이가 냇가에 돌을 __________ 던집니다.
2. 옆집 아이가 문 틈 사이를 __________ 합니다.
3. 냄비에 찌개가 __________ 끓습니다.
4. 가위로 __________ 자릅니다.
5. 전화가 __________ 울립니다.
6. 태극기가 바람에 __________ 날립니다.
7. 아버지가 __________ 걷습니다.
8. 행주로 식탁을 __________ 닦습니다.
9. 목이 말라서 물을 __________ 마십니다.
10. 어머니가 __________ 설거지를 합니다.
11. 아이가 젤리를 __________ 씹습니다.
12. 낙엽이 __________ 소리를 냅니다.
13. 오래된 꽃병의 꽃이 __________ 합니다.
14. 신이 나서 __________ 춤을 춥니다.
15. 지붕 위의 새가 __________ 날아갑니다.

어울리는 단어 찾기

◈ 밑의 예시에서 가장 어울리는 단어를 찾아보세요.

짜장과	짬뽕	스승과	______
토끼와	______	천국과	______
엄마와	______	연상	______
흥부와	______	샴푸와	______
못과	______	유비와	______
콩쥐	______	창과	______
선녀와	______	1박	______
책상과	______	연필과	______
아들과	______	숟가락	______
할아버지와	______	남자와	______
시침	______	남편과	______

상관없는 단어 찾기

◈ 다음 단어들 중에서 연관성이 가장 적은 단어 하나를 찾으세요.

1) 바지, 양말, 셔츠, 티셔츠, 스카프
신발, 넥타이, 치마, 발가락, 블라우스

2) 사자, 말, 벌, 호랑이, 강아지, 고양이
병아리, 당나귀, 닭, 염소, 타조

3) 팔, 귀, 머리, 다리, 손가락, 발
안경, 눈, 귀, 입, 허벅지, 무릎

4) 메뚜기, 개미, 잠자리, 나비, 거미, 낙타
장수풍뎅이, 사슴벌레, 방아깨비, 귀뚜라미

5) 무궁화, 진달래, 벚꽃, 매화, 튤립
제비꽃, 카네이션, 민들레, 화분

6) 짜장면, 삼선우동, 짜짱볶음밥, 스파게티
탕수육, 짬뽕, 게살볶음밥, 굴짬뽕

초성 게임

◈ 다음 예시와 같이 초성이 같은 단어를 찾아 쓰세요.

〈예시〉

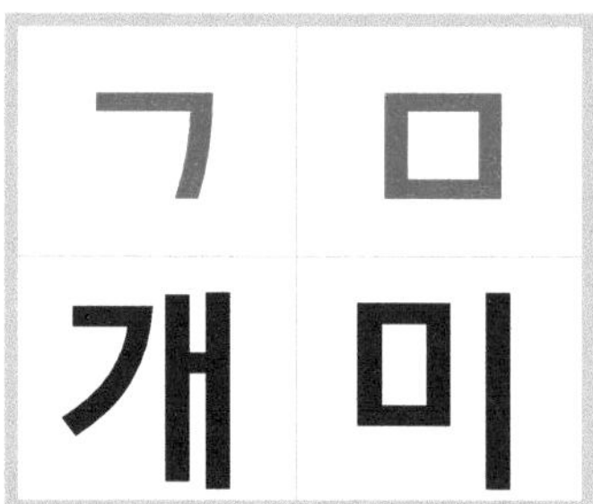

ㅊ	ㄱ	ㅅ	ㄹ
ㅎ	ㅁ	ㅊ	ㅇ
ㄷ	ㅅ	ㄱ	ㅇ
ㄴ	ㄹ	ㅅ	ㅌ

단어 바르게 만들기

1. 관립시물울서박 ⇨ 서울시립박물관
2. 공린이원대어 ⇨
3. 컬터이레스에 ⇨
4. 밥비콩빔물나 ⇨
5. 레드곤만레드 ⇨
6. 험민강국건보 ⇨
7. 민등록등주본 ⇨
8. 원산악공국설립 ⇨
9. 코끼오미노야 ⇨
10. 원매라병보 ⇨
11. 치실료업작 ⇨
12. 의과활학재 ⇨
13. 끼거북와토이 ⇨
14. 대일계전세차 ⇨
15. 스레트이헬너 ⇨
16. 출용대리금신 ⇨
17. 바로코나스러이 ⇨
18. 아공화프리남국카 ⇨
19. 가르카다마스 ⇨
20. 마폰트중독스 ⇨

특징에 따른 단어 생각하기

◈ 다음 특징을 가진 사물을 생각해서 써보세요.

길쭉하게 생긴 야채	

네 발이 달린 동물	

날개가 달린 곤충	

둥글둥글한 과일	

속담 완성하기

◈ 다음 빈 칸에 맞는 글자를 쓰세요.

1. 가는 □이 고와야 오는 말이 곱다.
2. 강 건너 □구경하듯 한다.
3. 계란으로 □□치기
4. 구슬이 서 말이라도 꿰어야 □□
5. 남의 말 하기는 식은 □ 먹기
6. 낮말은 □가 듣고 밤말은 쥐가 듣는다.
7. 도둑이 제 □ 저리다.
8. 다 된 □에 재 뿌리기
9. □다리도 두드려 보고 건너라.
10. 티끌 모아 □□
11. 가는 □이 장날
12. 목구멍이 □□청
13. 믿는 □□에 발등 찍힌다.
14. 사공이 많으면 □가 □으로 간다.
15. 서당 개 삼 년이면 □□을 읊는다.

음식 주문하기

◈ 다음 메뉴를 보고 질문에 답하세요.

면	가격	요리	가격	밥	가격
짬뽕	8,000원	마파두부	8,000원	짜장밥	7,000원
짜장	6,000원	양장피	21,000원	볶음밥	7,000원
울면	9,000원	깐풍기	22,000원	잡채밥	8,000원
해물짜장	15,000원	탕수육	15,000원	잡탕밥	8,000원
차돌짬뽕	10,000원	깐쇼새우	30,000원	유산슬밥	13,000원
굴짬뽕	12,000원	해물잡채	18,000원	누룽지탕밥	10,000원

1) 20,000원을 가지고 있습니다. 짜장, 울면을 주문하고, 받는 잔돈은 얼마인가요?

2) 30,000원을 가지고 있습니다. 탕수육, 누룽지탕밥을 주문하고 받는 잔돈은 얼마인가요?

3) 30,000원을 가지고 있습니다. 짬뽕 2개, 볶음밥을 주문하고 받는 잔돈은 얼마인가요?

4) 40,000원을 가지고 있습니다. 깐풍기, 잡탕밥, 울면을 주문하고 받는 잔돈은 얼마인가요?

5) 50,000원을 가지고 있습니다. 해물잡채, 차돌짬뽕, 유산슬밥을 주문하고 받는 잔돈은 얼마인가요?

백화점에서 쇼핑하기

◈ 백화점 층수 안내를 보고 질문에 답하세요.

매장 안내	
9층	문화센터
8층	영화관
7층	전문 식당가
6층	전자제품
5층	가구
4층	남성복, 아동복
3층	속옷, 스포츠용품
2층	여성복, 구두
1층	화장품, 가방
지하1층	식료품, 생활잡화
지하2층	주차장

1) 영화를 본 후, 저녁을 먹으려면 ____층에서 ____층으로 갑니다.
2) 돼지고기를 사고 나서, 구두를 사려면 ____층에서 ____층으로 갑니다.
3) 원피스를 구경하고 나서, 쇼파를 구경하려면 ___층에서 _____층으로 갑니다.
4) 선물할 친구 아기 옷을 사고 나서, 주차장으로 가려면 ____층에서 ___층으로 갑니다.
5) 문화센터에서 피아노 수업을 듣고 나서, 서류가방을 사려면 _____층에서 ____층으로 갑니다.
6) 텔레비전을 사기 전에 배드민턴 라켓을 사려면 ____층을 들리고 나서 _______층으로 갑니다.

역대 대통령 순서 맞추기

◈ 다음 순서에 맞게 밑의 예시에서 이름을 찾아서 써보세요.

제 1~3대 대통령 (1948년 ~ 1960년)	
⇓	
제 4대 대통령 (1960년 ~ 1962년)	
⇓	
제 5~9대 대통령 (1963년 ~ 1979년)	
⇓	
제 10대 대통령 (1979년 ~ 1980년)	
⇓	
제 11~12대 대통령 (1980년 ~ 1988년)	
⇓	
제 13대 대통령 (1988년 ~ 1993년)	
⇓	
제 14대 대통령 (1993년 ~ 1998년)	
⇓	
제 15대 대통령 (1998년 ~ 2003년)	
⇓	
제 16대 대통령 (2003년 ~ 2008년)	
⇓	
제 17대 대통령 (2008년 ~ 2013년)	
⇓	
제 18대 대통령 (2013년 ~ 2017년)	
⇓	
제 19대 대통령 (2017년 ~ 2022년)	
⇓	
제 20대 대통령 (2022년 ~ 2027년)	

◆ 예 시 ◆

이명박 노무현 문재인 윤석열 김대중 전두환 노태우
박정희 윤보선 최규하 박근혜 김영삼 이승만

세계 국가와 수도 기억하기

◈ 다음 제시된 국가의 수도를 기억해서 쓰세요.

한국 ________ 프랑스 ________

미국 ________ 이탈리아 ________

중국 ________ 태국 ________

일본 ________ 필리핀 ________

영국 ________ 러시아 ________

독일 ________ 캐나다 ________

인물 이름 맞추기

◈ 다음 설명에 맞는 인물의 이름을 기억해서 쓰세요.

6•25 전쟁때 UN군 최고사령관으로 한국전쟁에 참전하여 인천상륙작전을 지휘한 장군	
3•1운동에 참가해 만세운동을 일으켰고, 19세에 순국한 여성 독립운동가	
조선 최고의 어머니이자 아내, 예술가로 존경받고 있으며, 대한민국 5만원권 화폐의 주인공	
임진왜란에서 거북선을 이용하여 조선의 승리를 이끈 조선시대 영웅	
영국으로부터 인도의 독립운동을 지도한 인도의 정신적, 정치적 지도자	
남북 전쟁을 승리로 이끌었고, 노예 해방을 선언한 미국의 제 16대 대통령	
일제 강점기에 대한민국 임시 정부에서 활동했던 독립운동가이자 정치가. 호는 '백범'	
1909년에 만주 하얼빈 역에서 조선 침략의 주동자였던 이토 히로부미를 살해한 독립운동가	
사랑의 선교 수녀회를 만들어 평생 가난하고 병든 사람들을 돌보며 살았던 인도의 수녀. 1979년 노벨평화상 수상	
조선의 왕으로 훈민정음(한글)을 창제한 왕	

지하철 노선도

◈ **지하철 노선도를 보고 다음 문제에 답하세요.(환승시간 고려X)**

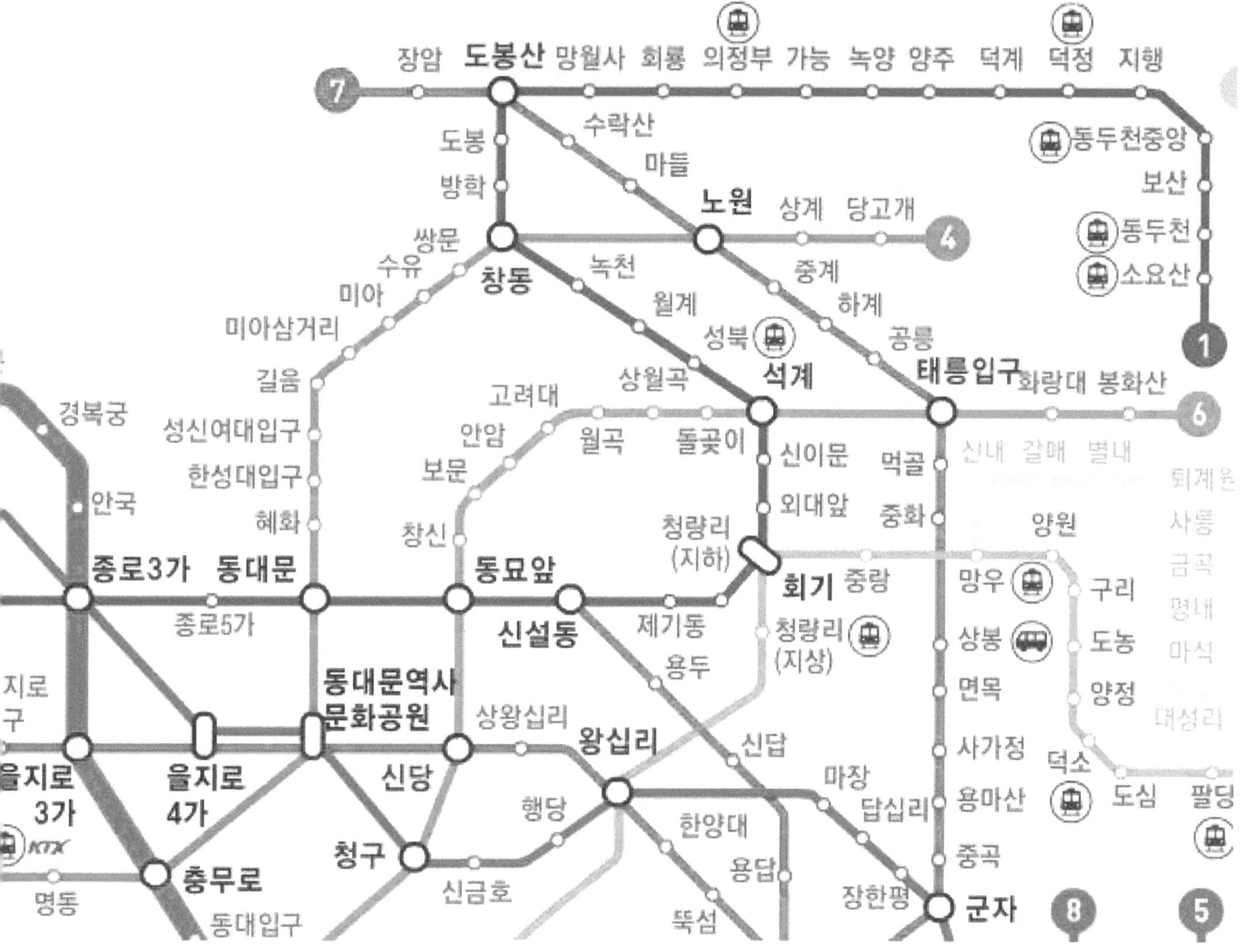

1. **방학**에서 **혜화**까지 가는 경로의 최단시간은?(정거장마다 2분소요)

2. **중화**에서 **중곡**까지 가는 경로의 최단시간은?(정거장마다 2분소요)

3. **의정부**에서 **보산**까지 가는 경로의 최단시간은?(정거장마다 2분소요)

4. **신설동**에서 **용답**까지 가는 경로의 최단시간은?(정거장마다 2분소요)

생각하는 계산 문제

1. 참새와 비둘기가 모두 19마리 있습니다. 참새가 비둘기보다 5마리 적다면, 참새와 비둘기는 각각 몇 마리입니까?

2. 효재, 성욱, 미지는 공책을 선물로 받았습니다. 효재는 미지보다 3권 적게 받았고, 성욱이는 효재보다 5권 많이 받았습니다. 미지가 받은 공책은 11권입니다. 성욱이가 받은 공책은 몇 권입니까?

3. 보라매 영화관에서 명량 영화가 저녁 6시 30분에 시작한다. 영화는 47분 동안 상영된다면 영화가 끝나는 시각은 언제입니까?

4. 어떤 수에 4를 더해야 할 것을 잘못하여 뺐더니 9가 되었다. 원래대로 바르게 계산하면 얼마입니까?

5. 지하철 요금은 1250원이고, 버스 요금은 1500원입니다. 수근이가 집에 가기 위해 버스를 2번, 지하철 1번 탔을 때 내야할 요금은 얼마입니까? (단, 환승은 불가함)

가로세로 낱말퍼즐

①		⑦		②		
						③
					④	
	⑤					
⑥						

가로 열쇠

(글자 수)

① 돈이나 물품을 받은 사실을 표시하는 종이.
보통 현금이나 카드로 결제하면 이것을 줍니다.

② 사람이 살아있는 기간을 말하거나
사물을 사용하는 기간을 말하는 단어

④ 형제간 또는 친구 간의 사랑과 정을 말하는 단어

⑤ 불을 땔 때에, 연기가 밖으로 나가도록 만든 구조물

⑥ 귀, 코, 목, 기관, 식도의 병을 치료하는 의학 분야

세로 열쇠

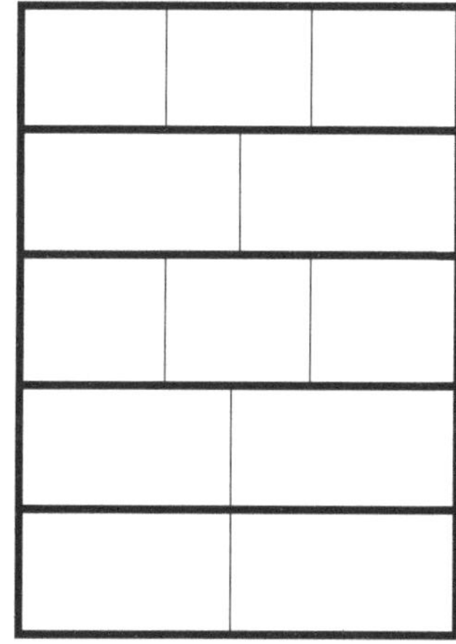

① 영화를 상영하는 시설을 갖춘 건물이나 시설

② 얼굴이나 몸을 닦을 때 사용하는 천 조각

③ 가로막아서 거치적거리게 하는 사물을 뜻하는 단어로
이것을 뛰어 넘어 달리는 육상 경기도 있습니다.

⑤ 조기를 소금에 약간 절여서 통으로 말린 것

⑦ 어떤 사실을 증명할 수 있는 근거(인적OO, 물적OO)

뉴스기사 파악하기 ①

어르신 체취는 햇빛·샤워로 싹~머리 악취는원인 파악부터

여름은 냄새와의 전쟁이 시작되는 때다. 특히, 나도 모르게 뿜어져 나오는 몸 냄새는 남녀노소 모두의 고민거리다. 체취의 원인은 다양하다. 땀뿐만이 아니라 먹는 음식이나 다이어트·운동 여부 등 생활습관에 따라 풍기는 냄새가 달라진다. 전에 없었던 악취가 숨은 질환을 알리는 신호가 되기도 한다. 몸에서 냄새가 나는 이유와 관리 방법을 알아봤다.

여름철에는 체온 조절을 위해 땀 분비량이 증가하면서 체취가 강해진다. 땀은 아포크린·에크린 등 땀샘에서 분비되는데 땀 냄새는 겨드랑이·생식기 등 아포크린샘이 분포된 곳에서 유독 심하다. 아포크린샘의 땀에는 단백질·지방이 풍부해 피부 표면의 세균에 의해 분해되면서 불쾌한 냄새가 나기 쉽다. 그런데 땀이 많이 나지 않는데도 몸 곳곳에 생각지 못한 냄새가 올라와 당혹스러울 때가 있다. 서울시보라매병원 피부과 조소연 교수는 "생활 방식이나 앓고 있는 질환에 따라 몸 냄새는 달라질 수 있다"고 말했다.

생활 방식·질환 따라 몸 냄새 달라

일상에서 체취를 좌우하는 요소는 첫째, 음식이다. 무엇을 얼마나 먹는지에 따라 몸에서 나는 냄새가 달라진다. 경희대병원 소화기내과 장재영 교수는 "음식이 소화되는 과정에 만들어지는 암모니아·황 등 대사 물질이 혈액을 타고 호흡·땀으로 배출되면서 체취를 만든다"며 "미량이지만 평소 체취와 달라 주변에서 쉽게 알아차리는 것"이라고 설명했다. 술 냄새를 생각하면 쉽다. 알코올 자체는 무색무취(無色無臭)지만, 체내 대사 과정에서 생성되는 아세트알데히드 특유의 톡 쏘는 냄새로 주변 사람의 눈살을 찌푸리게 한다.

이런 냄새 물질은 대부분 몸의 '화학 공장'인 간과 위장을 거쳐 분해돼 사라진다. 문제는 소화기관이 처리하기 어려울 정도로 과도한 양을 섭취하는 경우다. 조 교수는 "재료 자체에 냄새가 나는 육류·어류·달걀만이 아니라 배추·브로콜리 같은 채소도 많이 먹으면 대사 과정에 생성된 유황 등 냄새 물질이 구린내를 유발할 수 있다"고 설명했다.

둘째, 과도한 다이어트다. 살을 빼려고 식사량을 무리하게 줄이면 몸은 이를 위기 상황으로 인지해 대사 활동을 조절한다. 특히 뇌에 영양소를 공급하기 위해 간에서 '케톤'이라는 물질을 많이 만들어내는데, 이로 인해 전에 없던 시큼한 몸 냄새가 날 수 있다. 고대안암병원 가정의학과 남가은 교수는 "최근 인기인 저탄수화물·고단백 식단에서도 부족한 에너지를 보충하기 위해 체내 지방이 분해되는 과정에 케톤 생성량이 증가한다"며 "음식을 섭취할 때는 총 섭취량을 줄이면서 탄수화물·단백질·지방 비율을 6:2:2 정도로 맞추는 게 몸의 부담을 덜 수 있는 방법"이라고 권했다.

셋째, 운동량이다. 몸을 움직이지 않으면 공기를 떠도는 냄새 물질이 달라붙기 쉽다. 그뿐만이 아니라 대사 활동이 떨어지고 몸에 노폐물이 쌓여 '땀 없는 악취'가 나타날 가능성이 커진다. 나이 들어 생기는 '가령취(加齡臭, 일명 노인성 냄새)'도 신체 대사와 관련이 깊다. 순천향대부천병원 가정의학과 이희정 교수는 "나이가 들면 조직 재생 속도가 더디고 대사 활동이 줄어 피부에 지방산이 축적되기 쉽다"며 "이것이 산패돼 '노네랄'이란 물질이 만들어지면서 몸에서 좋지 않은 냄새가 난다"고 설명했다.

노인성 냄새를 없애는 데는 실내보다 야외 운동이 추천된다. 햇볕의 살균 효과를 누리는 동시에 바람을 쐬며 묵은 냄새를 날려버릴 수 있어서다. 병을 앓거나 체력이 약해 운동하기 힘들면 실내를 자주 환기하고 침구도 주기적으로 세탁하는 게 좋다. 이 교수는 "땀에 지방산이 묻어나기 때문에 여름철에는 자주 옷을 갈아입고 목욕도 이틀에 한 번 이상 하는 게 좋다"며 "노네랄이 지방 성분인 만큼 물로만 씻지 말고 비누·보디클렌저 등을 적극적으로 사용해야 한다"고 조언했다.

◈ 앞의 기사를 읽고 문제를 풀어보세요.

1. 땀 냄새는 신체의 어느 부위에서 특히 냄새가 심하게 납니까?

2. 일상에서 체취를 좌우하는 요소는 3가지가 있습니다. 3가지를 써보세요.

①

②

③

3. 다음 문장을 보고 맞으면 O, 틀리면 X로 표시하세요.

배추·브로콜리 같은 채소는 체취를 유발하지 않는다.	
노인성 냄새를 없애는 데는 실내보다 야외 운동이 좋다.	
여름철에는 자주 옷을 갈아입고 목욕도 하루에 한 번 이상 하는 게 좋다	
간에서 '케톤'이라는 물질을 많이 만들어내는데, 이로 인해 전에 없던 시큼한 몸 냄새가 날 수 있다.	
생활 방식이나 앓고 있는 질환과 몸 냄새는 관련이 없다.	

뉴스기사 파악하기 ②

차일피일 미루는 보청기 사용, 귀 건강 지키려면 "반드시 착용하세요."

난청의 종류

난청은 청각이 저하되거나 또는 상실된 일련의 상태를 말하며, 일반적으로 난청은 선천성 난청과 후천성 난청으로 구분한다. 선천성 난청은 유전이나 출생과정에서 발생한 문제 등으로 인해 태어날 때부터 가지고 있는 난청이다. 아기가 생후 3개월이 지나도 옹알이를 하지 않거나, 커다란 소리에도 별다른 반응을 보이지 않는 경우 선천성 난청을 의심해 볼 수 있다.

후천성 난청은 이관염과 비인두염, 내이염, 중이염 등 다양한 이비인후과적 원인에 의해 발생하는 난청을 말한다. 후천성 난청은 연령대가 높을수록 많이 발생하는데, 노화로 인한 노인성 난청은 보통 50대 이후에서 많이 나타난다.

돌발성 난청은 30데시벨 이상의 청력손실이 3일 이내에 발생한 난청 증상으로, 바이러스 감염 또는 주변의 소음과 스트레스가 주된 원인으로 꼽히나 대부분 뚜렷한 발생 원인을 찾지 못하는 경우가 많다. 갑작스런 이명과 귀 충만감, 현기증 등의 증상이 나타나면 돌발성 난청일 가능성이 높고 조기 진단 및 치료가 필수적이므로 발견 즉시 이비인후과 전문의의 진료를 받는 것이 중요하다.

보청기의 처방과 사용

청력검사에서 난청으로 최종 진단된 환자 중 약물이나 수술적 치료로 호전이 가능한 경우 외에는 이미 손실된 청력을 보조하기 위한 보청기를 처방받게 된다. 보청기는 주변의 소리를 증폭시켜 난청인의 원활한 청음을 돕기 위한 기구로서, 청력검사를 통해 환자 각각의 주파수별 청력에 맞춰 소리를 증폭할 범위를 결정한다. 그렇기 때문에 청력검사에서 전혀 들리지 않는 것으로 판단되는 완전 청각상실(전농)의 경우에는 보청기 사용이 무의미하다.

또한, 타인의 음성을 인식할 수 있는 정도를 확인하기 위해 단어를 이용한 어음청력검사도 진행하게 되는데, 결국 보청기를 이용한 청각재활은 소리를 듣는 것에 더해 말소리를 잘 알아들을 수 있게 하는 것이 궁극적인 목적이다.

보청기는 제작 전 이비인후과 전문의와 상담을 통해 환자 본인이 보청기 착용의 중요성에 대한 설명을 듣고 이해를 하는 것이 중요하다.

특히, 노화가 진행되면서 귓속 입구를 구성하는 연골이 뻣뻣해지게 되는데 귀에 삽입하는 형태의 보청기를 장시간 사용하게 되면 귀안이 아프거나 증폭된 소리가 밖으로 새는 경우도 있으므로 보청기 제작에 대한 상담 시 자신의 귓속 상태를 미리 진단받는 것이 좋다.

제작은 난청 환자의 귓구멍(외이도)의 형태를 본 떠 자신의 귀에 알맞은 크기와 모양으로 보청기를 제작하거나 연성 플러그를 이용해 귀에 편하게 걸고 사용할 수도 있다. 보청기 착용 후 외부 소리에 익숙해지기까지는 수주 일 이상이 걸릴 수 있고, 착용 초기에는 집 내부같은 비교적 조용한 환경에서 사용하며 보청기의 출력을 추가적으로 조절해 자신의 청력에 최적화된 주파수를 조절한다.

특히, 보청기의 무게가 가볍고 착용감이 개선되어 고령의 난청환자가 사용 초기에 외부에서 사용하는 경우 떨어뜨리고도 인지를 못해 고가의 보청기를 분실하는 경우도 잦아 초기에는 실내에서 사용하며 보청기 착용에 익숙해질 필요가 있다.

보청기를 착용하면 그 후 주기적으로 병원에 내원하면서 보청기 상태와 보청기 착용 시 청력도 확인해 보청기가 본인의 청력 상태에 최적화되도록 보청기 상태를 조절해야 한다. 만약 시간이 지나도 보청기 소리가 익숙해지지 않거나 배터리가 충분한데도 사용 중 보청기의 효과가 떨어졌다고 판단되는 경우에는 이비인후과에 내원해 전문의의 진단을 받아보는 것이 좋다.

보청기 착용의 중요성

의료기술이 발달해 평균수명이 높아진 현대에는 노화에 의한 노인성 난청 인구가 급격히 증가하고 있으며, 장시간의 이어폰 사용 등 소음으로 인한 소음성 난청 인구도 늘고 있다. 이처럼 난청 환자가 증가하고 있지만, 국내 보청기 착용률을 난청 인구의 증가율에 비해 현저히 낮은 것이 현실이다. 이는 신체 중 가장 민감한 부위 중 하나인 귀에 기구를 착용함으로 인해 발생하는 불편감, 구매를 위한 비용 문제, 겉으로 노출되는 착용 형태에 대한 거부감, 이웃이나 보청기 사용자의 부정적 정보전달 등 다양한 이유로 보청기 착용을 미루거나 중단하는 난청 환자가 많기 때문이다.

실제로, 진료과정에서 청력검사 결과를 통해 보청기 착용을 권유하면 거부감을 가지거나 착용을 망설이는 환자들을 흔히 볼 수 있으며, 이러한 이유들로 난청을 효과적으로 관리할 수 있는 보청기 착용률의 증가는 더디기만 한 상황이다.

그러나, 여러 이유로 보청기 착용을 미루고 난청을 방치하면 청력은 보존되지 않고 지속적으로 감퇴하게 된다. 난청은 진행될수록 청각신경과 연결된 대뇌 청각피질의 언어감별능력은 감소하게 되고, 이에 따라 단어를 구분하지 못하고 심한 경우 말을 전혀 알아듣지 못하게 된다.

처방을 통해 사용하는 보청기는 단순히 소리를 좀 더 듣게 되는 이득뿐만이 아닌, 가족관계와 사회생활을 개선하고 우울, 불안 등 사회 심리적 질환 예방에도 도움을 준다. 특히, 노년층의 경우 보청기의 장기적인 사용이 인지기능 저하나 치매 등 퇴행성 뇌 질환의 진행도 억제해주는 것으로 알려져 있다.

따라서, 착용 불편을 걱정하거나 난청 증상이 경미하다는 스스로의 판단으로 착용 시기를 놓치는 일이 없도록 난청 관리 및 보청기 착용에 대한 사회적 인식이 개선되어야 할 필요가 있다.

◈ 앞의 기사를 읽고 문제를 풀어보세요.

1. 어떠한 증상이 생겼을 때 돌발성 난청을 의심해야 할까요?

2. 보청기 사용이 무의미한 경우는 어떠한 경우입니까?

3. 보청기 제작 상담 시 미리 자신의 귓속 상태를 미리 진단받는 것이 좋은데 그 이유는 무엇인가?

4. 시간이 지나도 보청기 소리가 익숙해지지 않거나 배터리가 충분한데도 사용 중 보청기의 효과가 떨어졌다고 판단되는 경우 어떻게 대처해야 합니까?

5. 다음 문장을 보고 맞으면 O, 틀리면 X로 표시하세요.

보청기를 이용한 청각재활은 소리를 듣는 것에 더해 말소리를 잘 알아들을 수 있게 하는 것이다.	
고령의 난청환자가 보청기를 제작하여 초기에 사용할 때 분실 위험이 있으므로 실외에서 사용하여 보청기 사용에 익숙해질 필요가 있다.	
국내 보청기 착용률을 난청 인구의 증가율에 비해 현저히 높은 것이 현실이다.	
보청기 착용을 미루고 난청을 방치하면 청력은 보존되지 않고 지속적으로 감퇴하게 된다.	
노년층의 경우 보청기의 장기적인 사용이 상지기능을 향상시키는 것으로 알려져 있다.	

스도쿠 (1)

◈ 다음 규칙을 따라 빈 칸을 채워보세요.

- 스도쿠를 구성하는 칸은 총 81칸, 3×3칸 9개이다.
- 각각의 가로줄과 세로줄에 1~9가 중복 없이 하나씩 들어간다.
- 3×3칸 안에는 1~9가 중복 없이 하나씩 들어간다.

	3	7	5	1	9	8		4
8		5	7	2		1	3	6
	2	1	3		8	5	7	
3	6		1	9	5	7		2
2		4	6	3		9	5	8
5	7	9	8	4	2		6	1
7	8	6		5	1	2	9	3
	5	3	2	8	6	4		7
1	4	2	9		3	6	8	5

스도쿠 (2)

◈ 다음 규칙을 따라 빈 칸을 채워보세요.

- 스도쿠를 구성하는 칸은 총 81칸, 3×3칸 9개이다.
- 각각의 가로줄과 세로줄에 1~9가 중복 없이 하나씩 들어간다.
- 3×3칸 안에는 1~9가 중복 없이 하나씩 들어간다.

2			5		8		7	6
7		6		4	1	5		2
	1	8	6	7		9	3	
	6	2		1	5	8		3
8	5		4	6			2	1
4		1			3	6	9	
	2	5		3	7	4	6	
	4	7	9	5		2		8
6	8		1		4			7

맞춤법에 맞게 고치기

◈ 다음 편지에서 틀린 글자 8개를 찾아서 표시하고 고치세요.

스승님께

스승님 안녕하십니까?

스승의 날을 맏이하여 감사와 존경의 인사를

드립니다. 따뜻한 스승님의 가르침에 항상

감사드립니다. 강의 시간에 교수님께서 젊은

시절 삷을 위한 적극적인 자세에 대해 이야기

해주신 게 아직도 기억에 생생하게 남아

있습니다. 앞으로 저도 적극적인 자세로

사회인이 되어 부끄렆지 안은 사람이 되겠

습니다. 스승님께 공부 뿐 아니라 인생을

배웠습니다.

진심으로 감사드리며 제자 영희 올림

인지기능 훈련과제

정답지

인지기능 훈련과제 (아주 쉬운 단계)

방향 파악하기(100쪽)
O , X , O , X

동전 계산하기(101쪽)
600원 , 210원
30원 , 400원

해당하는 단어 찾기(102쪽)
초록, 빨강, 노랑, 검정, 파랑

달력 보기(104쪽)
X , O , O , O

상관없는 단어 찾기(105쪽)
시계
가구
공
사자
사진

생각하는 계산 문제(106쪽)
8대
10자루
5개

인지기능 훈련과제 (쉬운 단계)

블록개수 세기(119쪽)
5개, 4개
6개, 7개

방향 파악하기(120쪽)
1,2,4,6번째 줄에 ○표

순서 이어가기(121쪽)
2. ↑ , 3. ㊭ , 4. ◇,
5. ⇊ , 6. + , 7. 바

계산하기(122쪽)
(왼쪽부터) 6,7,9,7,9
(왼쪽부터) 11,13,11,8,14
(왼쪽부터) 10,10,9,10,10

계산하기(123쪽)
(왼쪽부터) 8,6,8,8,8
(왼쪽부터) 15,16,17,13,18
(아래로) 9,7,6
(아래로) 9,13,13

계산하기(124쪽)
(왼쪽부터) 5,1,9,3,5
(왼쪽부터) 5,3,7,3,0
(왼쪽부터) 6,4,8,1,1

계산하기(125쪽)
(왼쪽부터) 10, 21
(왼쪽부터) 32, 25
(왼쪽부터) 12, 18
(왼쪽부터) 42, 64
(왼쪽부터) 4, 15
(왼쪽부터) 28, 40
(왼쪽부터) 27, 9
(왼쪽부터) 24, 56

동전계산하기(126쪽)
230원, 440원
610원, 1100원

지폐계산하기(127쪽)
7,000원, 11,000원
15,000원, 11,000원

해당하는 단어(128쪽)
코끼리, 너구리, 소,
코알라, 악어

달력보기(130쪽)
8일
13일
월요일
일요일

시계 보기(131쪽)
첫 번째 시계 - 7:55
두 번째 시계 - 9:50
세 번째 시계 - 4:45
네 번째 시계 - 11:40
다섯 번째 시계 - 1:35
여섯 번째 시계 - 5:30

공휴일&기념일(132쪽)
스승의날 : 5월 15일
제헌절 : 7월 17일
성탄절 : 12월 25일
신정 : 1월 1일
근로자의 날 : 5월 1일
식목일 : 4월 5일
현충일 : 6월 6일
광복절 : 8월 15일
삼일절 : 3월 1일
어린이날 : 5월 5일
개천절 : 10월 3일
어버이날 : 5월 8일
한글날 : 10월 9일

전화번호 찾기(133쪽)
1. 033-299-0300
2. 043-342-0999
3. 043-382-3983
4. 062-348-0382
5. 02-3242-7843
6. 031-298-2958

우리나라 지도(135쪽)
1. 17개
2. 세종
3. 6개
4. 특별자치도
5. 도

봄에 어울리는 단어찾기(136쪽)
새싹, 개나리, 아지랑이,
벚꽃, 진달래

여름에 어울리는 단어찾기(137쪽)
수박, 홍수, 참외, 부채,
선풍기, 장마

가을에 어울리는 단어찾기(138쪽)
홍시, 천고마비, 국화,
한가위, 단풍나무,
추석, 송편

겨울에 어울리는 단어찾기(139쪽)
눈썰매, 귤, 군밤, 스키,
크리스마스, 털모자,
고드름, 군고구마,
성탄절, 눈사람

순서에 맞는 단어 쓰기(141쪽)
1. 겨울
2. 라
3. 여
4. 다섯
5. 북
6. 금
7. 오

물건 세는 단위(142쪽)
자루, 잔
권, 명
장, 송이

끝말잇기(143쪽)
1. (예시) 도라지, 도로
2. (예시) 자전거, 자동차
3. (예시) 기러기, 기린
4. (예시) 구명조끼, 구름
5. (예시) 지형, 지렁이
6. (예시) 조류, 조개
7. (예시) 수명, 수건

단어 만들기(144쪽)
1. (예시) 나비, 나팔
2. (예시) 이빨, 이마
3. (예시) 자리, 자두
4. (예시) 구조, 구리
5. (예시) 머루, 머슴
6. (예시) 바지, 바람
7. (예시) 사명, 사투리
8. (예시) 두부, 두루미
9. (예시) 주부, 주방
10. (예시) 초파리, 초록

11. (예시) 거미, 거머리
12. (예시) 타이어, 타조
13. (예시) 포탄, 포수
14. (예시) 허수아비, 허리
15. (예시) 아기, 아궁이
16. (예시) 개미, 개찰구
17. (예시) 해파리, 해바라기
18. (예시) 모기, 모자
19. (예시) 새싹, 새우
20. (예시) 지게, 지구

쌍자음이 들어가는 단어쓰기(145쪽)

1. (예시) 새싹, 쑥
2. (예시) 까마귀, 까투리
3. (예시) 땅강아지, 똥
4. (예시) 빨래, 빨대
5. (예시) 짬뽕, 쪽, 짝꿍

반대말 찾기(146쪽)

작다, 흐리다
오다, 길다
가볍다, 많다
앞, 뜨겁다
낮다, 먼
나쁘다, 열다
밤, 넓다
겉, 받다

의성어, 의태어(147쪽)

1. 야옹야옹
2. 꿀꿀
3. 짹짹
4. 데굴데굴
5. 멍멍
6. 삐뽀삐뽀
7. 반짝반짝
8. 깡충깡충
9. 쨍그랑
10. 응애응애

어울리는 단어찾기(148쪽)

딸, 젓가락
분침, 사이다
장화, 장갑
꽃, 할머니
여자, 아내

상관없는 단어 찾기(149쪽)

1. 후라이팬
2. 딸기
3. 사탕
4. 피망
5. 초콜릿

초성 게임(150쪽)

(예시) 감사, 다리/고수, 도로
(예시) 사자, 아기/소주, 앙금

단어 바르게 만들기(151쪽)

2. 신호등
3. 전화기
4. 젓가락
5. 세탁기
6. 컴퓨터
7. 피아노
8. 자전거
9. 자동차
10. 벽시계
11. 설렁탕
12. 창경궁
13. 허수아비
14. 크레파스
15. 김치찌개
16. 텔레비전
17. 초등학교
18. 슈퍼마켓
19. 고속버스
20. 하모니카

공통점과 차이점 설명하기(152쪽)

설탕과 소금

차이점 : 설탕은 달고, 소금은 짜다.

공통점 : 둘 다 요리할 때 쓰는 조미료이다.

연필과 볼펜

차이점 : 연필은 쓰고 나서 지울 수 있고, 볼펜은 쓰고 나서 지울 수 없다.

공통점 : 둘 다 글씨를 쓰는 필기도구이다.

장미와 카네이션

차이점 : 장미는 가시가 있고, 카네이션은 가시가 없다.

공통점 : 둘 다 꽃의 종류이다.

속담 완성하기(153쪽)

1. 말
2. 불
3. 바위
4. 죽
5. 새
6. 발
7. 돌
8. 태산
9. 날
10. 도끼

음료 주문하기(154쪽)

1. 8,000원
2. 5,000원
3. 10,500원
4. 19,000원
5. 22,000원

백화점에서 쇼핑하기(155쪽)

1. 3층
2. 1층
3. 지하 1층
4. 지하 1층
5. 4층
6. 3층
7. 6층
8. 지하 1층

역대 대통령 이름(156쪽)

(순서대로) 이승만, 노태우, 박근혜, 김영삼, 윤석열, 김대중, 문재인, 최규하, 윤보선, 박정희, 전두환, 노무현, 이명박

역대 대통령 순서(157쪽)

(순서대로) 박정희, 전두환, 노태우, 김대중, 이명박, 문재인, 윤석열

세계 국가와 수도(158쪽)

서울, 파리
워싱턴, 로마
북경, 방콕
동경, 마닐라
런던, 모스크바

인물 이름 맞추기(159쪽)

세종대왕
유관순
이순신
신사임당
김구
링컨
간디
안중근
테레사
맥아더

지하철 노선도(160쪽)

1. 6호선
2. 4호선
3. 7호선
4. 1호선

생각하는 계산 문제(161쪽)

1. 7+12= 19 ⇒ 19개
2. 15명
3. 2*2+4=8 ⇒ 8개
4. □+2-1=6 ⇒ 5명
5. □-5=13 ⇒ 18

가로세로 낱말 퍼즐(162쪽)

<u>가로 열쇠</u>

1. 카네이션
4. 세수
6. 선풍기

<u>세로 열쇠</u>

1. 카메라
2. 이사
3. 허수아비
5. 단풍

뉴스 기사 부분 파악(163쪽)

1. 유익균, 유해균
2. 치태와 치석의 세균
3. 치매, 심혈관질환, 당뇨, 뇌졸중

뉴스 기사 부분 파악(164쪽)

X (세 그룹 -> 두 그룹)

O

X (탄수화물 -> 포도당)

X (아동 질환 ->노인성 질환)

O

뉴스 기사 부분 파악(165쪽)

1. 입 냄새나 치주 질환, 충치 등의 원인균을 찾아 활동을 억제하는 역할
2. 센 가글이나 나쁜 식습관 및 치아 관리
3. 탄산이나 설탕
4. 위장, 대장
5. 평소 먹는 것에 영향을 많이 받음

스도쿠(1)(166쪽)

문제 1

2	1	3
1	3	2
3	2	1

문제 2

3	1	2
1	2	3
2	3	1

스도쿠(2)(167쪽)

문제 1

6	4	5
5	6	4
4	5	6

문제 2

5	6	4
6	4	5
4	5	6

인지기능 훈련과제 (중간 단계)

스도쿠(3)(168쪽)

문제 1

9	7	8
7	8	9
8	9	7

문제 2

8	7	9
9	8	7
7	9	8

숫자 연결하기(174쪽)

(화살표 순서대로)

1-가-2-나-3-다-4-라-5-마-6-바-7-사-8-아-9-자-10-차-11-카-12-타-13-파-14-하

블록 개수 세기(180쪽)

5개, 4개

6개, 7개

방향 파악하기(181쪽)

O

X

O

O

X

X

순서 이어가기(182쪽)

2. ⇒
3. ㉻
4. ∪
5. ↑
6. ■
7. 4

계산하기(183쪽)

20, 32, 23

62, 42, 50, 50

22, 20, 31, 31

계산하기(184쪽)
15, 11, 11, 13, 15
15, 13, 7, 8, 10
12, 9, 7, 9, 7

계산하기(185쪽)
88, 53, 78, 57
44, 67, 86, 47
83, 26, 85, 87

계산하기(186쪽)
1. 50, 4, 200
2. 100, 4, 400
3. 500, 3, 1,500
4. 1,000, 7, 7,000

동전 계산하기(187쪽)
280원 , 490원
1,210원 , 1,620원

지폐 계산하기(188쪽)
17,000원 , 21,000원
22,000원 , 17,000원

해당하는 단어 찾기(189쪽)
참외, 딸기, 사과, 감, 메론, 배, 오렌지

달력 보기(191쪽)
(하단의 4문제 답)
월요일, 14일, 수요일, 4번

시계 보기(192쪽)
1시 30분, 2시 30분
3시 30분, 4시 30분
5시 30분, 6시 30분

장소 파악하기(193쪽)
1. 소방서
2. 경찰서
3. 우체국
4. 은행
5. 학교
6. 병원
7. 미용실
8. 약국

공휴일 & 기념일(194쪽)
15일
17일
25일
1일
1일
5일
6일
15일
1일
5일
3일
8일
9일

전화번호 찾기(195쪽)

1. 박 신발 판매점 , 062-707-4938
2. 싸다 휴대폰 판매점 , 033-299-0300
3. 황실중화요리 , 02-1392-5918
4. 튼튼치과 , 033-281-0502
5. 무지개 미술학원 , 052-796-0400

우리나라 지도(197쪽)

(예시) 여주, 남양주, 안산
(예시) 원주, 평창, 고성
(예시) 단양, 음성, 청주
(예시) 당진, 공주, 서천
(예시) 부안, 익산, 임실
(예시) 영광, 완도, 진도
(예시) 청송, 예천, 영덕
(예시) 함양, 양산, 남해

봄에 어울리는 단어찾기(198쪽)

새싹, 입춘, 벚꽃, 진달래

여름에 어울리는 단어찾기(199쪽)

참외, 모내기, 빙수, 부채, 수박, 에어컨

가을에 어울리는 단어찾기(200쪽)

입추, 은행나무, 곶감, 단풍, 추석

겨울에 어울리는 단어찾기(201쪽)

군밤, 입동, 눈사람, 동지팥죽, 성탄절

애국가 1절(202쪽)

백두산, 하느님, 나라, 삼천리, 대한, 보전

순서에 맞는 단어(203쪽)

1. 가을
2. 나, 마
3. 야, 오
4. 둘, 다섯
5. 남, 북
6. 화, 목
7. 삼, 오
8. 미, 가
9. 을

물건 세는 단위(204쪽)

마리, 대
포기, 송이
켤레, 그루
채, 병

끝말잇기(205쪽)

1. (예시) 신발, 신정, 신명
2. (예시) 진정제, 진주, 진지
3. (예시) 정지, 정차, 정서

4. (예시) 원자력, 원서
5. (예시) 작가, 작명, 작곡
6. (예시) 선서, 선전, 선정
7. (예시) 술수, 술잔, 술병

단어 만들기(206쪽)

(예시)
1. 눈치, 눈물, 눈금
2. 단서, 단정
3. 만찬, 만개
4. 문전, 문진
5. 선서, 선전
6. 손수레, 손금
7. 성악, 성적
8. 악기, 악사, 악보
9. 음악, 음치, 음지
10. 친구, 친척, 친정
11. 학교, 학사, 학칙
12. 말미잘, 말굽
13. 일식, 일거리, 일반
14. 편식, 편지
15. 중학교, 중식
16. 강사, 강강술래
17. 연기, 연필
18. 임실, 임장
19. 상실, 상기, 상상
20. 은행, 은인

쌍자음(207쪽)

1. 쌔싹, 아저씨, 씨름
2. 꼬리, 꼬마, 조끼, 토끼
3. 귀뚜라미, 머리띠, 허리띠, 메뚜기
4. 뽀뽀, 뿌리, 제빵, 뿔, 빨래, 오빠
5. 찌개, 찌꺼기, 찜기, 짜장, 단짝, 짝짖기, 짝패

반대말 찾기(208쪽)

작다, 흐리다
오다, 길다
가볍다, 많다
앞, 뜨겁다
낮다, 먼
나쁘다, 열다
밤, 크다
겉, 받다

의성어 & 의태어(209쪽)

1. 보글보글
2. 꿀꿀
3. 모락모락
4. 데굴데굴
5. 무럭무럭
6. 딸랑딸랑
7. 반짝반짝
8. 깡충깡충
9. 찰칵
10. 뒤뚱뒤뚱

어울리는 단어(210쪽)

짬뽕, 제자
거북이, 지옥
아빠, 연하
놀부, 린스
망치, 장비
팥쥐, 방패
나무꾼, 2일
의자, 지우개

상관없는 단어 찾기(211쪽)

1. 필통
2. 개미
3. 지갑
4. 하마
5. 고래

초성 게임(212쪽)

(예시) 기소, 도랑/고수, 다리
(예시) 사절, 오기/사자, 아구
(예시) 오수, 기명/우산, 거미

단어 바르게 만들기(213쪽)

2. 순국선열
3. 김치찌개
4. 코스모스
5. 미끄럼틀
6. 건강검진
7. 프로그램
8. 소요시간
9. 생년월일
10. 국군장병
11. 치즈떡볶이
12. 방울토마토
13. 아이스크림
14. 지구온난화
15. 서울대학교
16. 공기청정기
17. 가스레인지
18. 전자레인지
19. 고추잠자리
20. 쓰레기봉지

공통점과 차이점(214쪽)

<사과와 귤>
차이점 : 사과는 껍질이 얇고, 귤은 두껍다. 사과는 가을이 제철이고, 귤은 겨울이 제철이다.
공통점 : 둘 다 과일이다.

<책상과 의자>
차이점 : 책상은 공부를 하는 곳이고, 의자는 사람이 앉는 곳이다.
공통점 : 둘 다 다리가 4개이다. 둘 다 가구이다.

<텔레비전과 청소기>

차이점 : 텔레비전은 영상을 볼 수 있는 장치이고, 청소기는 청소를 하는 기구이다. 텔레비전은 이동하지 않고 고정하여 사용하고, 청소기는 이동하면서 사용한다.

공통점 : 둘 다 전자제품이다. 둘 다 소리가 난다.

<사자와 얼룩말>

차이점 : 사자는 육식동물이고, 얼룩말은 초식동물이다.

공통점 : 둘 다 네 발 달린 동물이다.

<당근과 오이>

차이점 : 당근은 주황색, 오이는 초록색이다(색깔의 차이). 당근은 뿌리채소, 오이는 열매채소이다.

공통점 : 둘 다 야채이다. 둘 다 길쭉하다.

<손과 발>

차이점 : 손은 물건을 조작할 수 있고, 발은 걷는데 사용한다.(기능의 차이)

손은 상체에 달려있고, 발은 하체에 달려있다.(위치의 차이)

공통점 : 둘 다 사람의 중요한 신체분위이다.

속담 완성하기(215쪽)

1. 말
2. 불
3. 바위
4. 보배
5. 죽
6. 새
7. 발
8. 밥
9. 돌
10. 태산
11. 날
12. 포도
13. 도끼
14. 배, 산
15. 풍월

음식 주문하기(216쪽)

1. 15,000 + 6,000 = 21,000원
2. 12,000 + 18,000 + 13,000 = 43,000원
3. 9,000*2 + 7,000 + 22,000 = 47,000원
4. 7,000 + 8,000 + 8,000 + 21,000 = 44,000원
5. 30,000 + 16,000 + 16,000 = 62,000원

음식 주문하기(217쪽)

1. 17,000*2 + 14,000 = 48,000원
2. 17,000*3 + 20,000 = 71,000원
3. 19,000*4 + 19,000 = 95,000원
4. 16,000*2 + 14,000*2 = 60,000원
5. 21,000 + 18,000*3 = 75,000원

백화점에서 쇼핑(218쪽)

1) 2층
2) 1층
3) 5층
4) 6층
5) 1층
6) 7층
7) 지하2층
8) 4층

역대 대통령 순서(219쪽)

이승만
윤보선
박정희
최규하
전두환
노태우
김영삼
김대중
노무현
이명박
박근혜
문재인
윤석열

세계 국가와 수도(220쪽)

서울, 파리
워싱턴, 로마
북경, 방콕
동경, 마닐라
런던, 모스크바
베를린, 뉴델리
하노이, 오타와
아테네, 비엔나

인물 이름 맞추기(221쪽)

맥아더
유관순
신사임당
이순신
간디
링컨
김구
안중근
테레사
세종대왕

지하철 노선도(222쪽)

1. 10정거장
2. 10정거장
3. 12정거장
4. 9정거장

지하철 노선도(223쪽)

1. 노원
2. 석계
3. 도봉산
4. 동묘앞

생각하는 계산 문제(224쪽)

1. 이모-조카 관계
2. (현재 2024년으로 계산하였을 때) 만 41세
3. 봉규 - 인철 - 수철
4. 귤 : 31개, 참외 : 27개 = 총 58개
5. 23개

가로세로 낱말 퍼즐(225쪽)

<가로 열쇠>

1. 도토리
2. 거실
4. 성인
5. 무지개
6. 볶음밥

<세로 열쇠>

1. 도서관
2. 거미
3. 파인애플

뉴스 기사 파악하기1(227쪽)

1. 아증후 우울증
2. 1명
3. 5배
4. 전문의 진료를 통해 우울증상 조절 및 인지평가를 받아본다.

뉴스 기사 파악하기2(229쪽)

1. 섬망
2. 1~2주 지속 후 회복
3. 9배

스도쿠(1)(230쪽)

2	6	1	3	4	5
6	5	3	2	1	4
1	4	2	5	6	3
5	2	4	6	3	1
4	3	6	1	5	2
3	1	5	4	2	6

스도쿠(2)(231쪽)

5	6	1	3	4	2
6	2	4	1	3	5
3	4	2	5	6	1
4	1	3	2	5	6
1	3	5	6	2	4
2	5	6	4	1	3

인지기능 훈련과제 (어려운 단계)

스도쿠(3)(232쪽)

8	12	7	10	11	9
7	11	10	9	8	12
10	9	8	12	7	11
11	8	12	7	9	10
9	10	11	8	12	7
12	7	9	11	10	8

맞춤법 고치기(233쪽)

초대함니다 -> 초대합니다
게십니까 -> 계십니까
여태껃 -> 여태껏
화먹해지고 -> 화목해지고
뜻깊은 -> 뜻깊은
모릅니다 -> 모릅니다

모양에 맞게 글자쓰기(243쪽)

(순서대로) 거북이, 초등학교
고등학생, 까마귀
까치, 종합병원

낱말 찾기(244쪽)

쟁	반	우	도	여	아	림
랑	다	지	마	렁	도	냉
아	밥	솥	겨	한	크	장
고	어	가	젓	나	아	고
버	기	숟	가	락	름	침
선	가	머	락	들	환	수
싱	크	대	니	밥	량	족
풍	식	울	나	봄	기	기
락	이	비	가	스	렌	지

낱말 찾기(245쪽)

액	자	고	사	로	여	진
교	다	소	파	그	너	열
수	호	로	구	랑	리	장
타	텔	레	비	전	피	개
나	마	소	리	타	갑	리
리	전	산	칠	시	계	선
기	화	구	료	당	파	강
산	기	리	장	산	카	펫
종	구	달	력	화	분	수

블록 개수 세기(246쪽)

5개, 6개
7개, 5개
7개, 8개

방향 파악하기(247쪽)

(순서대로) X , O , X , O , O , X , X , O

순서 이어가기(248쪽)

2. ≡
3. 사
4. ⊂
5. ⇛
6. 2
7. 1

계산하기(249쪽)

49, 54, 30
73, 62, 70, 62
63, 57, 60, 62

계산하기(250쪽)

20, 43, 62, 13
41, 13, 64, 41
13, 16, 52, 30

계산하기(251쪽)

15, 36, 59, 5
36, 9, 56, 39
5, 9, 48, 27

계산하기(252쪽)

1. 4 x 8 = 32
2. 12 x 2 = 24
3. (3 x 2) + (5 x 3) = 21
4. (100 x 10) + (500 x 5)
   = 3,500원

동전 계산하기(253쪽)

1,410원 , 1,500원
2,670원 , 2,100원

돈 계산하기(254쪽)

17,500원 , 22,700원
23,000원 , 17,400원

해당하는 단어 찾기(255쪽)

장미, 튤립, 백합, 국화, 할미꽃, 호박꽃, 나팔꽃, 라일락, 수국, 벚꽃

달력 보기(257쪽)

2024 년 3 월						
일	월	화	수	목	금	토
					1	2
3	4	5	6	7	8	9
10	11	12	13	14	15	16
17	18	19	20	21	22	23
24	25	26	27	28	29	30
31						

달력 보기(258쪽)

토요일

10일

6월

5월

가족관계도(260쪽)

1. 이모
2. 작은아버지
3. 할머니
4. 할아버지
5. 고모
6. 증조모
7. 증조부

전화번호 찾기(263쪽)

1. 서울
2. 경남
3. 인천
4. 전북
5. 경북

우리나라 지도(265쪽)

→난이도 쉬운 단계 정답 참고
(135쪽 참고)

봄에 어울리는 단어(266쪽)

경칩, 새싹, 제비, 입춘, 목련, 춘곤증, 황사현상, 벚꽃, 진달래

여름에 어울리는 단어(267쪽)

하지, 홍수, 말복, 열대야, 무더위, 선풍기

가을에 어울리는 단어(268쪽)

홍시, 국화, 추풍낙엽, 송편, 천고마비, 입추, 추수

겨울에 어울리는 단어(269쪽)

눈썰매, 입동, 동지, 엄동설한, 김장, 동백꽃, 폭설, 설경

순서에 맞는 단어 쓰기(271쪽)

1) 묘, 사
2) 나, 라, 사
3) 어, 요, 우
4) 둘, 넷, 여섯, 일곱
5) 서, 남
6) 화, 목, 토, 일
7) 삼, 오, 칠
8) 미
9) 병, 정
10) 걸, 윷
11) 레, 솔
12) 노, 파

물건 세는 단위(272쪽)

송이, 포기, 대, 마리, 장, 송이, 병, 자루, 권, 잔, 명, 켤레, 그루, 개

겹받침 들어가는 단어(275쪽)

1) 굵기, 맑다, 읽다, 붉다
2) 몫, 넋두리, 삯꾼,
3) 없다, 값
4) 젊다, 굶다, 삶다
5) 끓다, 곯다, 싫다, 잃다, 옳다, 앓다, 뚫다

반대말 쓰기(276쪽)

→난이도 중간 단계 정답 참고
(208, 315쪽 참고)

의성어, 의태어(277쪽)

1. 퐁당퐁당
2. 기웃기웃
3. 보글보글
4. 싹둑싹둑
5. 따르릉
6. 펄럭펄럭
7. 성큼성큼
8. 쓱쓱
9. 벌컥벌컥
10. 달그락달그락
11. 오물오물
12. 바스락바스락
13. 시들시들
14. 덩실덩실
15. 푸드득푸드득

어울리는 단어(278쪽)

스승과 제자, 토끼와 거북이
천국과 지옥, 엄마와 아빠
연상 연하, 흥부와 놀부
샴푸와 린스, 못과 망치
유비와 장비, 콩쥐 팥쥐
창과 방패, 선녀와 나무꾼
1박 2일, 책상과 의자
연필과 지우개, 아들과 딸
숟가락과 젓가락, 할아버지와 할머니, 남자와 여자
시침 분침, 남편과 아내

상관없는 단어 찾기(279쪽)

1. 발가락
2. 벌
3. 안경
4. 낙타
5. 화분
6. 스파게티

초성 게임(280쪽)

(예시)
축가, 사료
호미, 처우
도색, 과잉
나라, 사태

단어 바르게 만들기(281쪽)

2. 어린이대공원
3. 에스컬레이터
4. 콩나물비빔밥
5. 곤드레만드레
6. 국민건강보험
7. 주민등록등본
8. 설악산국립공원
9. 오코노미야끼
10. 보라매병원
11. 작업치료실
12. 재활의학과
13. 토끼와거북이
14. 세계일차대전
15. 헬스트레이너
16. 신용금리대출
17. 코로나바이러스
18. 남아프리카공화국
19. 마다가스카르
20. 스마트폰중독

특징에 따른 단어(282쪽)

<길쭉하게 생긴 야채>
오이, 애호박, 고추, 대파
<네 발이 달린 동물>
사자, 호랑이, 거북이, 곰
<날개가 달린 곤충>
잠자리, 나비, 벌, 파리, 모기
<둥글둥글한 과일>
귤, 사과, 배, 감, 복숭아

속담 완성하기(283쪽)

→난이도 중단단계 정답 참고
(215, 317쪽 참고)

음식 주문하기(284쪽)

1. 5,000원
2. 5,000원
3. 7,000원
4. 1,000원
5. 9,000원

백화점에서 쇼핑(285쪽)

1) 8층, 7층
2) 지하1층, 2층
3) 2층, 5층
4) 4층, 지하2층
5) 9층, 1층
6) 3층, 6층

역대 대통령 순서(286쪽)

→난이도 중간 단계 정답 참고
(157, 318쪽 참고)

세계 국가와 수도(287쪽)

→난이도 중간 단계 정답 참고
(158, 318쪽 참고)

인물 이름 맞추기(288쪽)

→난이도 중간 단계 정답 참고
(159, 318쪽 참고)

지하철노선도(289쪽)

1. 9정거장x2 = 18분
2. 5정거장x2 = 10분
3. 8정거장x2 = 16분
4. 3정거장x2 = 6분

생각하는 계산 문제(290쪽)

1. 참새 7마리, 비둘기 12마리
2. 미지 11권, 효재 8권이므로 성욱이는 13권입니다.
3. 저녁 7시 17분
4. 13
5. 3000 + 1250 = 4250원

가로세로 낱말 퍼즐(291쪽)

영	수	증		수	명	
화		거		건		장
관					우	애
	굴	뚝				물
소	화	기	내	과		

뉴스 기사 파악하기1(294쪽)

1. 겨드랑이나 생식기
2. 음식, 과도한 다이어트, 운동량
3. X , O , X , O , X

뉴스 기사 파악하기2(298쪽)

1. 갑작스런 이명, 귀 충만감, 현기증
2. 완전 청각상실(전농)
3. 보청기는 귀에 삽입하는 형태로 장시간 사용 시 귀 안이 아프거나 소리가 밖으로 새는 경우가 있기 때문
4. 이비인후과에 내원
5. O , X , X , O , X

스도쿠1(299쪽)

6	3	7	5	1	9	8	2	4
8	9	5	7	2	4	1	3	6
4	2	1	3	6	8	5	7	9
3	6	8	1	9	5	7	4	2
2	1	4	6	3	7	9	5	8
5	7	9	8	4	2	3	6	1
7	8	6	4	5	1	2	9	3
9	5	3	2	8	6	4	1	7
1	4	2	9	7	3	6	8	5

스도쿠2(300쪽)

2	9	4	5	3	8	1	7	6
7	3	6	1	4	1	5	8	2
5	1	8	6	7	2	9	3	4
9	6	2	7	1	5	8	4	3
8	5	3	4	6	9	7	2	1
4	7	1	2	8	3	6	9	5
1	2	5	8	3	7	4	6	9
3	4	7	9	5	6	2	1	8
6	8	9	1	2	4	3	5	7

맞춤법에 맞게 고치기(301쪽)

- 안녕하심니까
  → 안녕하십니까
- 맏이하여 → 맞이하여
- 감사드림니다
  → 감사드립니다
- 젊은 → 젊은
- 삷 → 삶
- 부끄렆지 → 부끄럽지
- 안은 → 않은
- 배웟습니다 → 배웠습니다

알차고 새로워진, 하루 한번 인지재활 [개정판]

초판 1쇄 발행 2022년 2월 18일
개정쇄 1쇄 발행 2024년 2월 28일

지은이_ 김민정
감수_정세희
펴낸이_ 김동명
펴낸곳_ 도서출판 창조와 지식

인쇄처_ (주)북모아

출판등록번호_ 제2018-000027호
주소_ 서울특별시 강북구 덕릉로 144
전화_ 1644-1814
팩스_ 02-2275-8577

ISBN 979-11-6003-703-6

정가 25,000원